AFINE A FORMA EM 15 MINUTOS

JOE WICKS

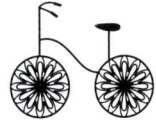

Título original
LEAN IN 15
15 MINUTE MEALS AND WORKOUTS TO KEEP YOU LEAN AND HEALTHY

Primeira publicação 2015 por Bluebird, um selo da Pan Macmillan
20 New Wharf Road, London N1 9RR

Copyright © Joe Wicks, 2015
Fotos imagens das páginas 4, 29, 115, 184 (páginas do original)
© Maja Smend
Fotos capítulo 6 (original) e imagens das páginas 10-11, 22-3, 30-1, 100-01, 166-7, 192-3, 212, 221 (original)
© Glen Burrows (páginas 204-5 excluídas da nossa edição pelo depto. editorial)

O direito de Joe Wicks de ser identificado com o autor desta obra foi assegurado por ele em conformidade com o Copyright, Designs and Patents Ac 1988.

As fotos das páginas 207-211, 216-217 e 222-223 excluídas da nossa edição pelo depto. editorial)

Todos os direitos reservados.
Nenhuma parte desta obra pode ser reproduzida, ou transmitida por qualquer forma ou meio eletrônico ou mecânico, inclusive fotocópia, gravação ou sistema de armazenagem e recuperação de informação, sem a permissão escrita do editor.

BICICLETA AMARELA
O selo de bem estar da Editora Rocco Ltda.

Direitos para a língua portuguesa reservados
com exclusividade para o Brasil à
EDITORA ROCCO LTDA.
Av. Presidente Wilson, 231 – 8º andar
20030-021 – Rio de Janeiro – RJ
Tel.: (21) 3525-2000 – Fax: (21) 3525-2001
rocco@rocco.com.br
www.rocco.com.br

Printed in Brazil/Impresso no Brasil

Preparação de originais
VIVIANE IRIA

Coordenação editorial
BRUNO FIUZA

Diagramação
FA STUDIO

CIP-Brasil. Catalogação na fonte.
Sindicato Nacional dos Editores de Livros, RJ.

W626a   Wicks, Joe
         Afine a forma em 15 minutos: receitas e exercícios de 15 minutos para manter a saúde e a forma / Joe Wicks; tradução de Marcia Frazão. – 1ª ed. – Rio de Janeiro: Bicicleta Amarela, 2017.

         Tradução de: Lean in 15: 15 minute meals and workouts to keep you lean and healthy
         ISBN: 978-85-68696-46-0
         ISBN: 978-85-6869-647-7 (e-book)

         1. Saúde. 2. Bem-estar. 3. Dieta de emagrecimento. I. Frazão, Marcia. II. Título.

16-38357   CDD-613
                                                        CDU-613

Impressão e Acabamento:
INTERGRAF IND. GRÁFICA EIRELI

SUMÁRIO

INTRODUÇÃO:
Um pouco sobre mim — 5

CAPÍTULO 1:
Programa Afine a forma em 15 minutos — 11

CAPÍTULO 2:
Dando a partida — 25

CAPÍTULO 3:
Receitas de baixo teor de carboidratos — 32

CAPÍTULO 4:
Receitas para reabastecer os carboidratos após a malhação — 102

CAPÍTULO 5:
Petiscos e guloseimas — 169

CAPÍTULO 6:
Queime gordura e ganhe massa muscular magra com o HIIT — 195

ÍNDICE — 210

AGRADECIMENTOS — 213

CONTEÚDO EXCLUSIVO — 214

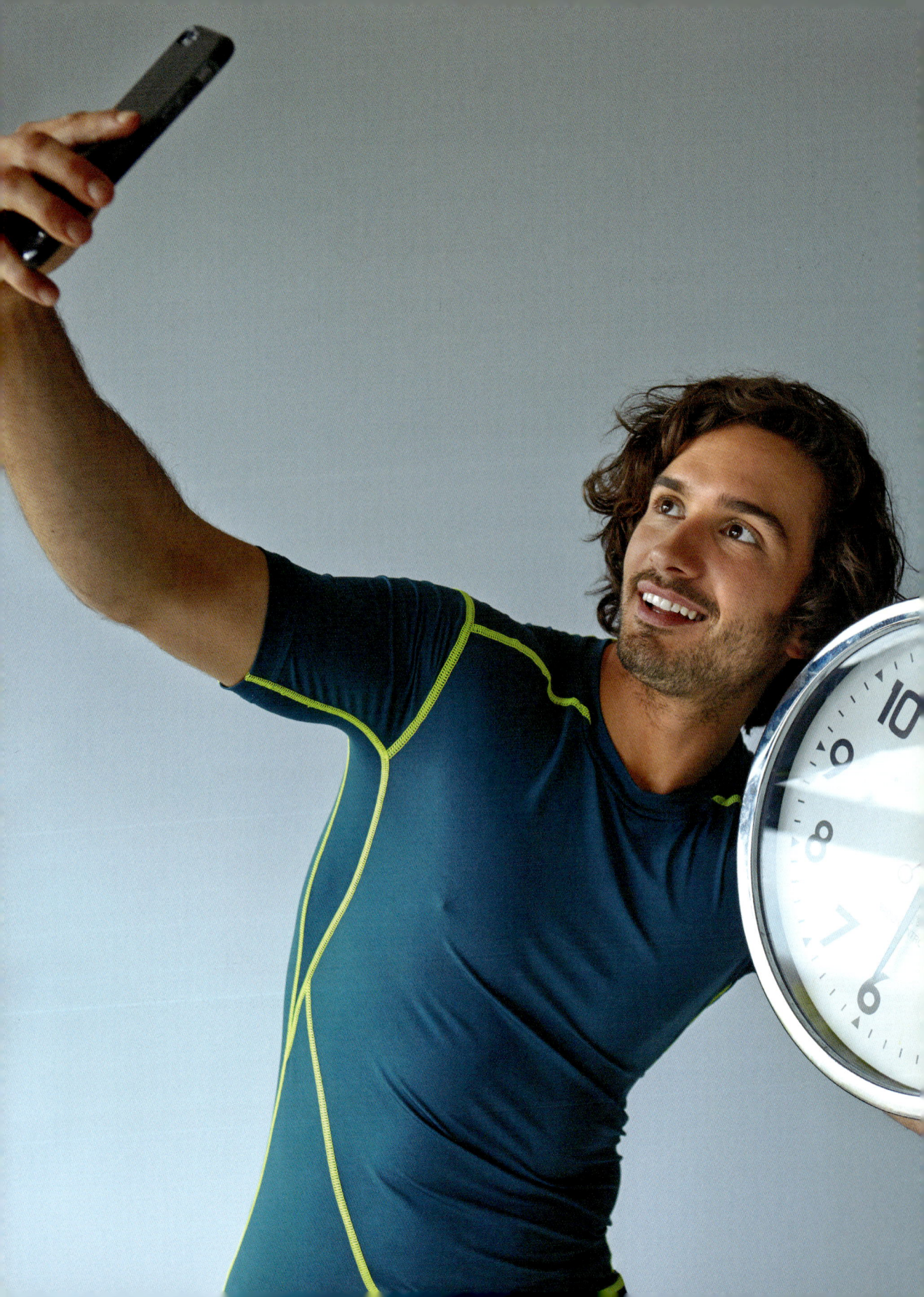

UM POUCO SOBRE MIM

Quando postei no Instagram o meu primeiro vídeo *Afine a forma em 15 minutos*, no início de 2014, nunca imaginei que isso fosse me levar a escrever este livro. Tudo começou como um pouco de diversão na minha cozinha, pensando em compartilhar receitas simples para ajudar as pessoas a tomar uma atitude para se manter em forma.

Todas as refeições ficavam prontas em 15 minutos, e os vídeos tinham apenas 15 segundos de duração... Por isso a hashtag *#Leanin15*. De início, ninguém assistia aos vídeos, e meus vizinhos me chamavam de louco. Muitas vezes me ouviam cantando ou gritando: "Sério, gente, isso acontece em 15 minutos", ou "Oooh, árvores anãs" (é como me refiro aos brócolis).

Alguns amigos me chamavam de estúpido e me recomendavam que retomasse o trabalho de *personal trainer* e seguisse adiante nos campos do treinamento físico – atividade que me deixara feliz durante cinco anos. Mas eu estava me divertindo, e por vezes chegava a publicar até três vídeos por dia. Embora despendesse muito tempo e energia para me concentrar e filmar tudo o que cozinhava, cada refeição era uma oportunidade para compartilhar uma nova receita e isso me motivava a continuar.

> ❛ Cada refeição era uma oportunidade para compartilhar uma nova receita ❜

Para minha surpresa, passados alguns meses, centenas de milhares de pessoas pelo mundo estavam me acompanhando, fazendo minhas receitas em casa e compartilhando-as na internet. Talvez a simplicidade dos pratos e seu preparo rápido, além do fato de que isso me divertia a olhos vistos, tenham inspirado tanta gente a se envolver.

Em relação à cozinha, sou completamente autodidata e procuro simplificar ao máximo as coisas. Utilizo alimentos que qualquer pessoa pode encontrar no supermercado mais próximo, o que torna o programa *Afine a forma em 15 minutos* acessível e perfeito para pessoas bastante ocupadas.

Minha abordagem também implica fazer pequenas alterações no estilo de vida, sem seguir um regime rigoroso. Muitas vezes publico minhas fotos enquanto estou comendo e saboreando guloseimas em restaurantes. Sou louco por um *fondant* de chocolate – por mais que isso me deixe culpado!

Acho que as pessoas se identificam comigo porque não passo o dia inteiro comendo, e porque nunca finjo que faço isso. Na verdade, minha dieta era bastante chocante. Eu sempre treinava duro, mas não levava a nutrição a sério. Como a maioria das pessoas ocupadas, era preguiçoso quanto a cozinhar e me justificava com a falta de tempo. Geralmente consumia cereais, sanduíches e refeições prontas. Isso me deixava com uma sensação incômoda de cansaço, mas era encarado por mim como normal. Eu bebia refrigerantes e lanchava barras de chocolate no intervalo entre um cliente e outro. Durante esse tempo, o meu corpo não se transformava e não se mantinha magro. Mas depois acabei descobrindo que não adiantaria treinar arduamente enquanto mantivesse uma dieta pobre.

Só depois que comecei a estudar Nutrição, após cursar a graduação, é que percebi a importância da alimentação natural para regular os níveis da minha energia e as mudanças no meu corpo. Quanto mais entendia isso, mais transformava o meu próprio corpo. Com esse novo conhecimento da nutrição, tornei-me capaz de emagrecer e permanecer magro. Foi quando comecei a usar esse mesmo conhecimento com meus clientes, cujos corpos reagiram com notável rapidez. Depois que os ajudei a obter transformações rápidas, passei a

> **Minha abordagem também implica fazer pequenas alterações no estilo de vida, sem seguir um regime rigoroso**

ter a minha agenda como *personal trainer* completamente lotada. Embora ocupado com dois campos de treinamento, eu só conseguia trabalhar com cerca de 100 alunos a cada semana. Isso não era suficiente para mim. Queria ajudar um número maior de indivíduos a alcançar os seus objetivos, e passei então a investir mais pesado na minha divulgação em mídias sociais. Utilizando Twitter, Facebook, YouTube e Instagram, cheguei a milhares de pessoas de uma única vez com o compartilhamento de conteúdos on-line – receitas em vídeo, musculação e blogs. À medida que crescia o número dos meus seguidores nas mídias sociais, a surpreendente indústria da dieta tornava-se perceptível para mim. A cada dia chegavam mensagens de pessoas que praticavam os mais diversos tipos de dietas de baixa caloria deprimentes e radicais. Isso evidenciava as muitas informações equivocadas que as pessoas recebiam – e o fato de que elas estavam longe de perder peso. Eram muito comuns regimes que exigiam duas horas de exercícios por dia e a ingestão de menos de 1.000 calorias, e me doía só de pensar que as pessoas estavam vivendo daquela maneira: sempre tentando encontrar um atalho, e sem nunca obter os resultados desejados. Elas se tornavam infelizes e prisioneiras de dietas que jamais as deixariam com o corpo magro que tanto queriam. Essas dietas radicais contribuem para os inúmeros transtornos alimentares e os problemas de imagem corporal que enfrentamos hoje em dia. As pessoas se convencem de que a única maneira de perder gordura corporal é o corte drástico de calorias, o que gera um enorme déficit de energia – mas isso só leva ao efeito ioiô e a uma luta com o próprio peso por anos a fio; e, convenhamos, não é uma forma saudável de viver e não deve ser aceita como norma.

> **'O OBJETIVO ERA ELABORAR UM PLANO SUSTENTÁVEL'**

Um dia, enquanto estava correndo, decidi fazer alguma coisa para mudar a situação. Faria uma planilha de nutrição on-line e um projeto de treinamento físico para educar as pessoas e resgatá-las de dietas prejudiciais e insalubres. O objetivo era elaborar um plano sustentável com refeições saborosas, que levariam as pessoas ao consumo de mais alimentos, com treinamento mais eficaz (por muito menos tempo) e à queima de gordura.

Cada um de nós possui diferentes demandas de energia. Além de singulares, meus planos de refeição se adaptam de modo a permitir escolha e flexibilidade. Isso garante que as pessoas obtenham resultados e os mantenham. O programa *90 dias para mudar e se manter em forma* (em inglês: *90 Day Shift, Shape and Sustain [90 DAYSSS]*) nasceu após alguns meses de planejamento. Utilizei as mídias sociais para promovê-lo e postei imagens de "antes" e "depois" da transformação, com transcrições dos depoimentos. Até então não me passava pela cabeça o que realmente tinha feito – e até hoje mal consigo acreditar no sucesso obtido por esse programa. Mas o fato é que, ao criar uma comunidade on-line, inconscientemente acabei por unir milhares de pessoas que estavam na mesma viagem. À medida que os clientes se registravam cada vez mais on-line, eu me distanciava dos campos de treinamento e passava os clientes que faziam *personal training* comigo para um amigo. Isso porque agora o meu negócio tornava-se totalmente on-line e global.

90 dias para mudar e se manter em forma – **graduada pelo programa** *90 dias para mudar e se manter em forma*

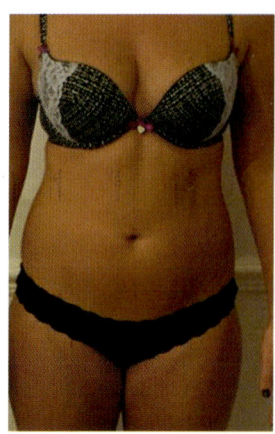 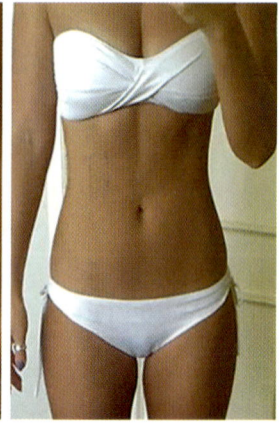

Originalmente, os inscritos eram oriundos sobretudo do Reino Unido, mas logo se registraram pessoas do mundo inteiro. Lugares distantes como Austrália, Suécia, Singapura e Dubai se interessaram pelo *Afine a forma em 15 minutos* e começaram a se inscrever no meu programa *90 dias para mudar e se manter em forma*. No início, o negócio só exigia que eu respondesse alguns e-mails e enviasse alguns planejamentos a cada semana, mas, antes que me desse conta, milhares de pessoas estavam se inscrevendo mensalmente, enquanto uma equipe de apoio ajudava os clientes nos treinamentos.

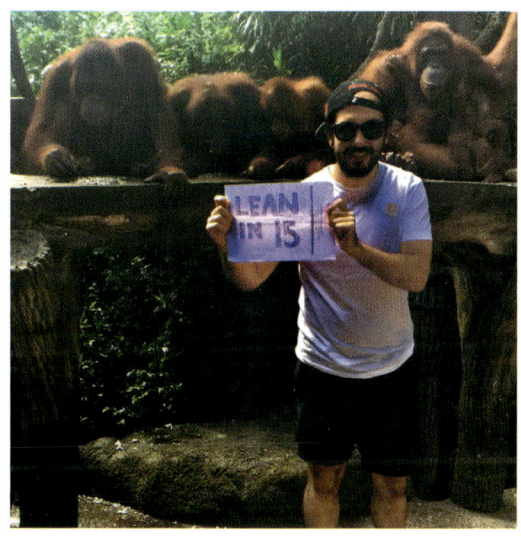

> **Encontro-me agora na missão de ajudar ainda mais pessoas**

Agora, sou um apaixonado pelo que faço e, mesmo não tendo conhecido pessoalmente qualquer um dos novos clientes, sinto-me cada vez mais orgulhoso e inspirado por todos eles. Ao serem educados sobre a nutrição, eles se capacitam para assumir o controle de suas vidas e atingir seus objetivos de maneira saudável e agradável.

Como preparador físico, encontro-me agora na missão de ajudar ainda mais pessoas. É importante notar que o meu negócio on-line não aconteceu da noite para o dia – cresceu organicamente e frutificou graças ao trabalho árduo. É preciso muita confiança para que se possa comprar uma ideia antes de conhecer quem a propaga, mas acabei construindo essa confiança ao longo de centenas de horas de interação, vídeos e *tweets*. Mesmo quando ninguém prestava atenção em mim, nunca deixei de compartilhar e doar, de modo que com o tempo as pessoas passaram a me observar.

Então, aqui está um pouco sobre mim e sobre minha trajetória até agora. Fico muito animado em poder compartilhar conhecimento e receitas com você. Espero que goste do livro e se inspire para cozinhar, preparando pratos como um chef e obtendo o corpo que sempre quis.

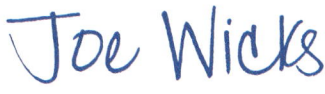

- THE BODY COACH

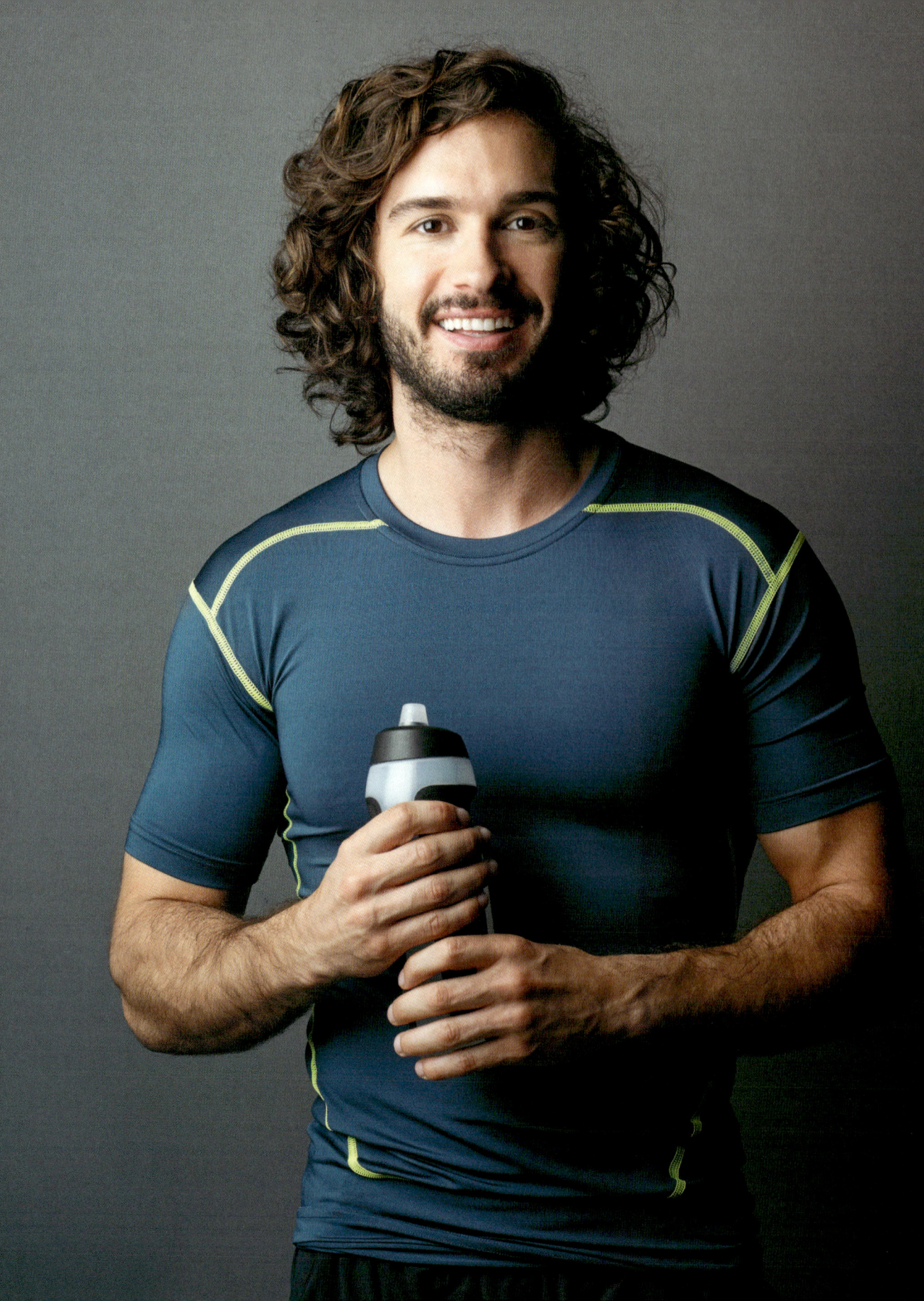

1 PROGRAMA AFINE A FORMA EM 15 MINUTOS

DIETAS NÃO FUNCIONAM!

> **" O sucesso só acontece quando um programa é agradável e sustentável "**

O problema com as dietas é que elas não funcionam – de um jeito ou de outro, não a longo prazo. Claro, você pode perder peso inicialmente, sobretudo com uma diminuição drástica de calorias, mas o mais provável é que acabe retornando aos antigos hábitos alimentares e recuperando todo o peso perdido ou grande parte dele. Depois de trabalhar com milhares de clientes, sei que o sucesso só acontece quando um programa é agradável e sustentável. Um programa alimentar precisa ser fácil de ser seguido, e sem estresse, pois a vida já é bastante estressante e simplesmente não temos tempo para passar horas na cozinha todo dia.

Por isso, criei o *Afine a forma em 15 minutos*. Mesmo sendo muito ocupado, o fato é que você pode assumir o controle e encontrar 15 minutos para preparar suas refeições e emagrecer. Isso não é uma dieta rigorosa – é um estilo de vida que transforma o corpo e a maneira de se alimentar para sempre. Depois de aprender a se alimentar de modo adequado, você nunca mais vai precisar seguir dietas de baixa caloria.

Grande parte das receitas deste livro fica pronta em menos de 15 minutos, e muitas podem ser preparadas em quantidades maiores e estocadas no freezer, tanto para refeições do dia como para as da semana seguinte. Alguns pratos demoram pouco mais de 15 minutos e tecnicamente não se enquadram no *Afine a forma em 15 minutos*, mas não se preocupe, porque são tão saborosos que vale a pena esperar. Quanto mais ocupado você for, mais você precisará preparar suas refeições. Chamo isso de "preparar como um chef", uma das maneiras que garantem o sucesso. Mais adiante, compartilharei algumas dicas para você preparar como um chef; portanto, fique atento.

Não existem atalhos

Ignore todos os anúncios de produtos que prometem queima de gordura por meio de suplementos de ervas, shakes substitutos de refeições ou dietas de sucos. Isso não é a solução. De fato, essas dietas são o problema porque vão contra os princípios básicos da nutrição e contra o funcionamento do metabolismo. Além disso, a indústria conta com o fator repetição porque sabe que primeiro você perde peso e depois o recupera, saindo à procura de mais produtos. Meu desejo é ajudá-lo a quebrar esse círculo vicioso de uma vez por todas.

Na verdade, não existem atalhos rumo ao corpo magro. Obter um corpo magro requer tempo, dedicação, treinamento consistente e alimentação apropriada. A boa notícia é que pelo meu método você não se priva dos diferentes grupos de alimentos, nem passa fome como na maioria das dietas. Faço uma abordagem completamente oposta a isso, incentivando-o a pensar de forma diferente e a mudar de conduta. Quero que você se *alimente* mais e mostrarei como pode nutrir o corpo de maneira adequada, queimando gordura e adquirindo massa muscular. Quanto mais massa muscular você ganhar, mais eficiente será o seu metabolismo – o que significa que você poderá se dar ao luxo de consumir ainda mais alimentos. Que vitória!

Também explicarei a importância das gorduras, proteínas e carboidratos, fazendo-o entender com o que e quando nutrir seu corpo. Minha filosofia é simples e fácil de se adequar ao seu estilo de vida.

> **Quero que você se *alimente* mais e mostrarei como pode nutrir o corpo de maneira adequada**

Seu corpo é único

As porções nas receitas aqui expostas não são especificamente feitas sob medida para você, pois isso não é possível sem saber mais informações suas como peso atual, nível de atividade, faixa etária, entre outras. Cada corpo tem demandas próprias e singulares de calorias, de modo que você vai precisar aumentar ou diminuir o tamanho das porções segundo os seus níveis de atividade. Se, por exemplo, você malha pesado ou exerce uma profissão fisicamente ativa, precisa se alimentar bem mais que alguém que fica sentado oito horas por dia numa mesa e faz pouco exercício. Isso não precisa ser difícil ou complicado. Logo você vai sentir se está com mais ou menos energia; portanto, ouça o próprio corpo – e, por favor, não passe fome! Embora este livro não possa adequar o tamanho das porções para cada leitor em particular, aqui se delineia uma forma estruturada de comer – o que e quando – bastante eficaz para a perda de gordura. Essa estrutura é a mesma do Ciclo Um do meu programa *90 dias para mudar e se manter em forma*, que tem funcionado de forma brilhante para dezenas de milhares de pessoas. Atribuímos "mudança" a essa fase porque é exatamente isso que ela faz. Transforma a gordura indesejada fazendo seu corpo passar para o modo de queima permanente de gordura com uma combinação de dieta e exercício (também incluí alguns exemplos de exercícios de treinos de alta intensidade que você pode experimentar em casa – consulte a p. 195).

> ❛ Ouça o próprio corpo – e, por favor, não passe fome ❜

Compreendendo os macronutrientes

Nossas três principais fontes de energia – gorduras, proteínas e carboidratos – são chamadas de macronutrientes, que desempenham um papel importante ao ajudar o corpo a se manter magro, forte e saudável. O hábito alimentar proposto neste livro não corta qualquer desses macronutrientes de sua dieta; pelo contrário, eles são fornecidos em proporções certas e no momento certo para obter a melhor resposta possível do seu corpo.

Durante as atividades de baixa intensidade, como assistir à TV, percorrer lojas e até mesmo dormir, seu corpo se abastece principalmente de gorduras. Ao trabalhar em alta intensidade, ele se vale principalmente dos carboidratos armazenados como energia. Ao aprender a usar esse conhecimento a seu favor, você garante que seu corpo sempre utilize a fonte de energia correta, de acordo com suas demandas calóricas.

Falemos agora das gorduras

As gorduras têm sido injustamente demonizadas porque hoje as pessoas acreditam que todas são ruins e as fazem engordar, de modo que agora surge uma indústria inteira em torno de versões de baixo teor de gordura de alimentos comuns. Muitas vezes a gordura é o primeiro elemento que as pessoas cortam na tentativa de perder peso. Mas nem todas as gorduras são iguais. Algumas – como as gorduras trans encontradas nos alimentos processados – devem ser evitadas, mas outras são essenciais para o corpo, como ômega-3 (encontrado nos peixes oleosos), que ajuda a reduzir inflamações. Elas são conhecidas como ácidos graxos essenciais (AGE), pois não são produzidas pelo corpo e sim obtidas por meio de dieta. As gorduras também desempenham um papel fundamental na absorção de vitaminas: as vitaminas A, D, E e K são solúveis em gordura, o que significa que seu corpo não consegue absorvê-las sem a presença dessa substância.

As pessoas também costumam associar energia a carboidratos, mas na verdade as gorduras são macronutrientes do mais alto teor energético entre todos os outros. As gorduras abastecem o corpo com uma energia de 9 kcal por grama, ao passo que as proteínas e os carboidratos fazem o mesmo com 4 kcal por grama. Isso faz da gordura uma ótima fonte de energia, que estabiliza os níveis de açúcar no sangue. A gordura também leva mais tempo para ser digerida pelo corpo, fazendo-o se sentir satisfeito por mais tempo e, portanto, menos propenso a lanchinhos entre as refeições.

Um punhado de nozes e de sementes ou a metade de um abacate são um lanche perfeito

Por que as gorduras são importantes?

As gorduras desempenham diversos papéis importantes no corpo, incluindo:

- ★ prover energia para você;
- ★ permitir a absorção de vitaminas lipossolúveis;
- ★ proteger órgãos, nervos e tecidos;
- ★ ajudar a regular a temperatura corporal;
- ★ cada membrana celular do corpo precisa de gordura para se proteger, e a gordura também é necessária para o crescimento de células novas e saudáveis;
- ★ as gorduras estão envolvidas na produção de hormônios essenciais ao corpo;
- ★ manter cabelo, pele e unhas saudáveis.

Quais são os tipos de gordura?

Existem três tipos de gordura:

- ★ saturada – gorduras animais, manteiga, ovos, queijo, óleo de coco;
- ★ monossaturada – nozes, abacate, azeite extravirgem, óleo de amendoim, óleo de gergelim;
- ★ polissaturada – óleo de girassol, óleo de nozes, óleo de linhaça e peixes oleosos como salmão e cavala.

As gorduras saturadas têm uma péssima reputação que remonta à década de 1950, quando um estudo estabeleceu que o consumo de gordura saturada aumentava os níveis de colesterol ruim no sangue e que isso causava problemas coronários. Ao olhar para trás, observamos que, além de extremamente falha, essa pesquisa não levava em conta os países onde as pessoas mantinham uma ingestão alta de gordura saturada e, mesmo assim, apresentavam níveis muito baixos de doenças cardíacas. Infelizmente, essa hipótese da "dieta do coração" influenciou as orientações de saúde governamentais e proporcionou o crescimento súbito da indústria de alimentos de baixo teor de gordura. Em vez de gorduras, nos incentivavam a consumir mais carboidratos como cereais, arroz e massas. Mas desde então as mortes por obesidade, diabetes e doenças associadas ao coração continuam a subir.

Ironicamente, uma pesquisa mais recente sugere que na verdade as gorduras saturadas da manteiga, do leite, do creme de leite, dos ovos e do óleo de coco aumentam os níveis de colesterol bom no sangue e beneficiam o coração, e que por isso tais alimentos não devem ser temidos. Mas isso não significa que você deve se sentar e comer um queijo inteiro. Afinal de contas, as gorduras de fato contêm muitas calorias e os alimentos devem ser ingeridos com moderação e de acordo com as demandas de energia de cada pessoa.

Gorduras monossaturadas

As gorduras monossaturadas de alimentos como azeite extravirgem, abacate e nozes são excelentes para aumentar os níveis do colesterol bom. Por isso mesmo, um punhado de nozes e de sementes ou a metade de um abacate são lanches perfeitos. Ao contrário das barras de cereais açucaradas e do chocolate, essas pequenas refeições também estabilizam os níveis de açúcar no sangue e mantêm os níveis de energia por muito mais tempo.

Gorduras polissaturadas

As gorduras polissaturadas podem ser encontradas nos peixes oleosos como salmão e cavala, e são uma grande fonte de ácidos graxos ômega-3. Eles são considerados anti-inflamatórios, ou seja, reduzem o risco de lesões e de doenças crônicas. Embora eu não seja um grande fã de peixes e os tenha evitado durante os primeiros 25 anos de minha vida, com o tempo me convenci a consumi-los porque são importantes para a saúde. Nenhuma quantidade de cápsulas de ômega-3 supera uma posta de salmão; portanto, procure comer peixe pelo menos duas vezes por semana.

> **Prepare todas as suas refeições a partir do zero, evitando os pratos prontos sempre que possível**

Gorduras ruins

As gorduras hidrogenadas que precisamos eliminar de nossa dieta não são apenas encontradas nos doces açucarados, guloseimas e restaurantes de fast-food. Elas também se ocultam em muitos produtos *diet* de baixo teor de gordura. Refeições prontas com baixo teor de gordura, por exemplo, embora possam ter baixo teor de gordura saturada, muitas vezes apresentam grande quantidade de gorduras trans, cujo intuito é aumentar o tempo de permanência nas prateleiras. Recomendo que prepare todas as suas refeições a partir do zero, evitando os pratos prontos sempre que possível.

Devo cozinhar com o quê?

Você vai perceber que, para cozinhar, utilizo principalmente óleo de coco ou manteiga – isso porque essas gorduras saturadas são mais estáveis quando aquecidas em temperaturas elevadas. Por outro lado, óleos vegetais e margarinas, processados e polissaturados, tornam-se instáveis quando aquecidos. Isso significa que oxidam facilmente, produzindo os radicais livres que não queremos colocar em nosso corpo. Ao atacar as moléculas de gordura, os radicais livres desenvolvem propriedades semelhantes às das gorduras trans, aumentando os níveis de colesterol ruim no sangue e reduzindo os níveis de colesterol bom – uma situação duplamente negativa e nada boa quando se trata da saúde do seu coração.

E quanto à proteína?

A proteína é a base de todas as refeições do programa *Afine a forma em 15 minutos*, e permanece consistente nos dias de malhação e de descanso. A proteína é essencial para:
- ★ manutenção da estrutura e da força de células e tecidos;
- ★ regulação do metabolismo;
- ★ produção de hormônios;
- ★ reparação e crescimento dos tecidos musculares;
- ★ fortalecimento do sistema imunológico.

Onde obtenho a proteína?

As proteínas se combinam com os aminoácidos dentro do corpo. Muitas de minhas receitas contêm fontes de proteína de origem animal, como ovos, peixe, frango e carne bovina.

> **COMIDA É QUE QUEIMA GORDURA E NÃO PÓ**

Esses alimentos são fontes fundamentais de proteína porque têm todos os aminoácidos essenciais necessários ao organismo. Se você é vegetariano, claro que pode consumir tofu ou quorn (proteína de fungo) como fonte de proteína, mas vai precisar de quantidades bem maiores para obter uma ingestão de proteínas em nível ideal.

Proteína em pó

Sempre digo que comida é que queima gordura e não pó. Com isso quero dizer que os suplementos só devem ser utilizados ao lado de uma boa dieta e sem substituir os alimentos de verdade. Mas em algumas receitas utilizo proteína em pó, como no mingau de banana, mirtilo e aveia. A proteína whey é um acréscimo excelente à dieta após os exercícios físicos porque chega aos músculos rapidamente, de modo que logo os aminoácidos iniciam a reparação e a reconstrução das fibras musculares após uma sessão de treinamento. Se você precisa de uma alternativa livre de lactose (whey é derivada de leite), experimente uma proteína em pó vegana, como cânhamo ou ervilha.

Falemos agora dos carboidratos

Há muita confusão em torno dos carboidratos – quais são considerados bons e quais são os ruins, e quando se pode ou não ingeri-los. Depois de esclarecer tudo isso, mostrarei como eles podem ser uma excelente fonte de energia.

Todos já ouvimos o ridículo mito de que comer carboidratos após as 18 horas nos faz engordar. Isso é pura bobagem! Os carboidratos não fazem engordar. O que realmente faz engordar é comer acima das demandas de energia do próprio corpo. Então, quando você se alimenta de modo adequado a cada dia, você não ganha gordura; pelo contrário, torna-se capaz de executar exercícios mais pesados e de adquirir mais musculatura, o que por consequência o deixa mais magro.

Por que precisamos dos carboidratos?

- ★ Os carboidratos são a principal fonte de energia para os músculos durante exercícios intensos.
- ★ São necessários para o bom funcionamento do sistema nervoso central, dos rins e dos músculos.
- ★ Os carboidratos também contêm fibras, que são importantes para uma boa saúde intestinal e uma boa digestão.
- ★ Eles são essenciais para o funcionamento saudável do cérebro.

A polícia do carboidrato branco

Muitas pessoas parecem ter muito medo de comer pão branco, massas e arroz, e tentam bani-los de suas vidas. Costumo chamá-las de "polícia do carboidrato branco". Inabaláveis na crença de que não devem consumir carboidratos brancos na tentativa de queimar gordura, elas se limitam a versões marrons e integrais dos carboidratos – mas o fato é que você realmente não precisa temer os carboidratos brancos.

Na verdade, os carboidratos integrais contêm um índice glicêmico (IG) menor, de modo que não causam picos nos níveis de açúcar no sangue tanto quanto os carboidratos brancos; mas, após um treino intenso, o seu corpo realmente se satisfaz com alimentos de alto índice glicêmico. Quanto maior o índice glicêmico do alimento, maior a elevação dos níveis de glicose no sangue, levando o pâncreas a liberar insulina. No entanto, essa resposta à insulina é excelente após os exercícios físicos, uma vez que os nutrientes da refeição que fazem o reabastecimento de carboidratos são transportados para os músculos com mais rapidez. Combinar carboidratos de alto índice glicêmico com carboidratos de baixo índice glicêmico, como açúcar de mesa com mingau de aveia, reduz o total de IG e controla a elevação dos níveis de açúcar no sangue.

Em suma, se você adora arroz integral, coma arroz integral – mas se você deseja uma grande tigela de arroz branco, ou um bagel branco, tenha em mente que, depois de ingeri-los, terá que malhar muito.

Como vou comer?

Você vai se alimentar de acordo com suas demandas de energia. Isso significa que você vai comer de formas distintas nos dias de treino e nos dias de descanso.

Trate de garantir que seu corpo esteja utilizando a fonte correta de energia, de acordo com suas demandas de energia – ou seja, carboidratos após os exercícios e gorduras como combustível estável no restante do dia e da noite, e também nos dias de descanso.

As receitas deste livro estão divididas em três seções:
1. refeições de carboidrato reduzido: ricas em gorduras saudáveis e proteínas;
2. refeições pós-treino para reabastecer os carboidratos: ricas em proteínas e carboidratos;
3. petiscos e guloseimas: petiscos doces e salgados e lanches saborosos.

Em dias de treino, consuma duas refeições com baixo teor de carboidratos e dois lanches.

Em dias de descanso, consuma três refeições com baixo teor de carboidratos e 2 lanches.

Por que devo comer dessa forma?

Estruturalmente, minha refeição para o reabastecimento de carboidratos é muito eficaz para a perda de gordura. O corpo armazena carboidratos no fígado e nos músculos como glicogênio; após a malhação, eles se reduzem, de modo que você precisa se "reabastecer" e preencher os espaços vazios depois de se exercitar. Quando você consome carboidratos, eles se metabolizam em açúcares e isso eleva os níveis de açúcar no sangue, levando o pâncreas a liberar insulina. Lembre-se: isso é bom após os exercícios porque a insulina transporta os nutrientes da refeição com mais rapidez para os músculos, de modo que começam a trabalhar a reparação e a reconstrução.

> **Você vai comer de formas distintas nos dias de treino e nos dias de descanso**

Quando em repouso, o corpo utiliza principalmente gorduras para combustível. Por isso, nos dias de descanso você terá que reduzir os carboidratos e aumentar a ingestão de gordura. A princípio, você pode ser contrário a essa alteração. Psicologicamente, pode se sentir como se estivesse com pouca energia, mas não se esqueça de que ainda estará fornecendo energia para o seu corpo – proveniente de gorduras e não de carboidratos. No entanto, logo você estará adaptado a essa mudança; portanto, seja perseverante.
E lembre-se de que estará comendo para emagrecer.

Quais refeições eu devo escolher?

O programa de condicionamento físico é flexível, e todas as refeições são intercambiáveis. Isso significa que você pode consumir panquecas de proteína no café da manhã ou no jantar, dependendo do período do dia que você malha. Lembre-se: você "merece" esses carboidratos durante a malhação. Depois disso deve optar por uma refeição com carboidratos para se reabastecer, mesmo que se exercite à noite.

Se você quiser experimentar uma receita e não gostar de um determinado ingrediente, como cebola ou pimentão, troque por outro semelhante do seu gosto. A mesma orientação também vale para a proteína; por exemplo, se você não gosta de carne vermelha, utilize carne de peru.

Incluí algumas guloseimas no livro, mas só devem ser consumidas uma ou duas vezes por semana e apenas depois de malhar.

Álcool e perda de gordura

Sempre sou muito honesto e realista com os clientes quando se trata de consumo de álcool. Nunca os aconselho a cortá-lo de todo porque isso é uma escolha pessoal que só a eles cabe fazer. Apenas procuro conscientizá-los de que, quanto menos álcool se consome, mais magro se fica. Simplificando, o álcool freia a perda de gordura porque interfere nas vias metabólicas habituais, incluindo a queima de gordura no corpo.

Além de impedir o corpo de queimar gordura, o álcool também contribui de modo significativo na ingestão diária de calorias. Você pode ingerir calorias do álcool sem se dar conta, o que acarreta um grande efeito nos exercícios físicos e na nutrição no dia seguinte. De ressaca, talvez você não queira malhar ou se alimentar direito – quanto a mim, quando estou nessa situação, devoro tudo o que está à vista, inclusive potes e potes de sorvete.

Em última análise, você é que encontra o seu próprio equilíbrio, mas se realmente está engajado em emagrecer e transformar o corpo, é melhor sacrificar algumas noites e se manter distante da bebida. O álcool pode ser o único obstáculo na jornada rumo ao corpo desejado.

> **O ÁLCOOL FREIA A PERDA DE GORDURA**

Hidratação

A maioria das pessoas subestima a importância da hidratação para a perda de peso. Quase dois terços do corpo humano são compostos de água; ela está envolvida em tudo: remove os resíduos, lubrifica as articulações, regula a temperatura corporal. A água também auxilia o metabolismo; portanto, consumi-la é vital para maximizar a capacidade de queimar gordura do corpo. Como regra geral, recomendo beber entre 2 a 4 litros de água por dia. Isso pode parecer muito, mas a água faz maravilhas dentro e fora do corpo. Se você não gosta de água pura, adicione um pouco de hortelã fresca, limão ou laranja para um toque de sabor.

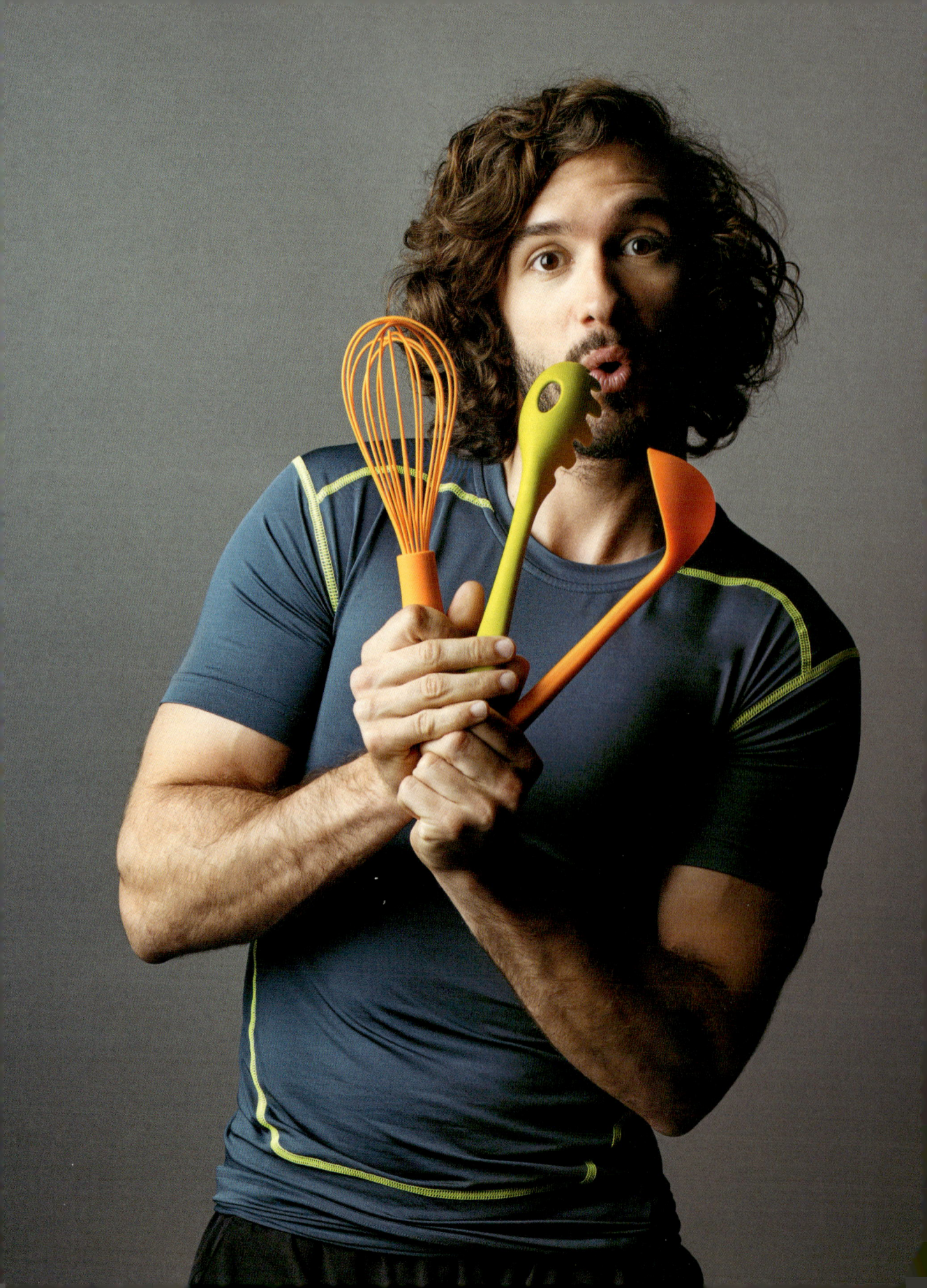

2
DANDO A PARTIDA

Olive Oil
Soy sauce
Oats
Curry powder
Cinnamon
Garam Masala
Chilli flakes
FAIT MAISON
Chopped Tomatoes
Pine nuts
Coconut oil
Coconut Milk

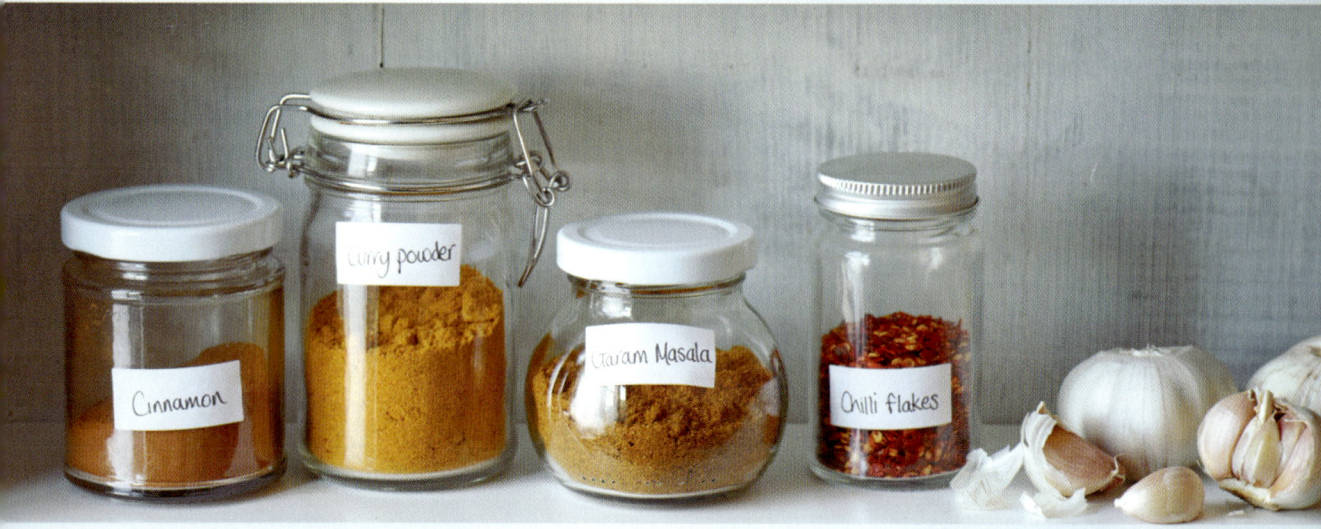

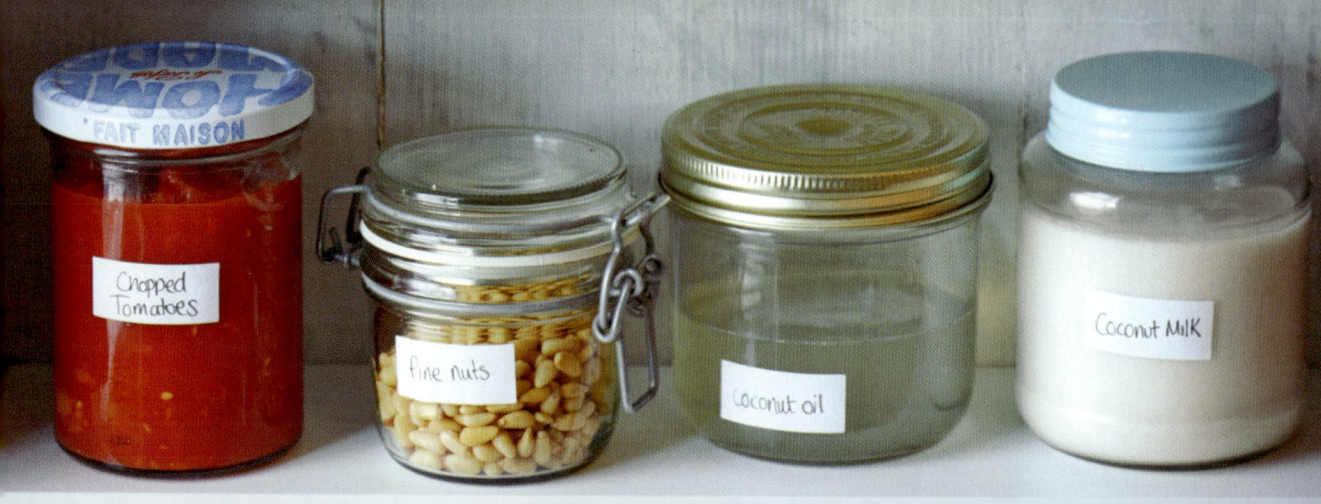

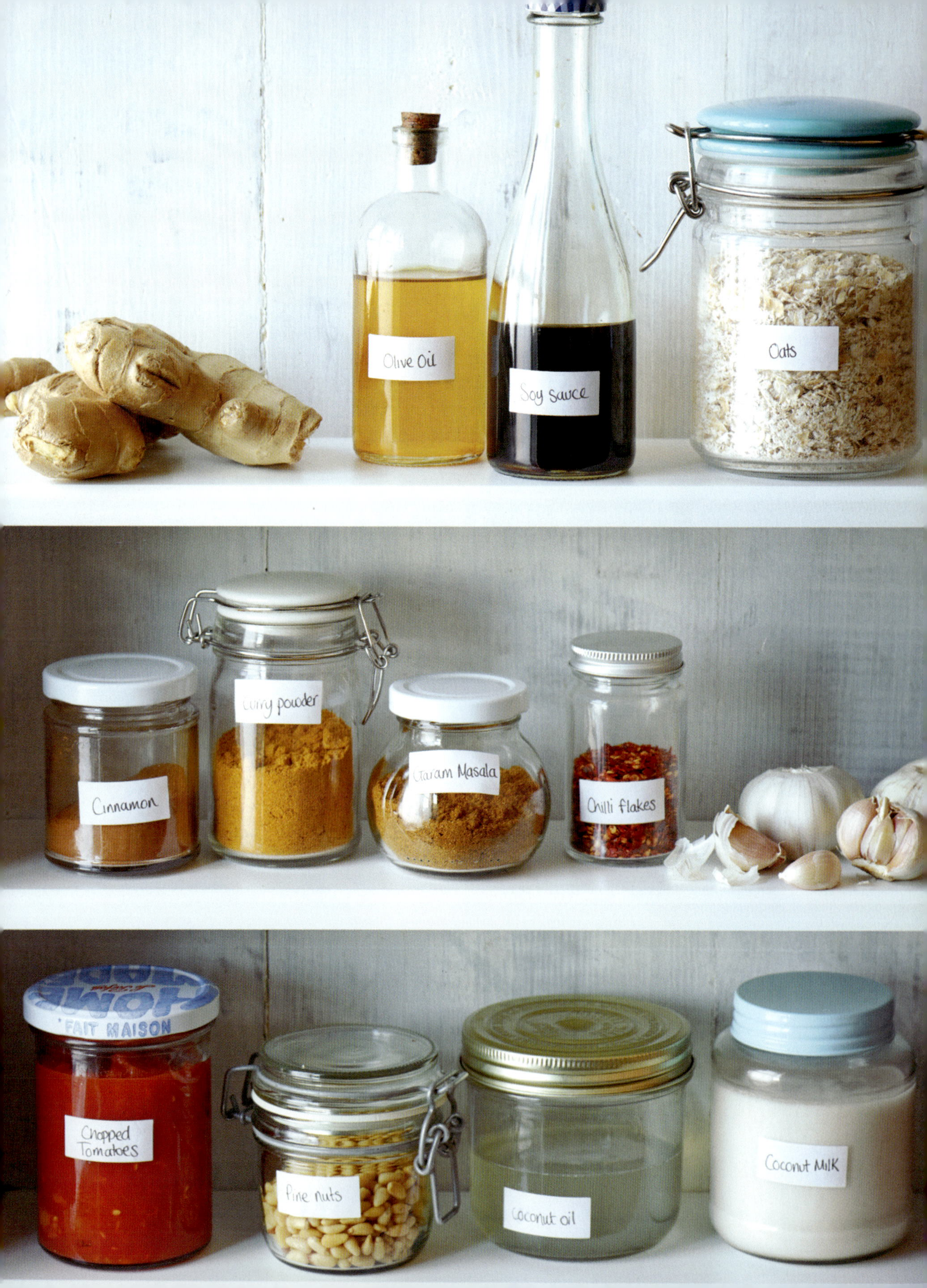

DANDO A PARTIDA

> **Sem essa de baixa caloria, zero carboidrato ou baixo teor de gordura para você**

Agora que você compreende melhor os macronutrientes, utilize-os para se alimentar e emagrecer. Sem essa de baixa caloria, zero carboidrato ou baixo teor de gordura para você! Além de saborear pratos apetitosos, você vai se sentir a cada dia com muita energia e seu corpo terá uma chance de se transformar.

PASSO 1:
PLANEJE-SE COMO UM CAMPEÃO

Planejar as refeições e os exercícios para a semana seguinte é o primeiro passo para o sucesso. Talvez você não consiga seguir 100% do planejamento, uma vez que os acontecimentos da semana poderão estar além do seu controle. Isso faz parte da vida, mas ainda assim é importante definir metas diárias: se você só puder lidar com três idas semanais à academia, é isso que deve estabelecer no seu programa. Seja realista e determinado, pois as pequenas vitórias diárias aumentam a motivação para seguir o planejado.

Comece escrevendo os exercícios e as refeições num quadro como o que fiz para mim, está nas p. 208 e 209. Com isso, você poderá agendar seus treinos e ter uma lista de compras à mão para quando for preparar as refeições.

PASSO 2:
PREPARE COMO UM CHEF

Agora que você já se planejou como um campeão, é hora de pegar os alimentos que adquiriu e de preparar refeições como um chef. Isso significa passar algumas horas na cozinha durante um fim de semana, treinando rumo ao sucesso. Se esse começo lhe parece chato, saiba que lhe trará mais velocidade e organização, e logo se tornará um hábito fácil para você. É um prazer poder conhecer o que nos alimenta e nos afasta da *junk food* quando estamos com fome. Você poderá sair de casa com o almoço na marmita e com o jantar pronto para quando retornar; dessa maneira, após um longo dia de trabalho ou uma sessão noturna na academia, você poderá entrar na cozinha para reaquecer a refeição e reabastecer o corpo com rapidez.

Quanto mais agitados são o estilo de vida e o trabalho, mais se necessita preparar as refeições com antecedência. Alguns gostam de cozinhar e congelar as porções para a semana à frente. Quanto a mim, prefiro-as um pouco mais frescas; por isso, só preparo minhas refeições com um ou dois dias de antecedência e mantenho-as na geladeira. Assim, posso consumi-las frias ou reaquecê-las no micro-ondas ou no forno. Não há um modo certo ou errado de fazer isso. É só manter essa atividade o mais distante possível do estresse e encaixá-la no seu estilo de vida – dessa maneira, você estará mais perto de cumpri-la e de formar bons hábitos.

PASSO 3:
MANTENHA-SE ABASTECIDO!

Agora que você já sabe como preparar pratos como um chef, serão necessárias algumas ferramentas e ingredientes essenciais para colocar os planos em ação:

1. balança de pesagem – para pesar os ingredientes e manter um bom controle da porção;

> **' Só preparo minhas refeições com um ou dois dias de antecedência e mantenho-as na geladeira '**

2. recipientes de armazenamento de alimentos – para armazenar e organizar as saborosas refeições da próxima semana;

3. uma *wok* apropriada e panelas – não há nada pior que uma *wok* de má qualidade; então, invista em uma boa;

4. itens estocados – ingredientes fundamentais estocados no armário ou na geladeira; assim, você não será surpreendido sem eles;

5. uma garrafa d'água – isso garante que você se mantenha hidratado o tempo todo e tenha um controle diário da ingestão de água.

INGREDIENTES ESSENCIAIS

Garam masala
Curry em pó
Gengibre fresco
Canela em pó
Alho
Flocos de pimenta
Pinhões
Tomate em lata
Aveia
Molho de soja *light*
Azeite
Óleo de coco
Leite de coco

ABAIXO A PISADA DO DESÂNIMO!

> ❛ Recomendo que não se preocupe mais com os números ❜

Chamo as balanças de banheiro de pisada do desânimo porque isso é exatamente o que elas são: você sobe na balança todo dia e desanima quando os números não se movem na direção certa. Com isso, você acaba perdendo a motivação e retomando a *junk food*, ou abandonando o programa por inteiro. Recomendo que não se preocupe mais com os números.

Na realidade, quando se trata de atingir os objetivos de saúde e boa forma, a pisada do desânimo é a pior medida de sucesso que se pode adotar. É hora, então, de jogá-la pela janela, pois, por mais que você se exercite bastante e se alimente bem, a balança não consegue medir os aspectos mais importantes para o corpo, a saúde e o bem-estar.

Aspectos que a pisada do desânimo NÃO CONSEGUE MEDIR:

Seus níveis de boa forma
Seus níveis de energia
Sua força
Mudanças na sua composição corporal
Seu senso de realização
Sua confiança
Sua felicidade

A melhor ferramenta de motivação para medir o progresso do corpo é fotografá-lo. Recomendo que você se fotografe no final de cada mês: além de mostrar o seu verdadeiro progresso, as fotos o deixarão motivado a seguir em frente, até mesmo quando o espelho lhe pregar peças, convencendo-o de que você não mudou um centímetro.

> **A perda de gordura é uma jornada, e não uma corrida**

VAMOS EMAGRECER

Agora que você tem as refeições e os exercícios planejados, é hora de iniciar uma jornada rumo a uma versão mais centrada, mais forte e mais magra de si mesmo. Lembre-se: a perda de gordura é uma jornada, e não uma corrida; por isso, seja paciente e consistente.

ENTRAR NAS MÍDIAS SOCIAIS

Se você quiser mais receitas ou partilhar suas refeições e seu progresso comigo, poste e marque suas fotos com a hashtag *Leanin15*, no Twitter, Instagram e Facebook, @thebodycoach.

Para outros treinamentos de alta intensidade, confira o meu canal no YouTube TheBodyCoachTV.

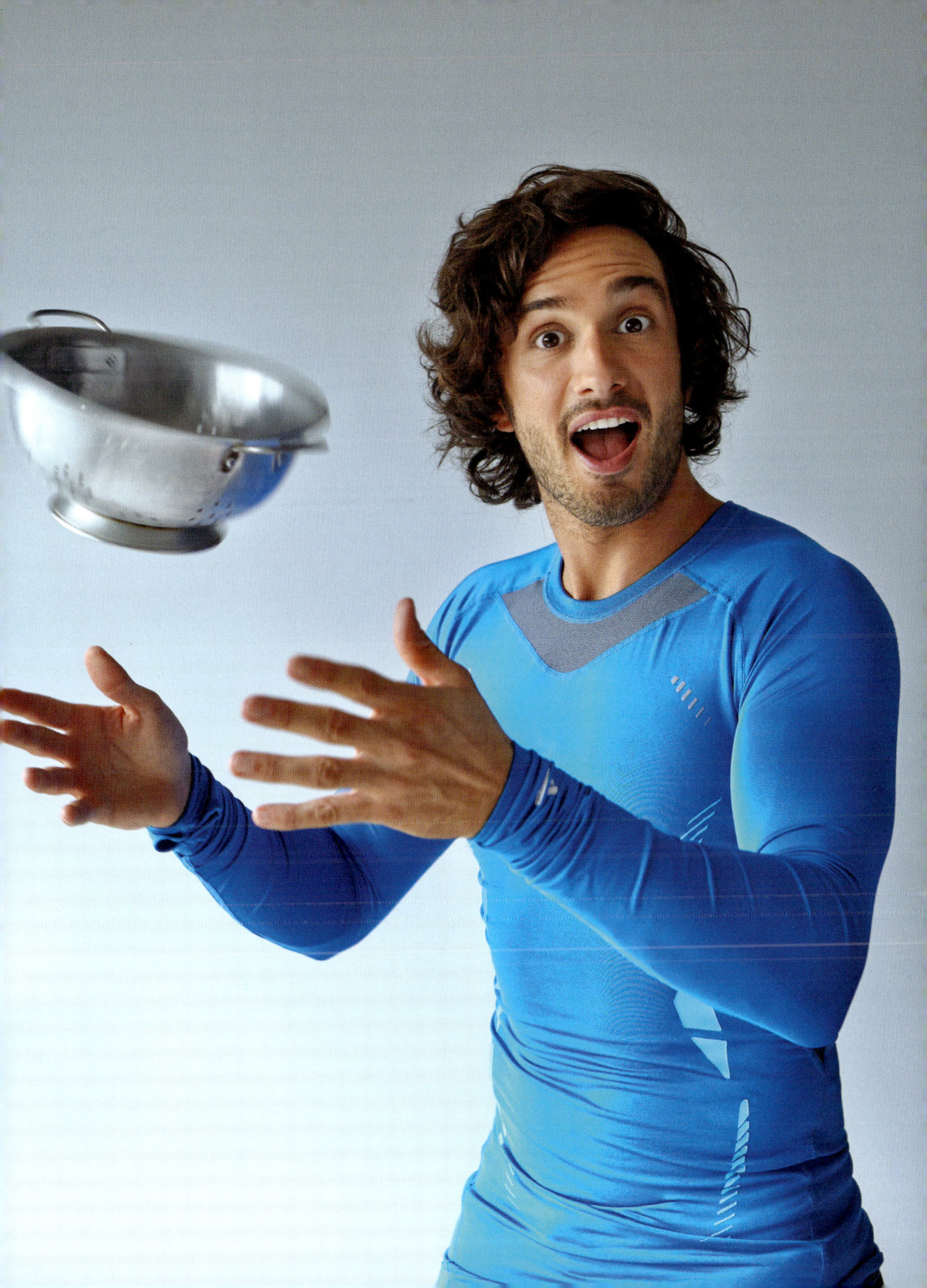

3 RECEITAS DE BAIXO TEOR DE CARBOIDRATOS

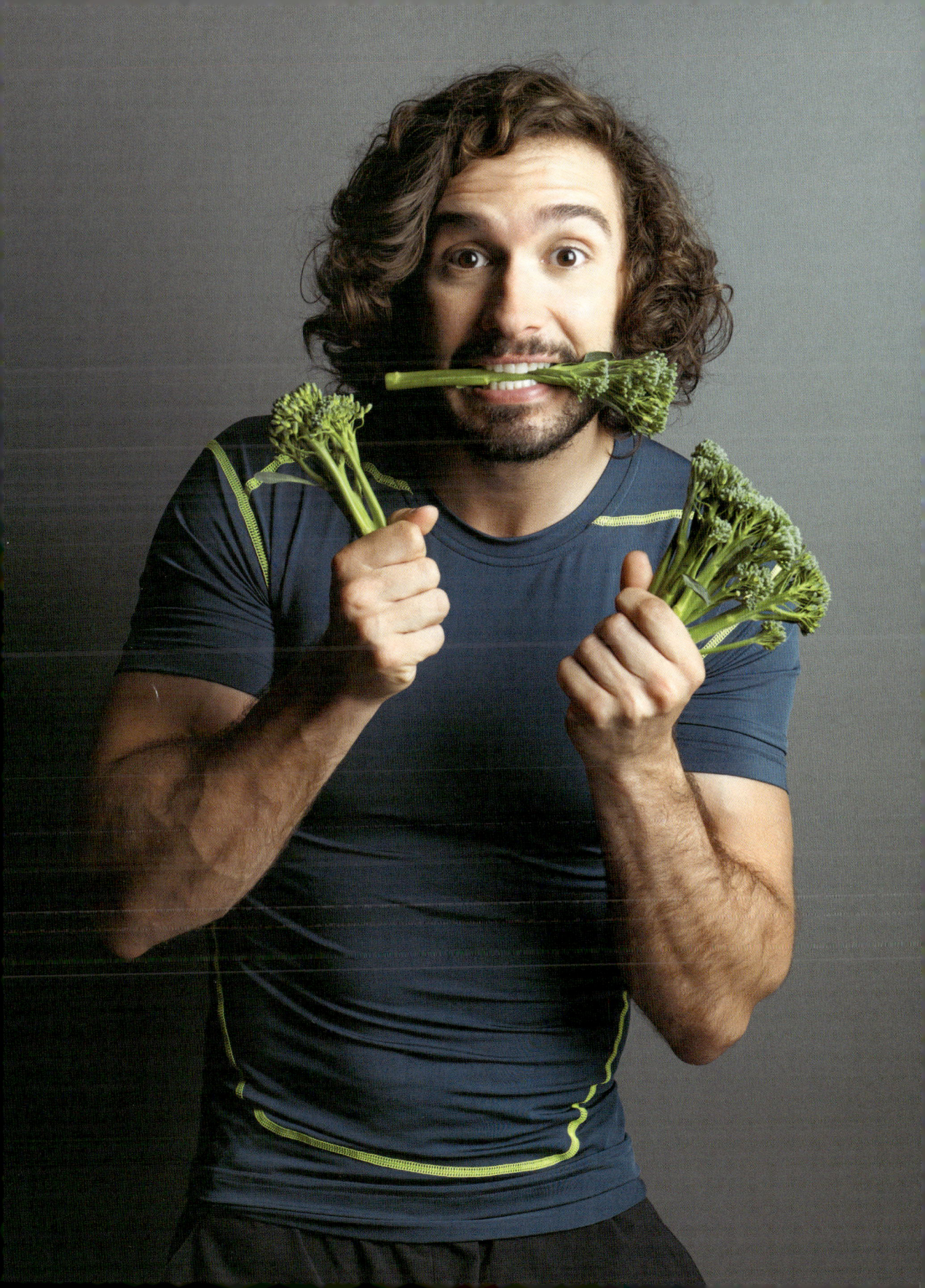

VITAMINA DE NOZES E MANGA

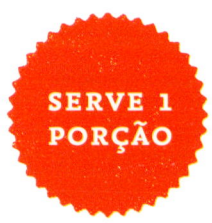

SERVE 1 PORÇÃO

Essa vitamina de fruta é ideal para a última hora do café da manhã. Com gorduras saudáveis e uma colher de proteína em pó, ela é muito melhor que qualquer tigela de cereais em caixa. Mas tente não adquirir o hábito de tomar vitaminas como essa todo dia. Como sempre digo, comida de verdade vence de longe a comida em pó.

INGREDIENTES

- 125g de manga cortada em fatias
- 2 colheres de sopa de manteiga de amêndoa ou de castanha-de-caju
- alguns cubos de gelo
- um punhado de framboesas
- 2 colheres de sopa de iogurte grego integral
- 1 colher (30g) de proteína em pó, sabor baunilha ou morango
- 100ml de leite de amêndoa

MODO DE FAZER

Coloque todos os ingredientes no liquidificador e bata até ficar homogêneo.

★ SUPERDICA

Aviso! Não abuse das oleaginosas. Embora sejam uma excelente fonte de proteínas, fibras e gorduras essenciais, esses alimentos também contêm uma grande quantidade de calorias. É muito fácil consumir uma embalagem de 200g sem se sentir satisfeito. Mas lembre-se de que cada grama de gordura contém 9 quilocalorias; portanto, se você se empanturrar de oleaginosas, isso não vai ajudá-lo a perder gordura. O melhor para o lanche é uma porção de 25-30g. Além disso, adquira uma variedade de oleaginosas com vitaminas variadas. Amêndoas, nozes e castanhas-de-caju são minhas favoritas.

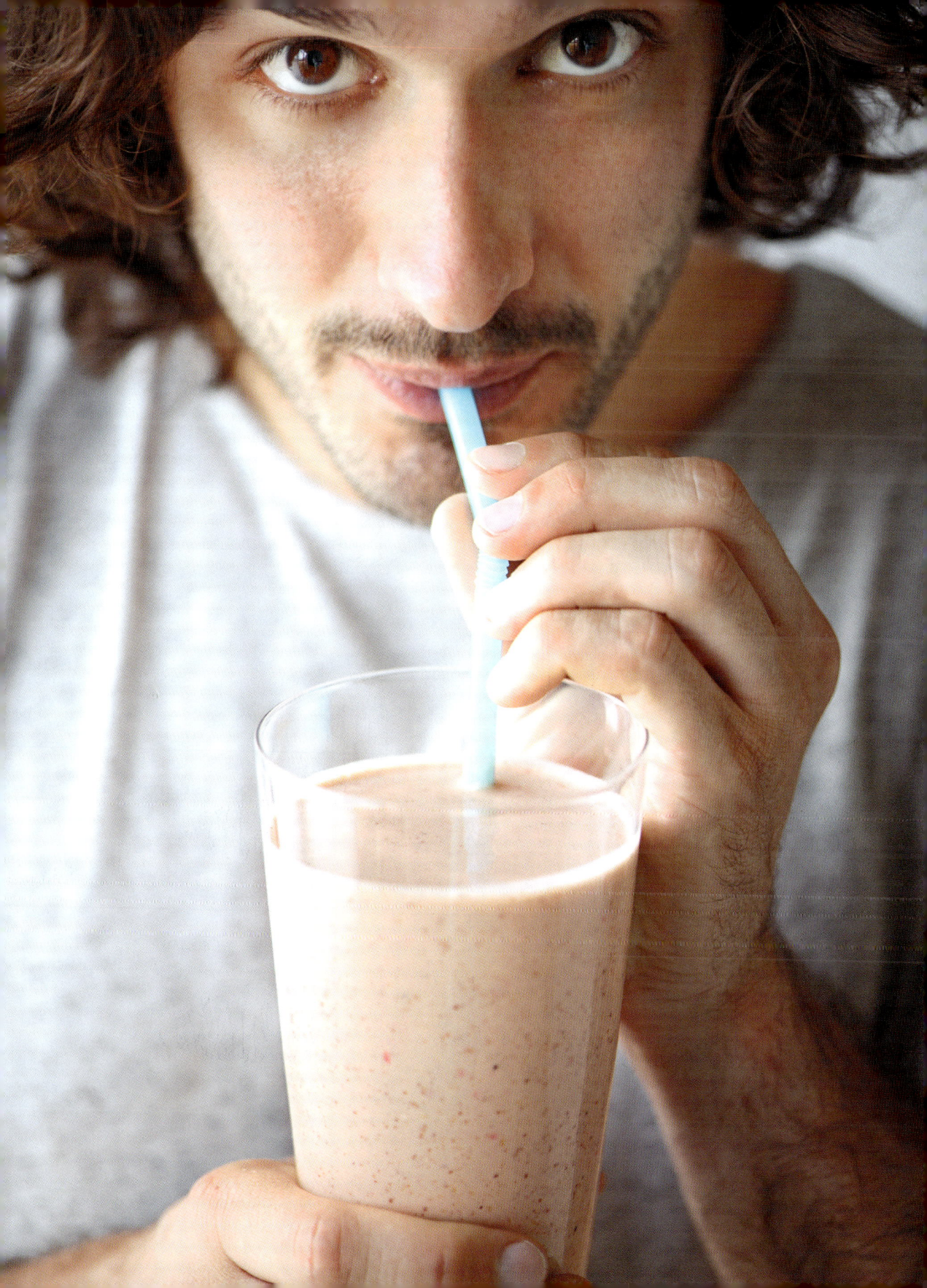

VITAMINA QUE ANIMA

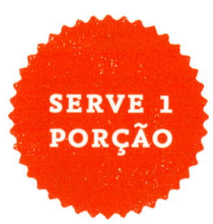

Esta é outra vitamina saborosa de baixo teor de carboidrato que você pode preparar e consumir na sua dieta. O leite de amêndoa e o abacate fornecem algumas gorduras saudáveis como combustível, mas fique à vontade para adicionar uma colher de sua proteína favorita para um impulso extra. Aqui, é preferível um abacate macio e maduro.

INGREDIENTES

suco de 2 limões
200ml de leite de amêndoa
um punhado de amoras
um punhado de mirtilos
½ abacate picado
3 colheres de sopa de iogurte grego integral
1 colher de sopa de mel

MODO DE FAZER

Coloque todos os ingredientes no liquidificador e bata até obter uma mistura cremosa e homogênea.

★ SUPERDICA

Em minha opinião, o abacate é um herói nutricional com uma longa lista de benefícios para a saúde. É uma grande fonte de ácido oleico monossaturado. As pesquisas têm demonstrado que esse ácido reduz os níveis do colesterol ruim ou LDL (lipoproteínas de baixa densidade) ao mesmo tempo que eleva os níveis do colesterol bom ou HDL (lipoproteínas de alta densidade). Isso significa que esse danadinho é realmente excelente para o coração.

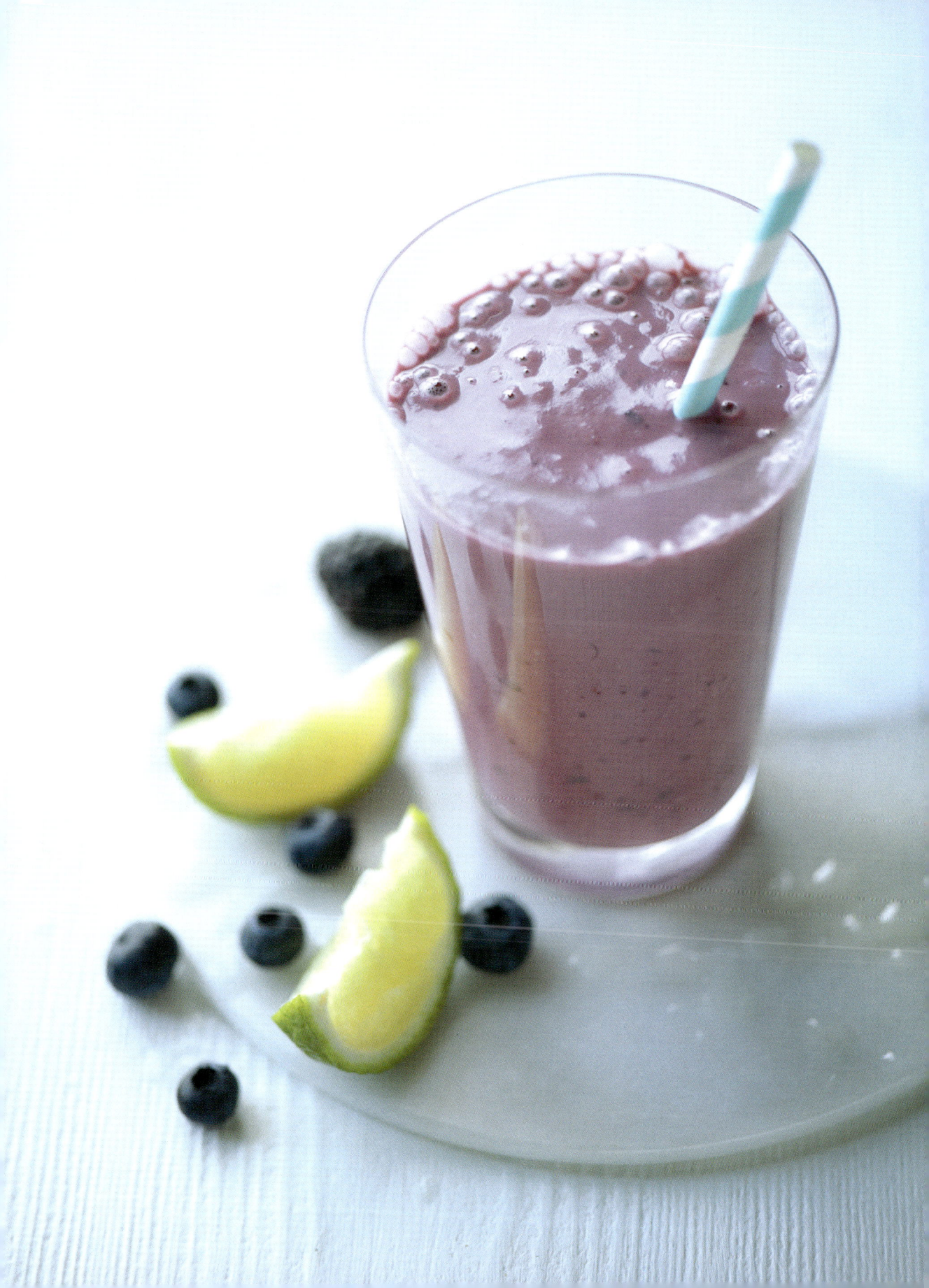

MINGAU DE AVEIA COM CANELA

SERVE 1 PORÇÃO

INGREDIENTES

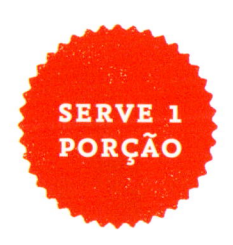

- 22g de sementes de chia
- 22g de linhaça dourada
- 40g de coco ralado, sem açúcar
- 30g de aveia em flocos laminados
- ¾ de colher de chá de canela em pó
- 300ml de leite de amêndoa, ou um pouco mais, se necessário
- 3 colheres de sopa de iogurte grego integral

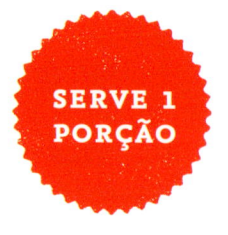

Sempre encorajo as pessoas a pensar para além da caixa de cereal no café da manhã, mas não há nada de errado numa boa tigela de mingau de aveia. As sementes de chia e linhaça adicionadas nesse desjejum oferecem uma dose dos ácidos graxos ômega-3 tão importantes e essenciais. Esta receita o deixará satisfeito e energizado até o almoço.

MODO DE FAZER

Coloque todos os ingredientes, exceto o iogurte, numa panela pequena e cozinhe lentamente em fogo baixo por 5-6 minutos, até que a consistência o satisfaça – adicione um pouco de leite de amêndoa, se o mingau de aveia ficar muito grosso.

Transfira o mingau para uma tigela, despeje o iogurte por cima e sirva.

★ SUPERDICA

As sementes de linhaça (ou linho) são uma rica fonte de micronutrientes, fibras dietéticas, vitamina B1 e um ácido graxo ômega-3 denominado de ácido alfa-linoleico (ALA). Então, se você não gosta de peixes oleosos, tente introduzir sementes de linhaça na sua dieta com mais frequência.

VITAMINA VERDE

SERVE 1 PORÇÃO

INGREDIENTES

- 175ml de água de coco
- 2 colheres de sopa de manteiga de amêndoa
- 25g de brotos de trigo fresco (ou 5g em pó)
- 1 colher (30g) de proteína em pó, sabor baunilha
- 1 maçã picada
- 20g de sementes de linhaça
- um punhado de folhas de espinafre
- um punhado de cubos de gelo

As mães sempre aconselham o consumo de verduras aos filhos. É hora, então, de você começar a ingeri-las. Se você não é um grande fã das verduras, esta será uma oportunidade perfeita para degustá-las. Broto de trigo é muito bom; no entanto, tal como o Marmite (xarope de levedo de cerveja) é um caso de amor ou ódio. Se você não gostar, deixe-o de fora e adicione mais espinafre ou couve.

MODO DE FAZER

Coloque todos os ingredientes num liquidificador e bata em alta velocidade por 1 minuto, ou até que a mistura atinja a textura desejada.

SALADA DE FRANGO E CUSCUZ DE COUVE-FLOR

SERVE 2 PORÇÕES

Em minha opinião, a couve-flor é subestimada e muito pouco utilizada. Ela é extremamente nutritiva e deliciosa. Use esta receita como base para experiências com outras combinações de sabores – experimente com cavala defumada em vez de frango, por exemplo. Se quiser um prato quente, coloque a couve-flor no micro-ondas e depois adicione os outros ingredientes.

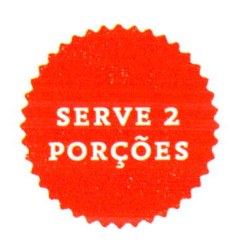

PREPARE COM ANTECEDÊNCIA

INGREDIENTES

- 1 couve-flor, separada em ramos
- 4 colheres de sopa de sementes de romã
- 5 tomates secos picados
- 2 pimentões vermelhos picados
- 2 colheres de sopa de óleo de nozes ou de azeite
- 4 colheres de sopa de nozes picadas
- ½ molho de cebolinha cortada em fatias finas
- ½ molho de salsa, somente as folhas, picado
- um punhado de folhas de espinafre
- 400g de peito de frango cozido, sem pele
- suco de 1 limão

MODO DE FAZER

Coloque os raminhos de couve-flor num processador e deixe-o pulsar até obter uma textura semelhante à do cuscuz.

Transfira o cuscuz de couve-flor para uma tigela grande e adicione todos os outros ingredientes, exceto o suco de frango e o suco de limão. Misture tudo muito bem.

Em seguida, sirva o cuscuz no prato, cubra-o com o peito de frango cozido e uma generosa dose do suco de limão.

FRANGO COM ESPINAFRE, CHOURIÇO E QUEIJO

SERVE 1 PORÇÃO

Este é um prato bonito e mais simples do que se pode imaginar. E o queijo derretido dá um toque deslumbrante. Se quiser, você pode substituir o chouriço por camarão ou por carne picada de peru.

MODO DE FAZER

Aqueça o óleo de coco numa frigideira grande, regulando o fogo de médio a alto. Adicione o chouriço e frite por 1 minuto. Acrescente a cebola e frite por mais 1 minuto.

Aumente o fogo até o máximo e adicione o frango, junto a uma generosa pitada de sal e pimenta. Frite por aproximadamente 3 minutos, quando o frango deverá estar quase todo cozido.

Acrescente os tomates cereja e cozinhe por 1 minuto, ou até que comecem a estufar. Adicione o espinafre e mexa até que as folhas estejam totalmente murchas.

Use uma colher de madeira para fazer pequenos nichos na mistura de frango e vegetais, e depois despeje pedacinhos da muçarela por cima. Desligue o fogo, deixe a muçarela derreter e depois transfira tudo para uma travessa e espalhe os pinhões por cima.

INGREDIENTES

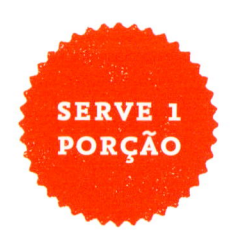

- ½ colher de sopa de óleo de coco
- 75g de chouriço, cortado em cubinhos
- ½ cebola vermelha, cortada em cubos
- 1 filé de peito de frango de 240g, cortado em fatias de 1cm, sem pele
- sal e pimenta-do-reino a gosto
- 4 tomates cereja, cortados ao meio
- 3 punhados generosos de folhas de espinafre
- 1 bola de muçarela de búfala, rasgada em pedaços
- 20g de pinhões

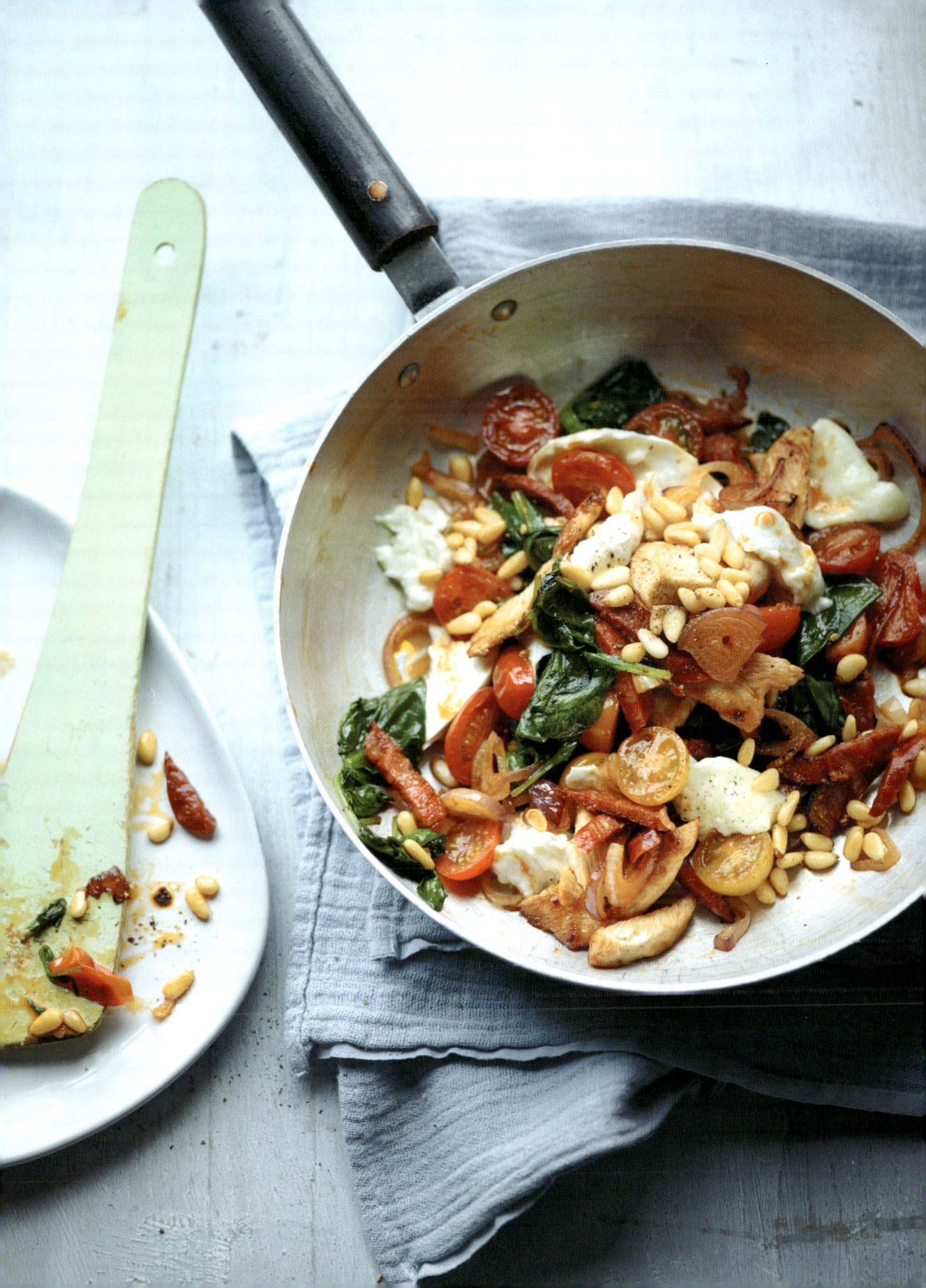

FRANGO COM COGUMELOS SELVAGENS AO MOLHO DE ESTRAGÃO

SERVE 2 PORÇÕES

Este clássico da velha escola gastronômica acerta em cheio: é muito saboroso e o frango pochê mantém-se agradável e úmido. Hoje em dia, a maioria dos supermercados comercializa uma extensa variedade de cogumelos selvagens de alta qualidade; portanto, invoque o seu lado aventureiro e adquira alguns dos mais exóticos que encontrar.

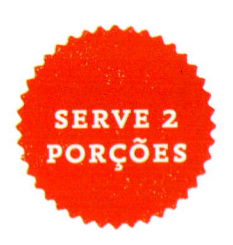

IDEAL PARA CONGELAR

INGREDIENTES

- 2 filés de peito de frango com cerca de 225g, sem pele
- 1 colher de sopa de azeite
- 1 dente de alho, finamente picado
- 300g de cogumelos mistos – gosto do cogumelo-de-paris (aquele branco) e dos cogumelos ostra
- ¼ de xícara de vinho branco
- 2 generosos punhados de folhas de espinafre
- 150ml de creme de leite fresco
- ½ molho de estragão fresco, somente as folhas, picado
- sal e pimenta-do-reino a gosto

MODO DE FAZER

Coloque uma panela grande com água para ferver, e adicione os filés quando a água estiver fervendo. Abaixe o fogo até que a água esteja "borbulhando" levemente e não fervendo com vigor. Deixe o frango cozinhar por 12 minutos, no fim dos quais deverá estar totalmente cozido.

Enquanto isso, aqueça o óleo numa frigideira grande, regulando o fogo de médio a alto. Adicione o alho e refogue por cerca de 30 segundos. Pique os cogumelos maiores e jogue-os na panela, cozinhando-os por 1 ou 2 minutos antes de adicionar o resto dos cogumelos e cozinhar por mais 1 minuto.

Coloque o fogo no máximo, despeje o vinho branco e deixe-o se reduzir a quase nada. Acrescente as folhas de espinafre e mexa até murcharem. Em seguida, despeje o creme de leite, deixe levantar fervura e cozinhe por 1 minuto. Adicione o estragão picado e retire a panela do fogo.

Para verificar se o frango está devidamente cozido, corte a parte mais grossa do filé e veja se está com uma cor totalmente branca, e o sumo, claro e não rosado. Transfira o frango para uma travessa, drenando o máximo de líquido possível. Logo após, tempere com sal e pimenta-do-reino, coloque em dois pratos e regue com o delicioso molho cremoso.

★ Sirva com uma generosa porção de suas verduras favoritas como espinafre, couve, brócolis, ervilhas ou vagem.

SERVE 1 PORÇÃO

ESTROGONOFE DE CARNE SUPER-RÁPIDO

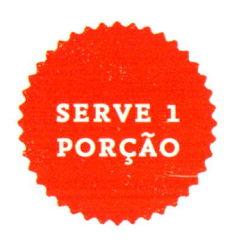

PREPARE COM ANTECEDÊNCIA
IDEAL PARA CONGELAR

(se for congelá-lo, acrescente mais 150ml de caldo de carne)

INGREDIENTES

- 2 colheres de chá de óleo de coco
- 2 cebolas roxas, cortadas em fatias finas
- 5 cogumelos-de-paris picados
- 300g de filé-mignon, cortado em tiras grossas
- sal e pimenta-do-reino a gosto
- 2 colheres de chá de páprica defumada
- 75ml de caldo de carne
- 125ml de creme de leite azedo (pode substituir por iogurte integral)
- ½ molho de salsinha, somente as folhas, picado (opcional)
- suco de 1 limão

Embora seja o melhor corte para esta iguaria, o filé-mignon é caro; por isso, se estiver com o orçamento curto, opte por uma porção mais barata. Se você gosta de carne, este é um prato campeão.

MODO DE FAZER

Derreta o óleo de coco numa frigideira, em fogo alto. Adicione as cebolas e os cogumelos e frite, mexendo regularmente por 2-3 minutos, ou até que as cebolas estejam transparentes e os cogumelos adquiram um pouco de cor.

Acrescente a carne, junto a uma generosa pitada de sal e pimenta-do-reino, e frite por 1-2 minutos. Polvilhe a páprica defumada e mexa levemente para incorporar o tempero.

Despeje o caldo de carne – ele vai borbulhar rapidamente; em seguida, abaixe o fogo e acrescente o creme de leite azedo. Retire a panela do fogo e adicione a salsa, caso a utilize, e uma generosa dose do suco de limão. Sirva e se delicie.

★ Sirva com uma generosa porção de suas verduras favoritas, como espinafre, couve, brócolis, ervilhas ou vagem.

SERVE 1 PORÇÃO

SALADA *NIÇOISE*

Gosto de usar atum fresco nesta salada porque o sabor é incrível, mas se você preferir atum em conserva, tudo bem. Esta receita pode ser embalada e levada para o trabalho.

PREPARE COM ANTECEDÊNCIA
INGREDIENTES

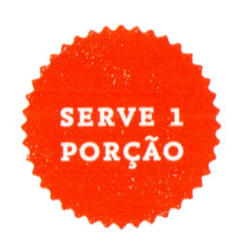

- 1 ovo
- 75g de vagens, sem os fios laterais
- ½ colher de sopa de óleo de coco
- 1 posta de atum de 300g
- sal e pimenta-do-reino a gosto
- 2 colheres de sopa de lentilhas *puy* (verdinhas) pré-cozidas
- um bom punhado de folhas de espinafre
- 1 colher de sopa de tomates secos (cerca de 6 tomates)
- 20g de nozes picadas
- 1 colher de sopa de azeite
- 2 colheres de chá de vinagre balsâmico ou vinagre de xerez

MODO DE FAZER

Coloque água numa panela média para ferver e depois mergulhe o ovo com cuidado. Ferva o ovo por 8 minutos e depois acrescente as vagens e cozinhe por mais 1 minuto.

Enquanto isso, esquente o óleo de coco numa frigideira, regulando o fogo de médio a alto. Cuidadosamente, coloque o atum no óleo e frite por 1 minuto de cada lado. Isso deixará o atum no ponto certo – se preferir mais bem passado, frite por mais 1 minuto de cada lado. Retire o atum da frigideira, tempere com sal e pimenta e deixe descansar enquanto prepara o resto da salada.

Escorra o ovo e as vagens numa peneira ou num escorredor, e depois mergulhe o ovo e as vagens em água fria, até que esfriem o suficiente. Descasque o ovo e corte-o ao meio. Coloque as vagens, a lentilha, o espinafre, os tomates secos, as nozes, o azeite e o vinagre numa tigela, além de uma generosa pitada de sal e pimenta. Delicadamente, misture todos os ingredientes e transfira para um prato.

Coloque o atum, cortado ou não, sobre a salada e o ovo.

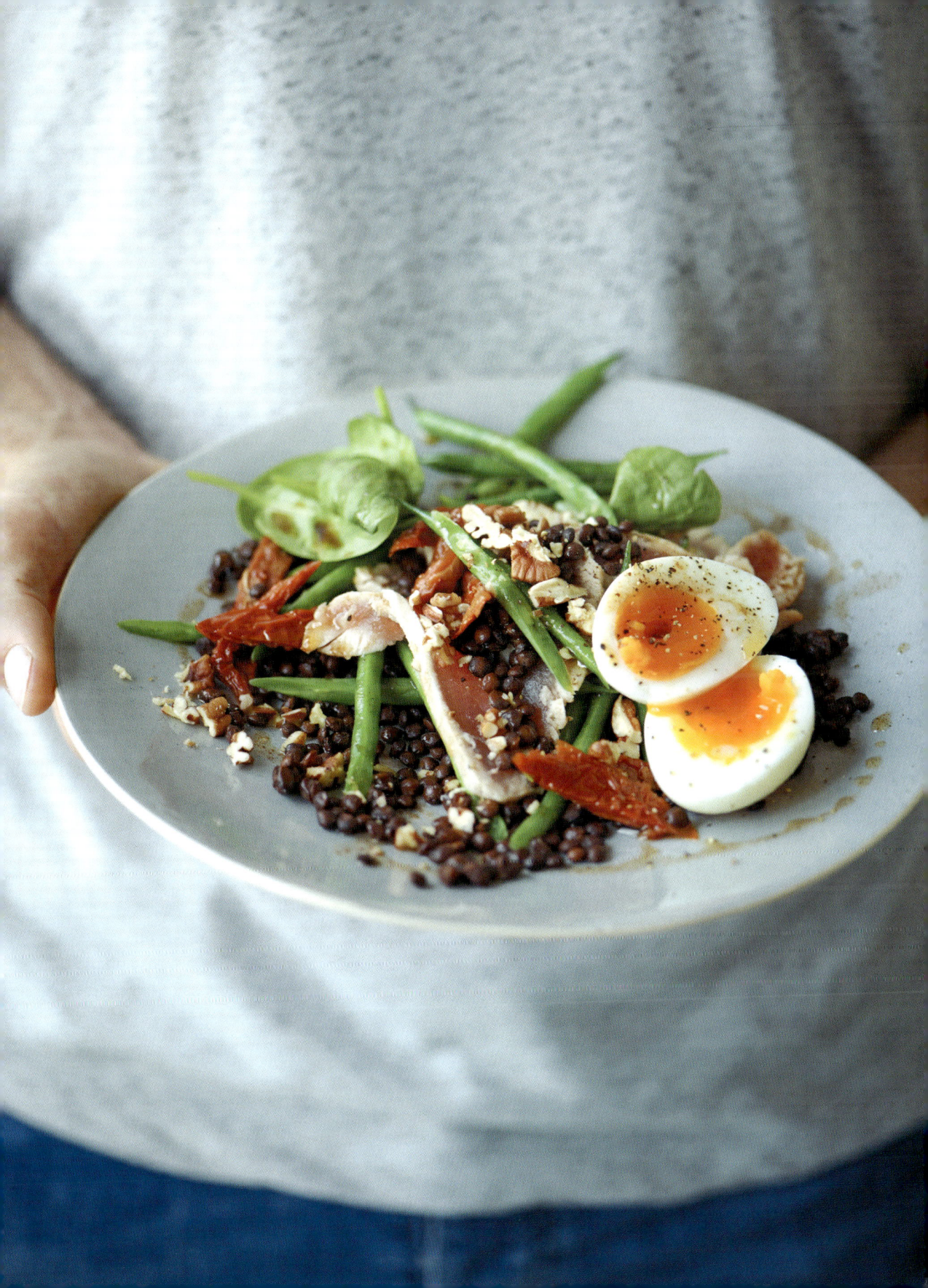

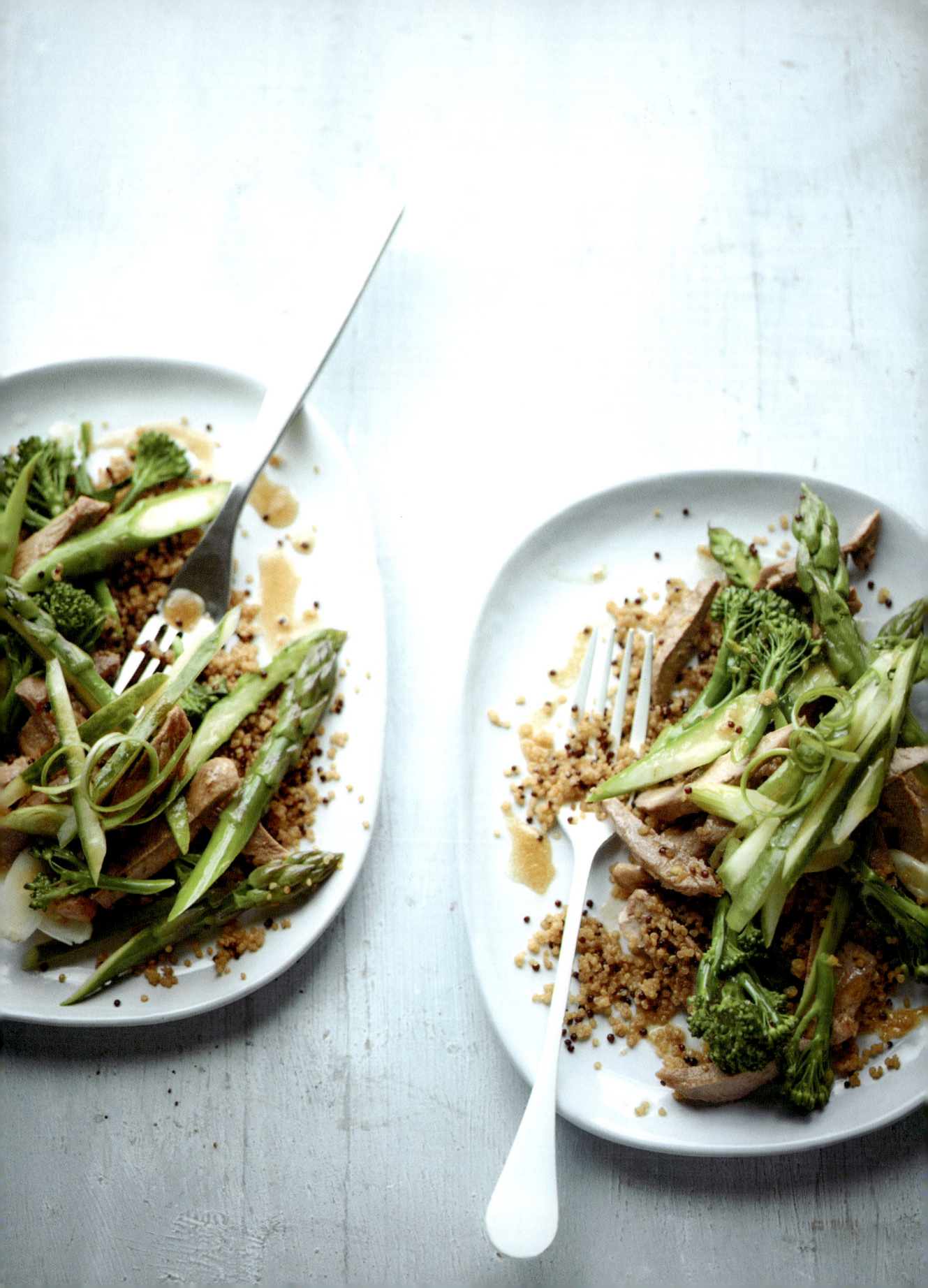

SALADA ASIÁTICA DE PATO

SERVE 1 PORÇÃO

A carne de pato é rica, deliciosa e repleta de proteína. Para os veganos, aconselho substituí-la por espargos e árvores anãs (é como chamo os brócolis), mas fique à vontade para improvisar. Procure se divertir e se integrar à cozinha para manter as refeições saborosas, e varie os nutrientes. Como pode ver, dupliquei a receita na imagem.

PREPARE COM ANTECEDÊNCIA
INGREDIENTES

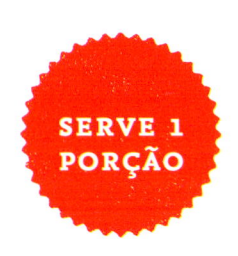

- 5 lanças de aspargos frescos
- 4 talos tenros de brócolis, os maiores cortados ao meio longitudinalmente
- ½ colher de sopa de óleo de coco
- 1 filé de peito de pato com cerca de 250g, cortado em tiras grossas de 1cm
- 2cm de gengibre fresco, finamente picado
- 1 colher de sopa de molho de soja *light*
- 2 colheres de chá de óleo de gergelim
- 2 colheres de sopa de quinoa pré-cozida
- 1 cebolinha, cortada em fatias finas
- ¼ de pepino, cortado em bastões finos

MODO DE FAZER

Delicadamente, dobre os aspargos até que se quebrem – eles se quebrarão naturalmente onde estiverem tenros. Descarte a parte inferior dos aspargos.

Coloque água para ferver numa panela grande; quando a água ferver, acrescente os aspargos e os brócolis e cozinhe por 1 ½ minuto. Escorra os aspargos e os talos de brócolis numa peneira ou num escorredor, e em seguida passe-os na água corrente fria.

Aqueça o óleo de coco numa frigideira, em fogo alto. Adicione as tirinhas do filé de pato e frite por 30 segundos, e depois acrescente o gengibre e frite por mais 1 minuto, quando o pato deverá estar cozido. Retire a panela do fogo, acrescente o molho de soja e o óleo de gergelim e misture tudo muito bem.

Coloque os legumes cozidos numa tigela; depois adicione a quinoa e o pato, junto com todo o caldo. Misture tudo e depois transfira a refeição para um prato, cobrindo-a com a cebolinha e o pepino.

CURRY TAILANDÊS

SERVE 4 PORÇÕES

Este saboroso clássico é sem sombra de dúvida a minha refeição predileta. Nesta versão sugiro camarões, mas também gosto da carne de frango e de porco. Incremente o sabor com leite de coco integral que é repleto de gordura boa. É sempre bom ter molho de peixe à mão: dura bastante quando estocado e, apesar do odor, tem um sabor incrível.

MODO DE FAZER

Aqueça o óleo de coco numa panela grande, regulando o fogo de médio a alto. Adicione o anis-estrelado e a berinjela e frite por 1 minuto; em seguida, acrescente o molho de curry (o comprado pronto é bom) e metade do leite de coco. Dissolva o molho com um pouco do leite e depois aumente o fogo até o máximo.

Despeje o restante do leite de coco na panela e depois encha a garrafinha de água; agite o conteúdo e despeje-o na panela. Acrescente o milho-verde, deixe ferver e cozinhe por 3 minutos. Adicione os camarões e cozinhe por mais 2 minutos, até que adquiram um tom rosado e estejam totalmente cozidos.

Tire a panela do fogo e adicione molho de peixe a gosto, o suco de 2 limões, as ervas e a pimenta.

Sirva o curry em tigelas, com o limão cortado em quartos para espremer.

★ SUPERDICA

Eis a minha receita para o molho de curry:

- 4 cebolas pequenas, descascadas e picadas
- um pedaço de 4cm de galangal, descascado e picado
- 4 dentes de alho, descascados e picados
- 2 talos de erva-cidreira, aparados e picados
- 1 colher de chá de sementes de cominho
- ½ colher de chá de sementes de coentro
- 1 molho de manjericão
- 2 molhos de coentro
- 1 colher de sopa de molho de peixe
- uma pitada de anis-estrelado ralado

Misture tudo, usando um pouco de água ou de leite de coco quente para amolecer. Mantenha a mistura na geladeira por uns 5 dias, dentro de um recipiente hermeticamente fechado.

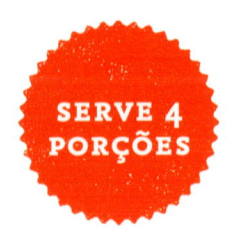

PREPARE COM ANTECEDÊNCIA
IDEAL PARA CONGELAR
INGREDIENTES

- 2 colheres de sopa de óleo de coco
- 2 estrelas de anis-estrelado
- 1 berinjela pequena picada em pedaços pequenos
- 2 colheres de sopa de molho de curry
- 400ml de leite de coco (2 garrafinhas)
- um punhado de miniespigas de milho-verde
- 450g de camarões descascados e limpos
- 1-2 colheres de sopa de molho de peixe
- 3 limões
- ½ molho de manjericão, somente as folhas, picado
- ½ molho de coentro, somente as folhas, picado
- 1 pimenta vermelha picada – retire as sementes, caso não goste do sabor picante

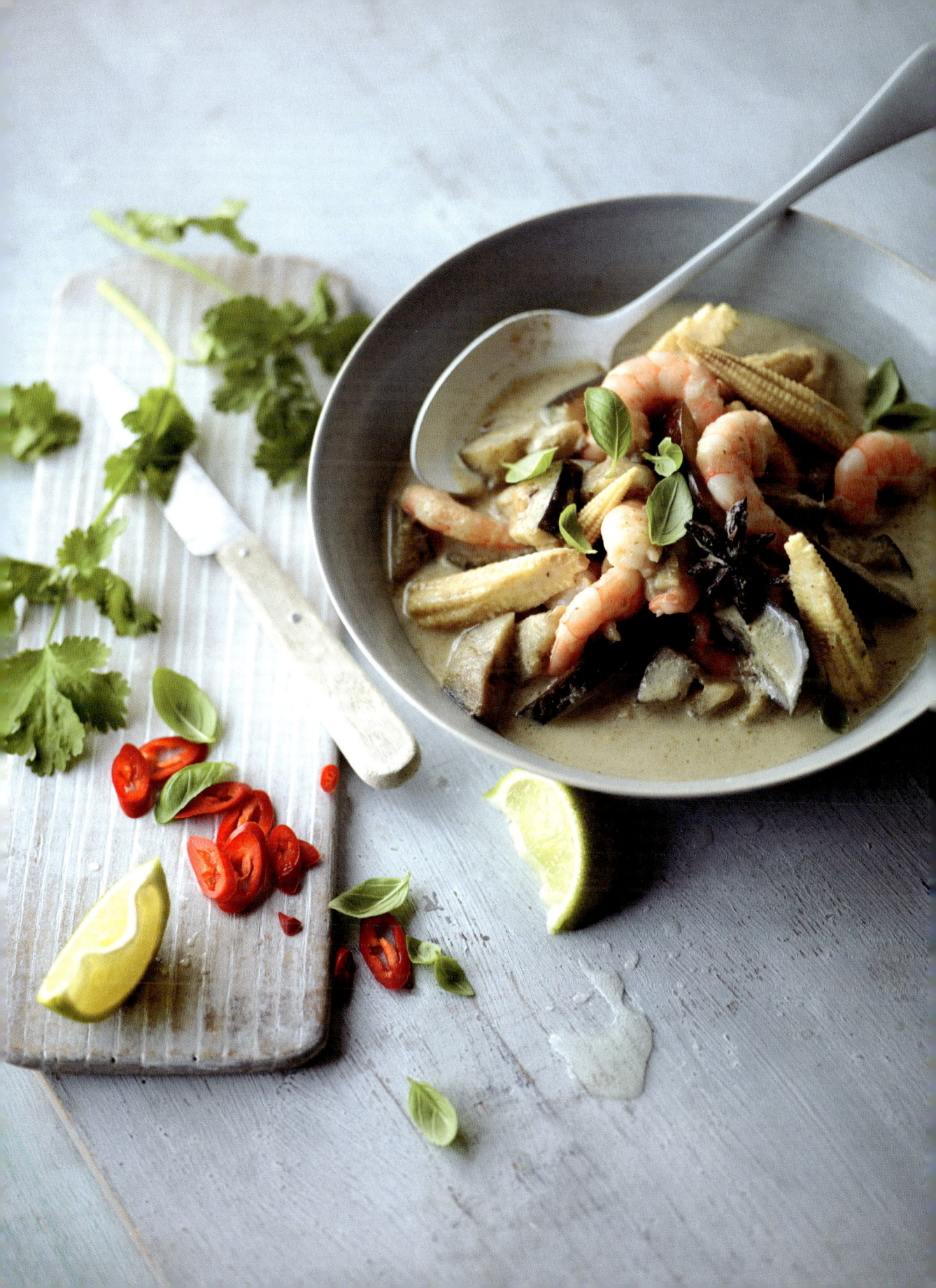

BACALHAU COM AZEITONAS PRETAS À FRANCESA

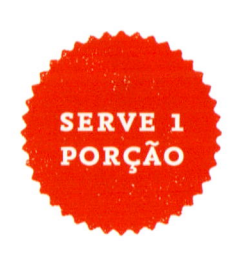

SERVE 1 PORÇÃO

PREPARE COM ANTECEDÊNCIA
IDEAL PARA CONGELAR

INGREDIENTES

- 20g de manteiga
- 2 fatias de bacon defumado, cortadas em tiras de 1cm
- ½ cebola roxa, cortada em cubos
- 1 dente de alho, finamente picado
- uma posta de bacalhau de 250g, sem pele e cortada em pedaços de 2cm
- 1 lata de 400g de tomates inteiros picados
- 8 azeitonas pretas, sem caroço
- 1 bola de muçarela de búfala, rasgada em pedaços
- 20g de pinhões
- folhas de manjericão, para guarnição (opcional)

Este prato simples e gostoso tem como base uma clássica combinação francesa. Se você não é fã de bacalhau, use qualquer outro peixe branco de sua escolha.

MODO DE FAZER

Derreta a manteiga numa frigideira grande, regulando o fogo de médio a alto. Adicione o bacon e a cebola e frite por 2 minutos, ou até que a cebola fique tenra e o bacon esteja cozido. Acrescente o alho e cozinhe por mais 30 segundos.

Adicione os pedaços de bacalhau e frite por 2 minutos, virando os pedaços uma vez ou outra. Acrescente os tomates e deixe levantar fervura. Reduza o fogo e cozinhe por 2-3 minutos.

Adicione as azeitonas e a muçarela, e retire a panela do fogo para que a muçarela derreta no calor residual.

Sirva o bacalhau coberto com os pinhões – e as folhas de manjericão, se as estiver usando.

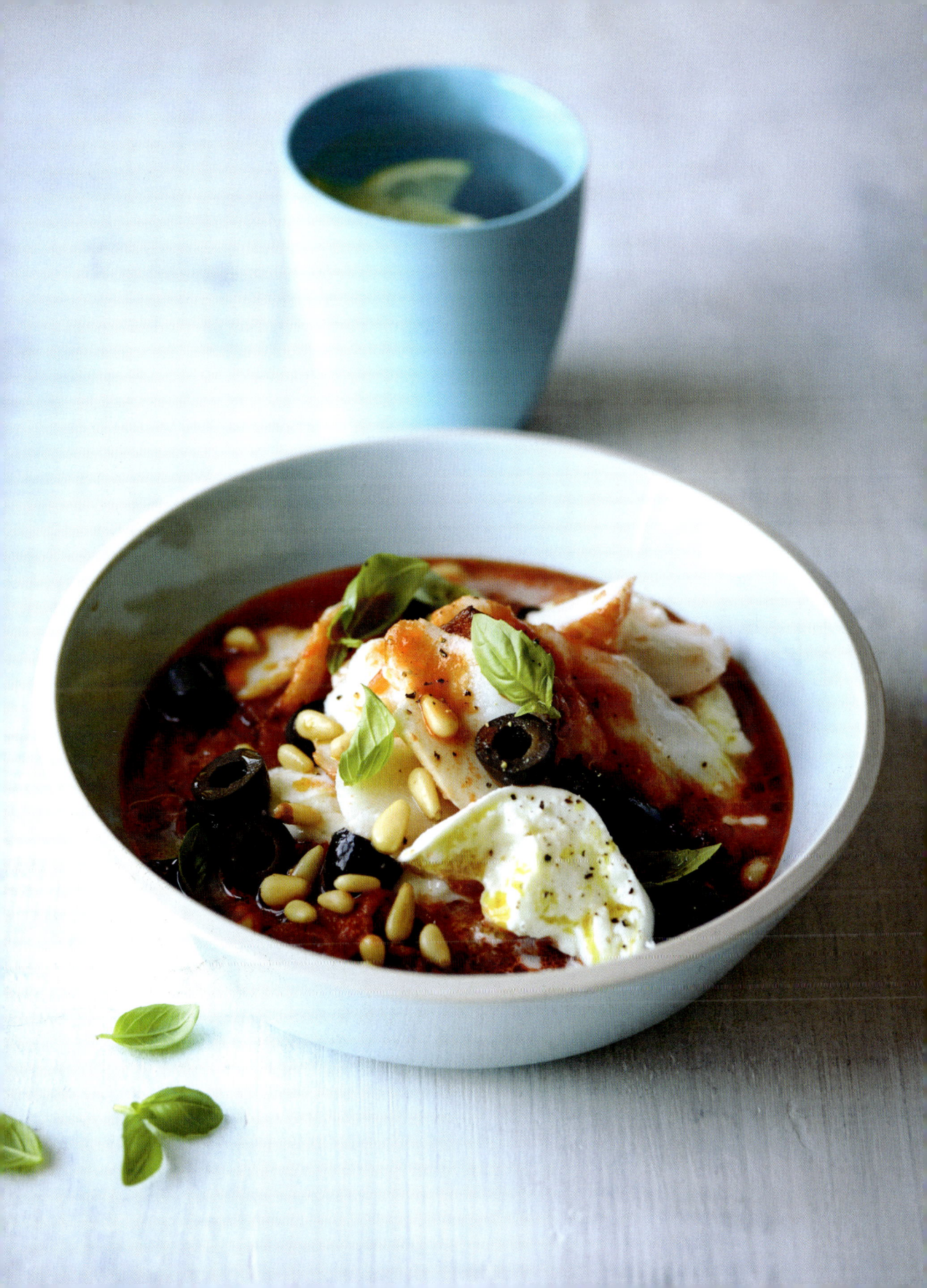

OVOS ASSADOS NO ABACATE

Este prato está se tornando a minha marca registrada. Já o postei algumas vezes e adoro quando as pessoas fazem em casa e o compartilham no Instagram. Contém gorduras mais saudáveis do que se possa imaginar... Ah, e tem bacon também, de modo que é tão bom quanto parece.

SERVE 1 PORÇÃO

INGREDIENTES

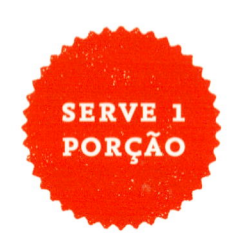

- 4 tiras de bacon defumado
- 1 abacate cortado ao meio
- 2 ovos
- sal e pimenta-do-reino a gosto
- 1 pimenta vermelha, cortada em fatias finas – retire as sementes, caso não goste do sabor picante

MODO DE FAZER

Preaqueça a chapa do fogão em fogo máximo (use uma frigideira, caso o seu fogão não a tenha) e depois coloque as tiras de bacon sobre a chapa quente. Deixe tostar por 3 minutos de cada lado para deixar o bacon crocante.

Enquanto isso, corte o abacate ao meio, retire o caroço e, com uma colher de sopa, retire um pouco da polpa de cada banda e faça um buraco onde caiba o ovo. Não desperdice o abacate restante – guarde-o para fazer guacamole ou apenas para comê-lo ao natural.

Quebre um ovo sobre o buraco de cada metade do abacate, tempere com sal e pimenta-do-reino e coloque no micro-ondas. Cozinhe os ovos por 2 minutos; eles se abrirão em 30 segundos – isso deverá garantir clara firme e gema mole.

Sirva os ovos estrelados no abacate com o bacon e uma pitada da pimenta picadinha por cima.

★ SUPERDICA

Para impedir que os abacates se desequilibrem e rolem no prato, faça uma base cortando-os um pouco por baixo.

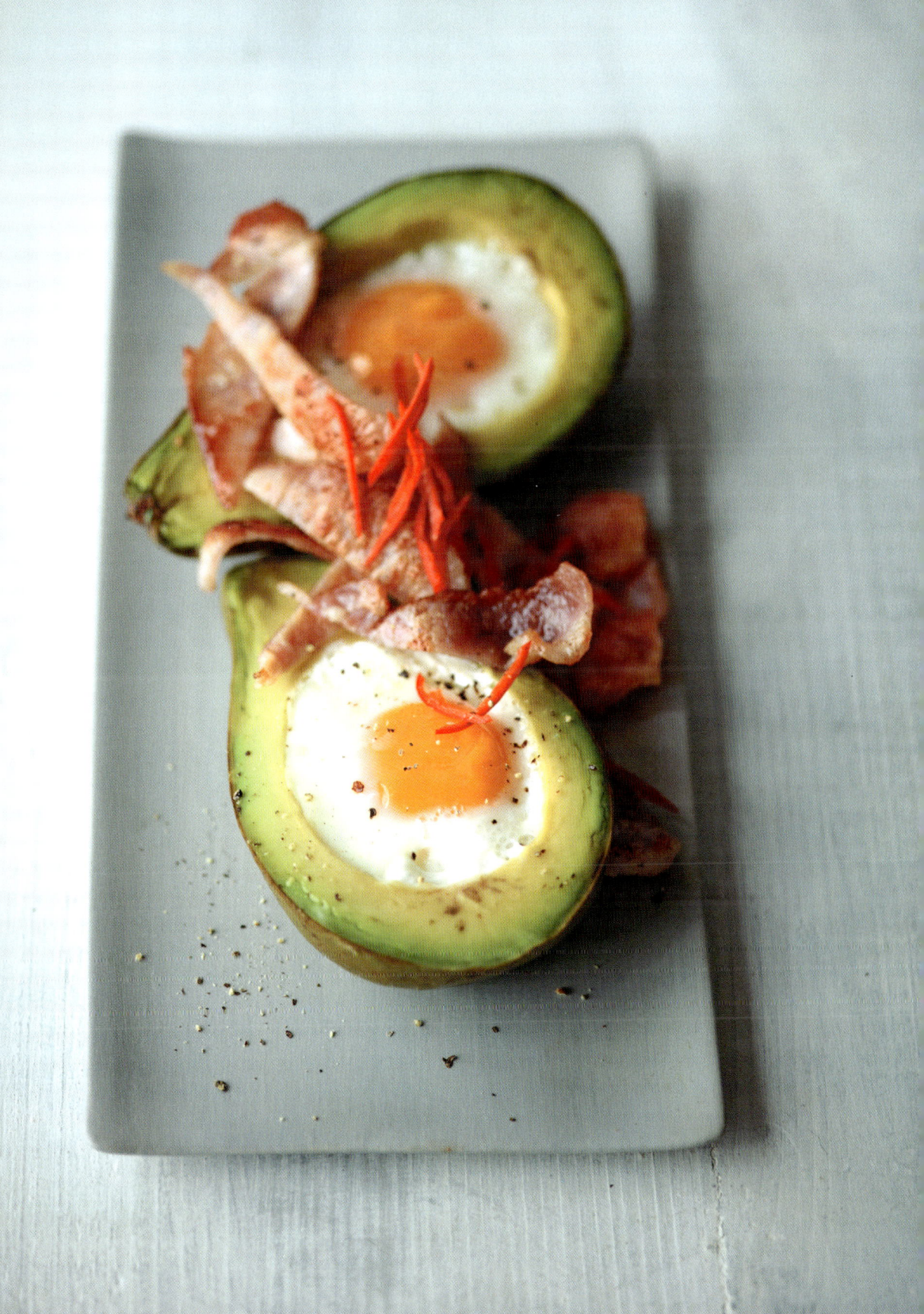

CORDEIRO INDIANO

SERVE 1 PORÇÃO

Este prato é uma festa no jantar! Note que dupliquei a receita na imagem. Assegure-se de comprar costeletas e não costelas, uma vez que as costeletas têm uma taxa de teor de gordura mais apropriada. E se houver sobras (pouco provável), serão deliciosas no dia seguinte, servidas em temperatura ambiente com uma bela salada.

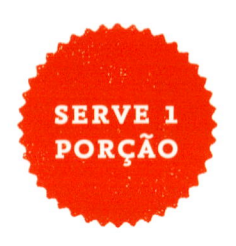

PREPARE COM ANTECEDÊNCIA
INGREDIENTES

- 150g de iogurte natural
- 2 colheres de sopa de amêndoas moídas
- 2 colheres de chá de garam masala
- 1 colher de chá de páprica defumada
- sal e pimenta-do-reino a gosto
- 4 costeletas de cordeiro, com cerca de 200g cada
- um generoso punhado de folhas de espinafre
- 4 tomates cereja, cortados ao meio
- ¼ de pepino, cortado em bastões
- ½ molho de coentro, somente as folhas, picado
- suco de 1 limão

MODO DE FAZER

Preaqueça a chapa em fogo máximo, e cubra uma assadeira com papel vegetal (isso apenas para tornar a lavagem posterior mais fácil).

Coloque o iogurte, as amêndoas moídas, o garam masala e a páprica numa tigela, junto a uma boa quantidade de sal e pimenta-do-reino. Misture tudo.

Generosamente, cubra as costeletas com o iogurte temperado e em seguida coloque-as na bandeja. Ponha a bandeja sob a grelha e cozinhe as costeletas por 3-4 minutos de cada lado, quando o iogurte temperado deverá estar corado em alguns pontos.

Enquanto as costeletas douram, prepare uma salada ligeira, misturando suavemente as folhas de espinafre, o tomate e o pepino numa tigela. Empilhe a salada num prato.

Retire as costeletas da grelha e deixe descansar por 1 ou 2 minutos, e em seguida ajeite-as em cima da salada. Salpique o coentro e um pouco de suco de limão, e sirva.

★ Sirva com uma generosa porção de suas verduras favoritas, como couve, brócolis, ervilhas ou vagem.

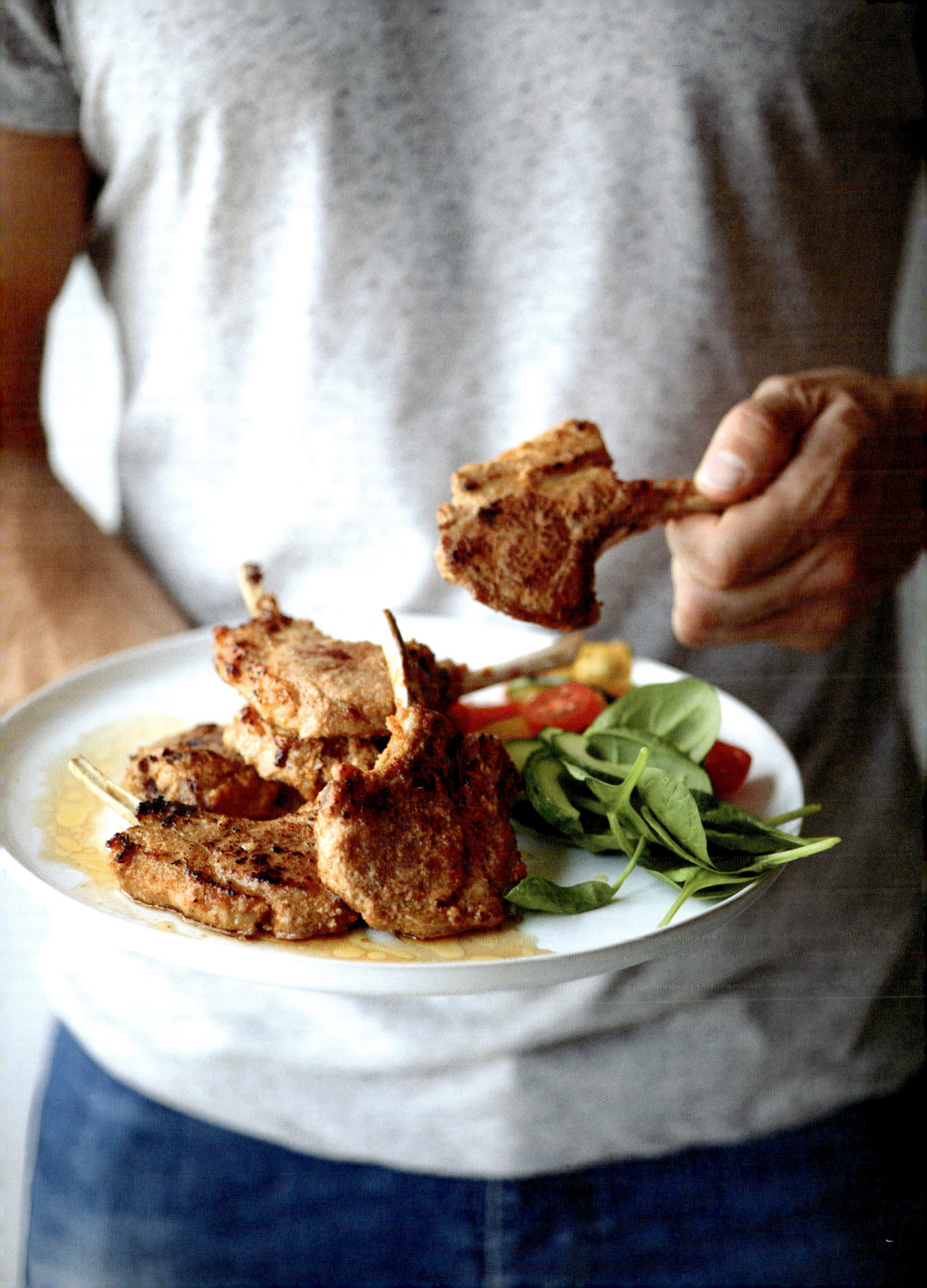

FILÉ DE FRANGO COM PÁPRICA E AMÊNDOAS

SERVE 1 PORÇÃO

Esta receita é o que há de melhor na cozinha espanhola. Adoro a combinação de amêndoas e páprica! É muito saborosa e muito fácil de fazer.

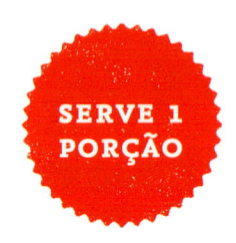

PREPARE COM ANTECEDÊNCIA

INGREDIENTES

- ½ colher de sopa de óleo de coco
- ½ cebola roxa, finamente picada
- 1 dente de alho, finamente picado
- 1 pimentão vermelho, sem sementes e fatiado
- 2 colheres de chá de páprica defumada
- 1 colher de chá de orégano seco
- 1 filé de frango com cerca de 240g, sem pele e cortado em tiras grossas de 1cm
- 5 tomates cereja, cortados ao meio
- 20g de amêndoas descascadas
- um generoso punhado de folhas de espinafre
- sal e pimenta-do-reino a gosto
- suco de 1 limão

MODO DE FAZER

Aqueça o óleo de coco numa frigideira grande, regulando o fogo de médio a alto. Adicione a cebola, o alho, o pimentão e refogue, mexendo regularmente por 2 minutos ou até que a cebola e o pimentão comecem a amolecer.

Polvilhe com a páprica defumada e o orégano e mexa até que os temperos se integrem à mistura, e depois aumente o fogo até a temperatura máxima. Adicione o filé de frango e os tomates e cozinhe, ainda mexendo regularmente por 3-4 minutos, ou até que o frango esteja completamente cozido. Para verificar o ponto do frango, corte um pedaço maior da carne e veja se está completamente branca e sem pontos rosados.

Acrescente as amêndoas e o espinafre e cozinhe por mais 2 minutos, ou até que o espinafre esteja totalmente murcho.

Coloque o frango no prato, tempere à vontade com sal e pimenta-do-reino e arremate com um pouco de suco de limão.

Sirva com uma generosa porção de suas verduras favoritas, como espinafre, couve, brócolis, ervilhas ou vagem.

SALMÃO COM EDAMAME

SERVE 1 PORÇÃO

A edamame (vagem de soja) encontra-se disponível no mercado, congelada ou não; portanto, aproveite! Além de ser rica em ácidos graxos ômega-3, esta salada o mantém magro e saudável – e é ótima para levar para o trabalho como almoço.

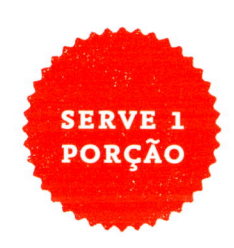

PREPARE COM ANTECEDÊNCIA
INGREDIENTES

- 1 posta de salmão de aproximadamente 250g, com pele
- 200g de edamame (vagem de soja) congelada
- 1 pimenta vermelha cortada em cubinhos – retire as sementes, caso não goste do sabor picante
- 1 colher de chá de mel
- 1 colher de chá de molho de peixe
- 1 colher de sopa de molho de soja *light*
- 2 colheres de chá de óleo de gergelim
- 2 cebolinhas, cortadas em fatias finas
- 1 pimentão vermelho, sem sementes e fatiado
- 25g de nozes
- um punhado de rúcula

MODO DE FAZER

Coloque duas panelas de água para ferver, e depois ponha o filé de salmão dentro de uma panela e a edamame dentro da outra. Cozinhe a edamame por 1 ½ minuto; depois escorra numa peneira ou num passador e coloque-a sob água fria corrente. Escalde o salmão por 12 minutos, ou até que esteja cozido. Com uma escumadeira, retire-o com cuidado e coloque-o num prato. Quando estiver frio o suficiente para ser manuseado, retire a pele.

Enquanto o salmão esfria, misture a pimenta, o mel, o molho de peixe, o molho de soja, o óleo de gergelim e as cebolinhas para fazer um molho.

Coloque a edamame numa tigela e adicione o pimentão vermelho, as nozes e a rúcula. Regue com o molho e misture tudo muito bem.

Coloque a salada num prato e sirva o salmão por cima. Este prato é delicioso tanto quente como em temperatura ambiente – a decisão é sua!

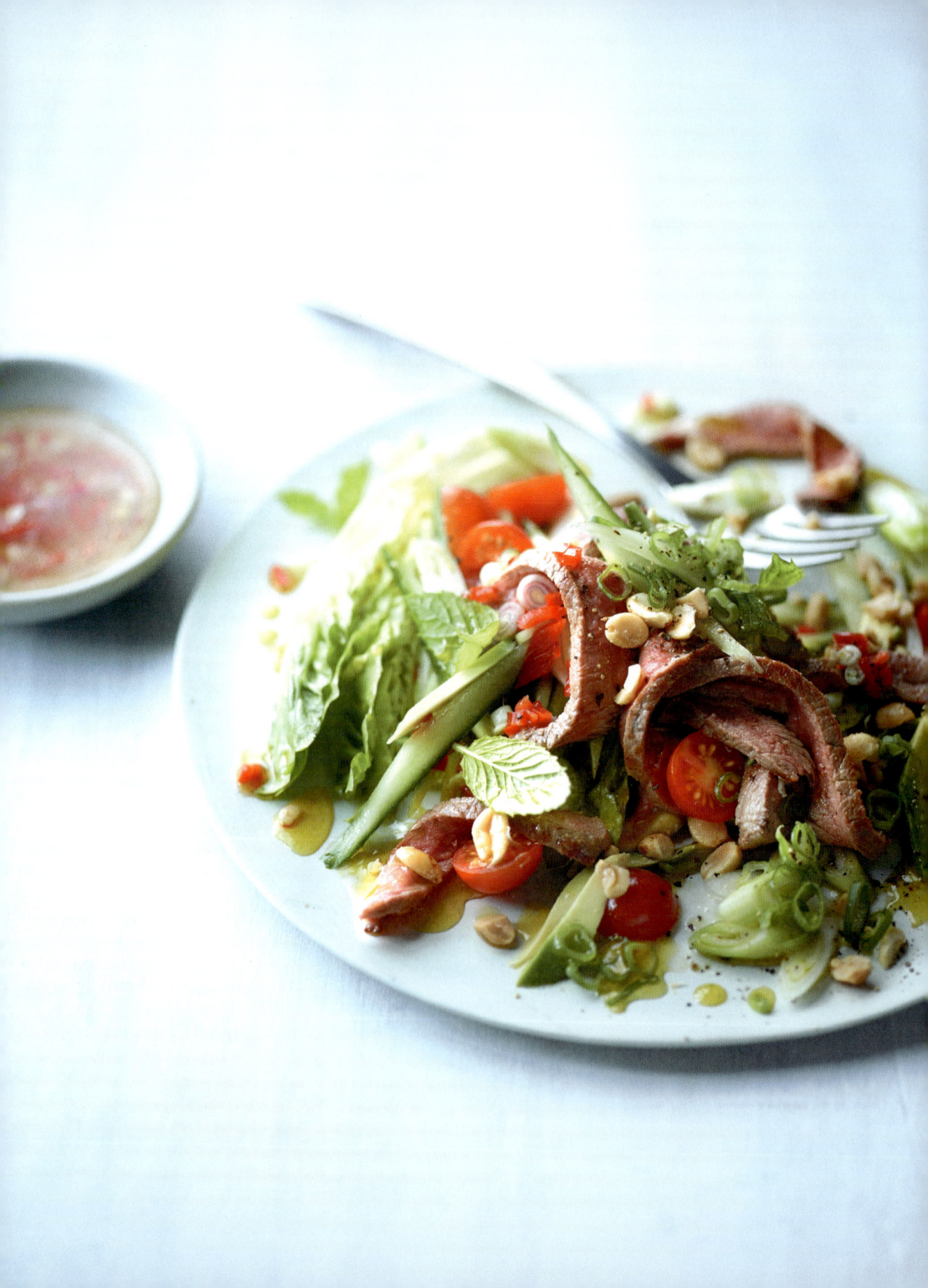

SALADA TAILANDESA DE FILÉ-MIGNON

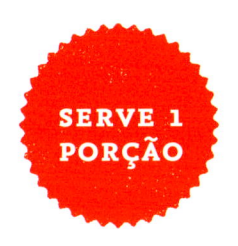

SERVE 1 PORÇÃO

PREPARE COM ANTECEDÊNCIA

INGREDIENTES

½ colher de sopa de óleo de coco
1 bife de filé-mignon com cerca de 250g, sem gordura
sal e pimenta-do-reino a gosto
1 colher de sopa de molho de peixe
suco de 2 limões
1 talo de capim-limão (somente a parte tenra), cortado em fatias finas
1 pimenta vermelha cortada em fatias finas – retire as sementes, caso não goste do sabor picante
2 colheres de chá de óleo de gergelim
¼ de pepino, cortado em bastões finos
2 cebolinhas, cortadas em fatias finas
1 abacate finamente fatiado
4 tomates cereja, cortados ao meio
1 minialface romana, com as folhas separadas
20g de amendoins picados
folhas de hortelã e coentro, para guarnição

Se não quiser carne vermelha, este prato também é fantástico com camarões ou frango. Você pode fazer uma quantidade maior de molho e guardá-lo na geladeira por mais de 3 dias.

MODO DE FAZER

Esquente o óleo de coco numa frigideira, em fogo alto. Tempere o bife com sal e pimenta-do-reino. Quando o óleo estiver bem quente, cuidadosamente coloque o bife na frigideira e frite por 2 minutos de cada lado. Quando o bife estiver no ponto, transfira-o para um prato e deixe descansar por 2 minutos.

Enquanto o bife estiver cozinhando, prepare um molho, misturando o molho de peixe, o suco de limão, o capim-limão, a pimenta e o óleo de gergelim numa tigela grande. Junte o pepino e a cebola; depois deixe descansar por 2 minutos.

Quando estiver pronto para consumi-lo, adicione o abacate, os tomates e a alface na tigela, junto com o molho, o pepino e a cebola, e misture tudo delicadamente.

Empilhe a salada no meio de um prato, corte o bife e arranje-o sobre a salada. Depois, arremate a iguaria com os amendoins picados e as folhas rasgadas de coentro e de hortelã por cima.

SERVE 1 PORÇÃO

ATUM AO MOLHO

Se você não é fã de atum em conserva, é hora de preparar uma posta fresca desse peixe. É um tipo de refeição tão bom quanto o seu próprio gosto: o atum é repleto de proteína e o abacate abastece o corpo com as gorduras saudáveis de que você necessita.

INGREDIENTES

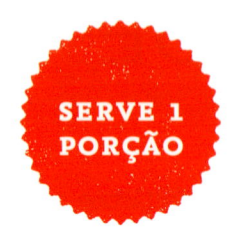

- 1 posta de atum com cerca de 300g
- sal e pimenta-do-reino a gosto
- 1 colher de sopa de óleo de coco
- 2 cebolinhas, cortadas em fatias finas
- 2 colheres de sopa de feijão-fradinho (cozido)
- 1 abacate picado
- ½ manga (cerca de 100g), cortada em cubos
- 1 tomate pequeno, cortado em cubos
- 1 colher de sopa de azeite
- suco de 1 limão
- ¼ de molho de coentro, somente as folhas, picado

MODO DE FAZER

Generosamente, tempere o atum com sal e pimenta. Esquente o óleo numa frigideira ou numa chapa de fogão, em fogo alto. Com cuidado, coloque o atum na panela e cozinhe por cerca de 2 minutos de cada lado, ou até que esteja no ponto ao seu gosto. Procure não cozinhar demais porque a carne de atum é magra e resseca com facilidade. Transfira-o para um prato e deixe descansar enquanto prepara o molho.

Para fazer o molho, basta misturar todos os ingredientes restantes e provar para testar o tempero.

Regue esse maravilhoso atum com o molho.

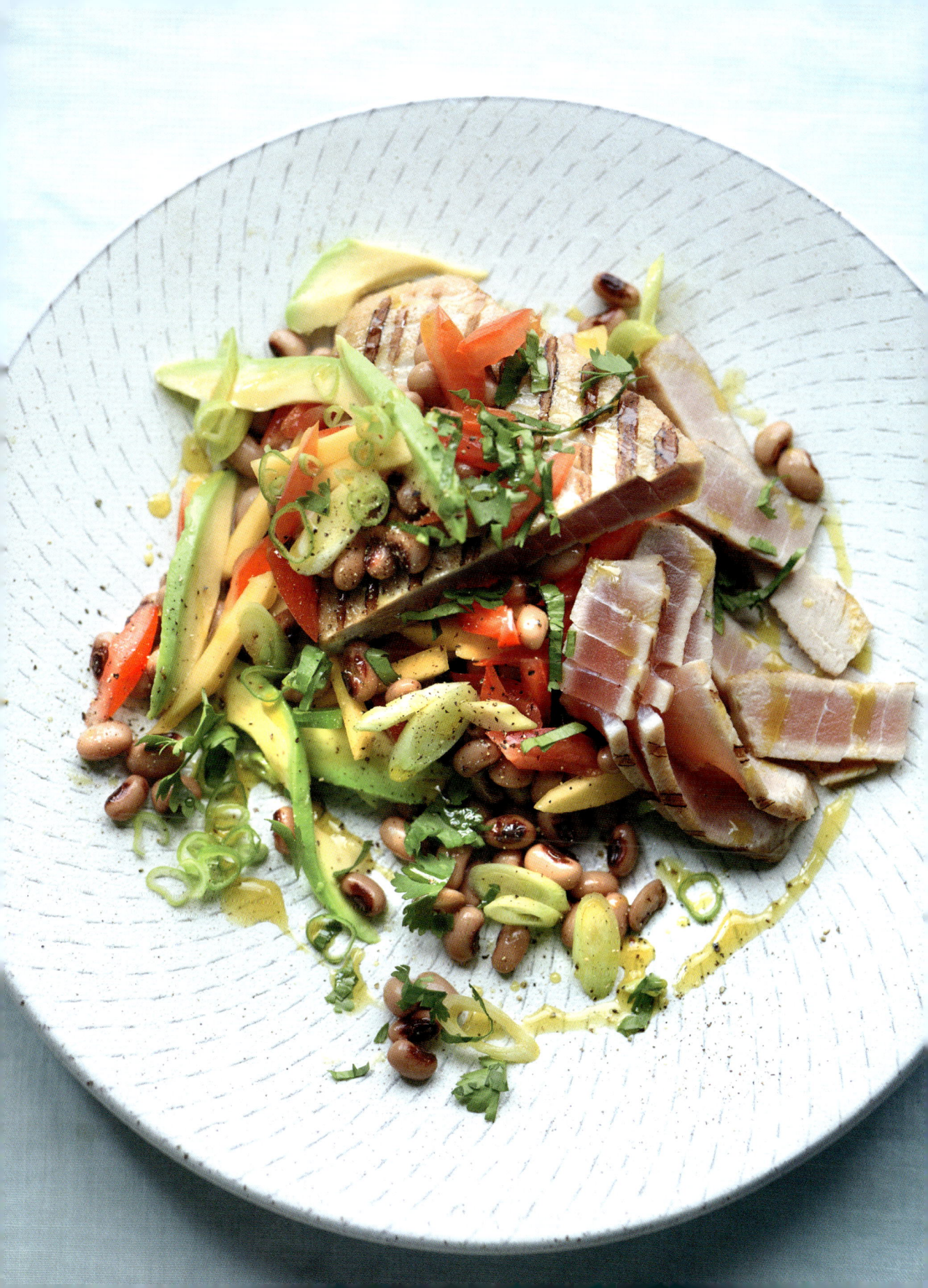

SALMÃO ESCALDADO COM RATATOUILLE RAPIDINHO

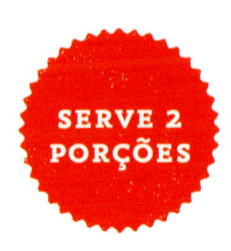

SERVE 2 PORÇÕES

PREPARE COM ANTECEDÊNCIA
IDEAL PARA CONGELAR
(só o ratatouille, não o peixe)

INGREDIENTES

- 1 colher de sopa de óleo de coco
- 1 cebola roxa pequena, cortada em cubos
- 1 abobrinha pequena, cortada em pedaços de 1cm
- 1 berinjela pequena, cortada em pedaços de 1cm
- 1 ramo de tomilho
- 1 colher de sopa de massa de tomate
- 2 colheres de chá de vinagre balsâmico
- 2 postas de salmão com cerca de 250g, sem pele

Você não precisa levar uma eternidade para preparar o ratatouille! Apenas pique todos os legumes em pedacinhos para que cozinhem rápida e uniformemente.

MODO DE FAZER

Coloque água para ferver numa panela grande. Mergulhe o salmão quando a água estiver fervendo.

Enquanto o salmão escalda, esquente o óleo de coco numa panela grande, regulando o fogo de médio a alto. Adicione a cebola, a abobrinha e a berinjela e frite por cerca de 4 minutos, ou até que se tornem tenros e alterem a cor.

Adicione o tomilho e mexa por 1 minuto; depois acrescente a massa de tomate e misture bem para revestir os legumes. Continue fritando e sempre mexendo por uns 45 segundos; a seguir, acrescente o vinagre balsâmico e 100ml de água. Deixe levantar fervura e depois reduza o fogo ao máximo, deixando o ratatouille ferver em fogo brando por uns 10 minutos, ou até que os legumes estejam bem amolecidos. Se engrossar demais, adicione 50ml ou mais de água.

Enquanto os legumes estiverem cozinhando em fogo brando, mergulhe o salmão na água fervente. Abaixe o fogo e deixe o peixe cozinhar por 10 minutos, ou até que esteja completamente cozido.

Com uma escumadeira, cuidadosamente retire o salmão da panela e escorra a água. Sirva esse delicioso ratatouille coberto pelo salmão suculento.

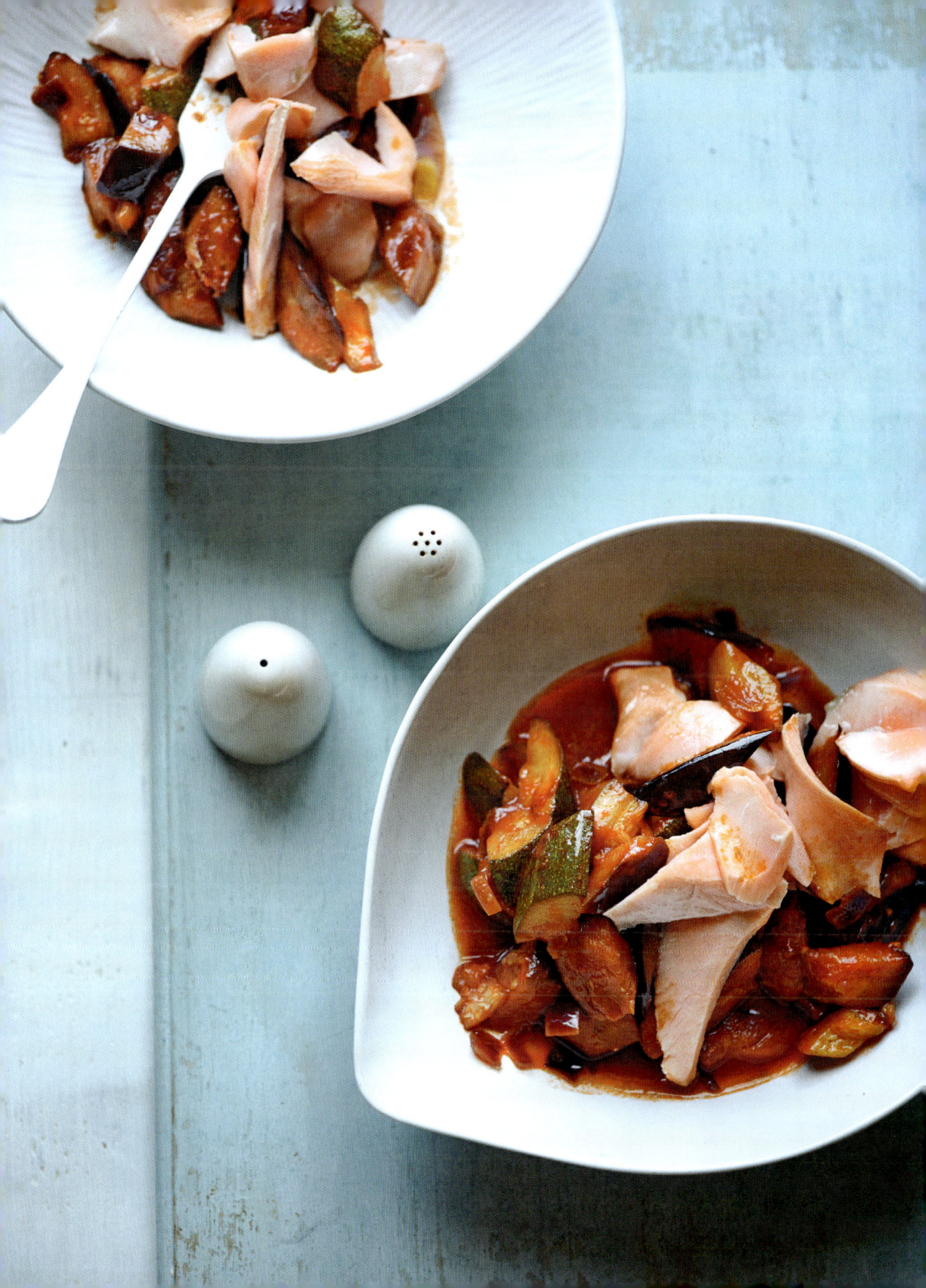

BARQUETES DE PERU

Picantes, ardentes e saborosos, esses barquetes caem bem tanto no jantar como no almoço. Se você já cansou de carne de peru moída, prepare-os com carne bovina moída ou camarão.

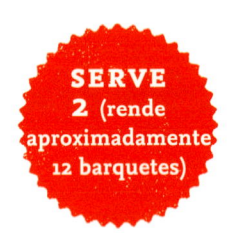

SERVE 2 (rende aproximadamente 12 barquetes)

PREPARE COM ANTECEDÊNCIA
INGREDIENTES

- 1 colher de sopa de óleo de coco
- 500g de carne de peru moída
- 5 cebolinhas, cortadas em fatias finas
- 2 dentes de alho, finamente picados
- 1 pimenta vermelha (de cheiro ou malagueta) cortada em fatias finas – retire as sementes, caso não goste do sabor picante
- 1 colher de sopa de molho de peixe
- suco de 1 limão-galego
- 1 molho pequeno de coentro, somente as folhas, picado
- 2 abacates picados
- 2 tomates picados
- 2-3 minialfaces romanas, com as folhas separadas

MODO DE FAZER

Esquente o óleo de coco numa frigideira grande, em fogo alto. Adicione a carne de peru e frite por 2-3 minutos, refogando a carne enquanto cozinha. Acrescente as cebolinhas, o alho, a pimenta e frite por mais 2 minutos, quando a carne deverá estar cozida. Junte o molho de peixe, o suco de limão e o coentro. Misture tudo muito bem e depois retire a panela do fogo.

Combine o abacate e o tomate numa tigela.

Arranje as folhas de alface como barquinhos no prato, e em seguida preencha-os com uma colherada do refogado de peru, arrematando com pedacinhos de abacate e tomate. E agora delicie-se e bom apetite!

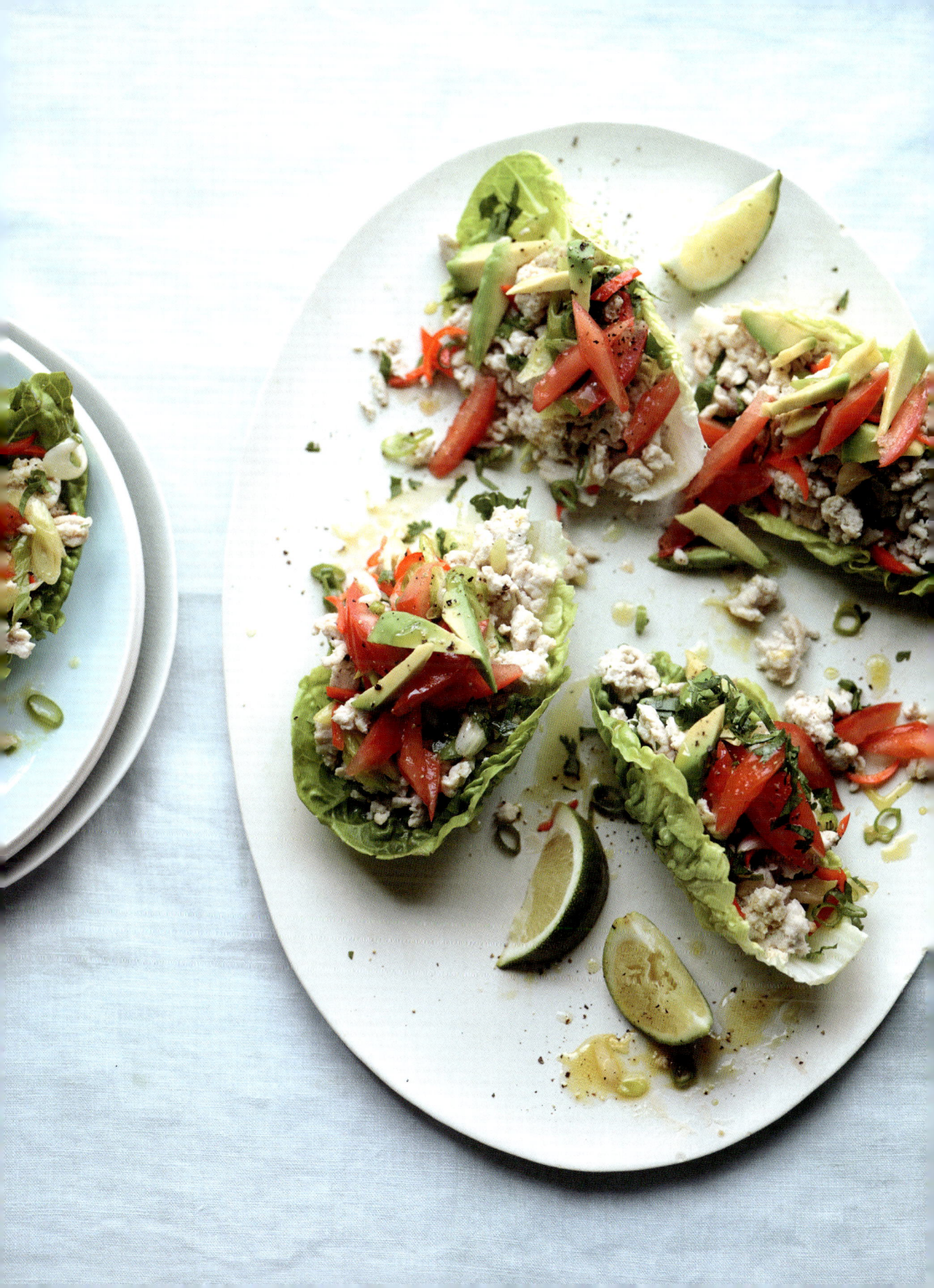

LINGUIÇAS ITALIANAS

SERVE 2 PORÇÕES

Ah, se gosta de linguiça, este prato é para você. Requer alguns outros ingredientes não exigidos em grande parte do meu programa para emagrecer em 15 refeições, mas vale muito a pena o esforço extra. É suficiente para duas pessoas – ou para uma refeição individual, embalando o que sobrar para o dia seguinte.

MODO DE FAZER

Esquente a chapa do fogão em fogo máximo. Alinhe as linguiças chipolatas na bandeja da grelha e asse na chapa por cerca de 5 minutos de cada lado, ou até que dourem e estejam bem cozidas. Para verificar o cozimento, corte uma das linguiças e veja se não restou um só pedacinho cor-de-rosa.

Enquanto as chipolatas estão cozinhando, aqueça o óleo numa panela grande e frite as sementes de erva-doce por cerca de 20 segundos, até que exalem odor de tostado. Adicione a cebolinha, o alho, o tomilho, o funcho, o aipo e a abobrinha e frite por 2 minutos, ou até que se mostrem tenras. Acrescente os tomates e a massa de tomate, e continue mexendo por mais 1 minuto.

Coloque o caldo de galinha e deixe ferver, e depois reduza o fogo. Acrescente as chipolatas cozidas na panela e deixe a mistura apurar por 1 minuto. Salpique a salsinha e sirva.

Ofereça esse prato com uma generosa porção de suas verduras favoritas, como espinafre, couve, brócolis, ervilhas ou vagem.

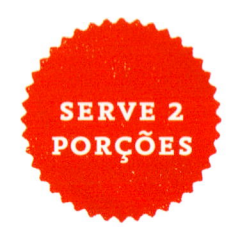

PREPARE COM ANTECEDÊNCIA
IDEAL PARA CONGELAR
INGREDIENTES

- 12 linguiças chipolatas
- 1 colher de sopa de azeite
- 1 colher de chá de sementes de erva-doce
- 2 chalotas, cortadas em cubos (se não encontrar, substitua por 2 cebolas bem pequenas)
- 1 dente de alho picado
- 1 ramo de tomilho
- 2 bulbos de funcho, cortados em cubos
- 2 talos de aipo, cortados em cubos
- 1 abobrinha, cortada em cubos
- 6 tomates cereja
- 1 colher de sopa de massa de tomate
- 250ml de caldo de galinha
- ½ molho de salsa, somente as folhas, picado

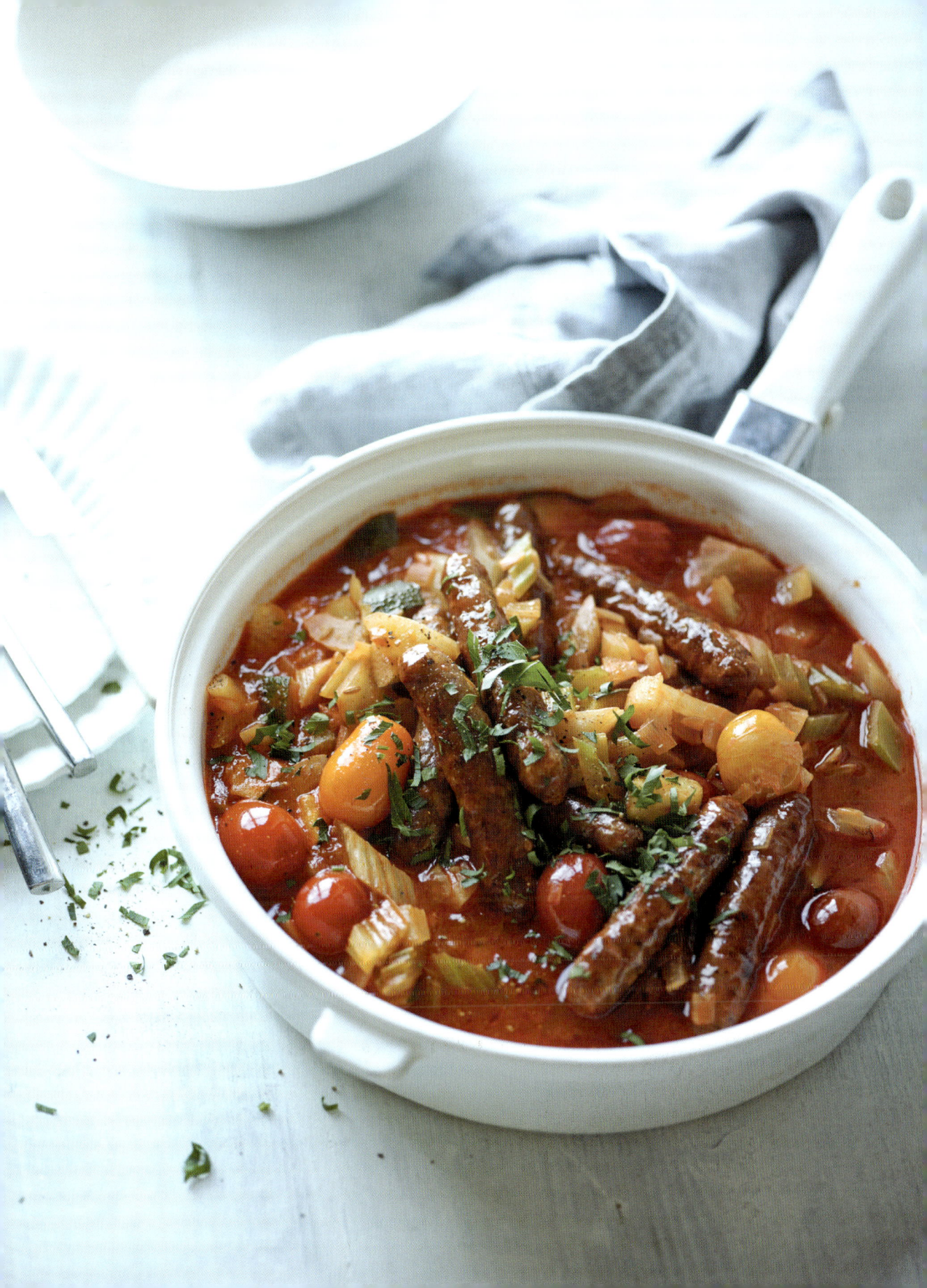

FILÉ-MIGNON AO CREME DE ESPINAFRE

SERVE 2 PORÇÕES

INGREDIENTES

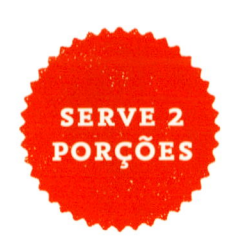

- 2 colheres de sopa de azeite
- 2 bifes de filé-mignon com cerca de 250-300g, sem gordura
- sal e pimenta-do-reino a gosto
- 8 cogumelos picados
- um pouco de vinho branco
- 4 punhados generosos de folhas de espinafre
- 75ml de creme de leite

Ai, meu Deus... Vinho, bife e creme de leite? Será que estou sonhando? É um prato aparentemente perturbador, mas você vai adorar o sabor, sem falar que é repleto de gorduras e proteínas saudáveis.

MODO DE FAZER

Esquente uma frigideira em fogo alto. Regue os bifes com 1 colher de sopa de azeite, esfregando-o na carne, e tempere-os com sal e pimenta-do-reino. Coloque-os na frigideira quente e frite por 3 minutos de cada lado. Essa operação deixará os bifes no ponto – se preferi-los bem passados, aumente o tempo de fritura, até que estejam cozidos a gosto. Quando isso ocorrer, remova-os da frigideira e deixe-os descansar no prato enquanto prepara o creme.

Limpe a frigideira com um pedaço de toalha de papel, despeje o restante do azeite e leve a frigideira ao fogo alto. Adicione os cogumelos e refogue-os por 1-2 minutos, ou até que fiquem levemente coloridos. Tempere com sal e pimenta e aumente o fogo ao máximo.

Despeje o vinho branco sobre os cogumelos e deixe o álcool evaporar. Cuidadosamente, adicione o espinafre e deixe-o na panela, até que murche quase que por inteiro. Acrescente o creme de leite e deixe-o borbulhar. Verifique o tempero e adicione mais sal e pimenta, se necessário.

Admire a deliciosa refeição que acabou de preparar por um segundo e devore-a!

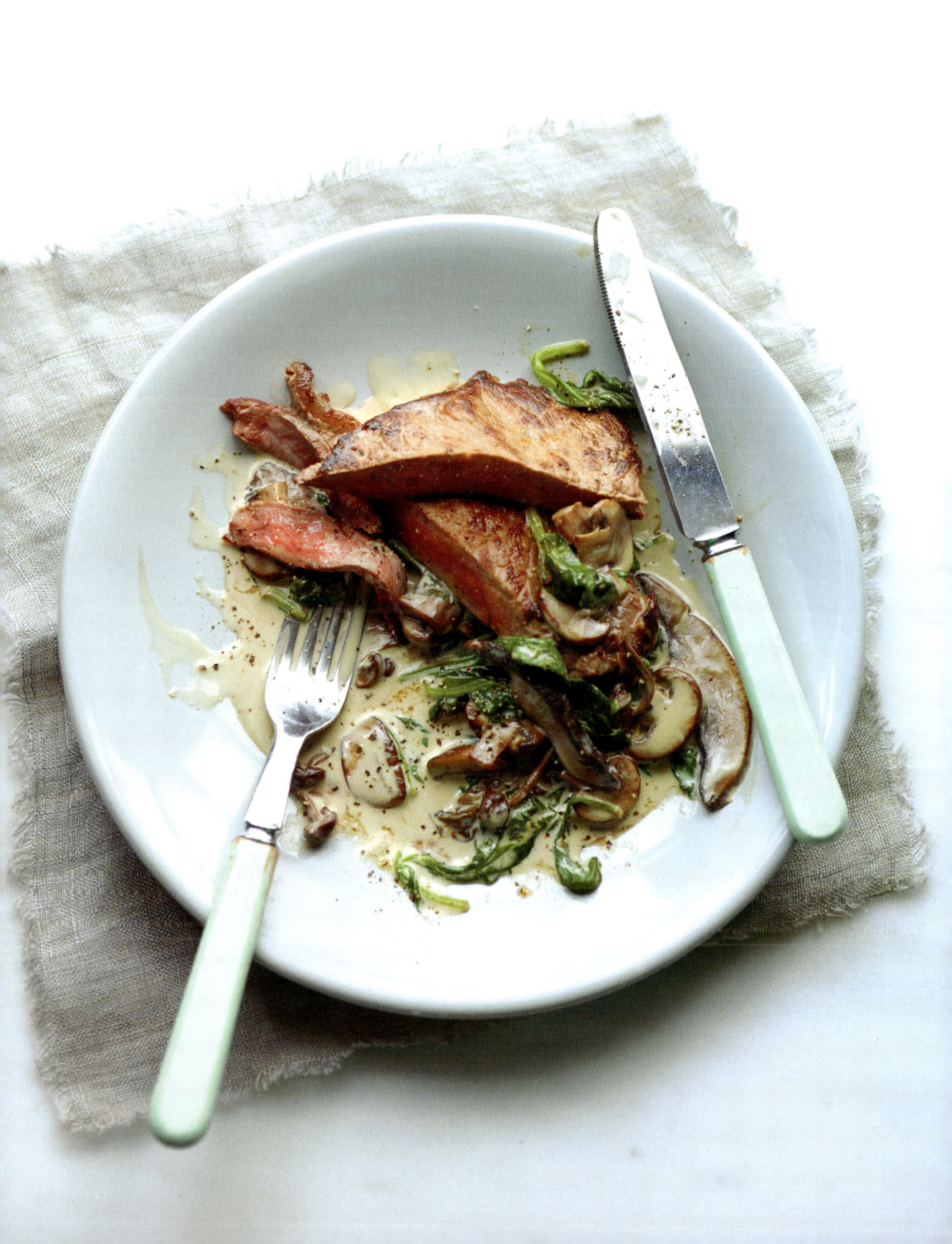

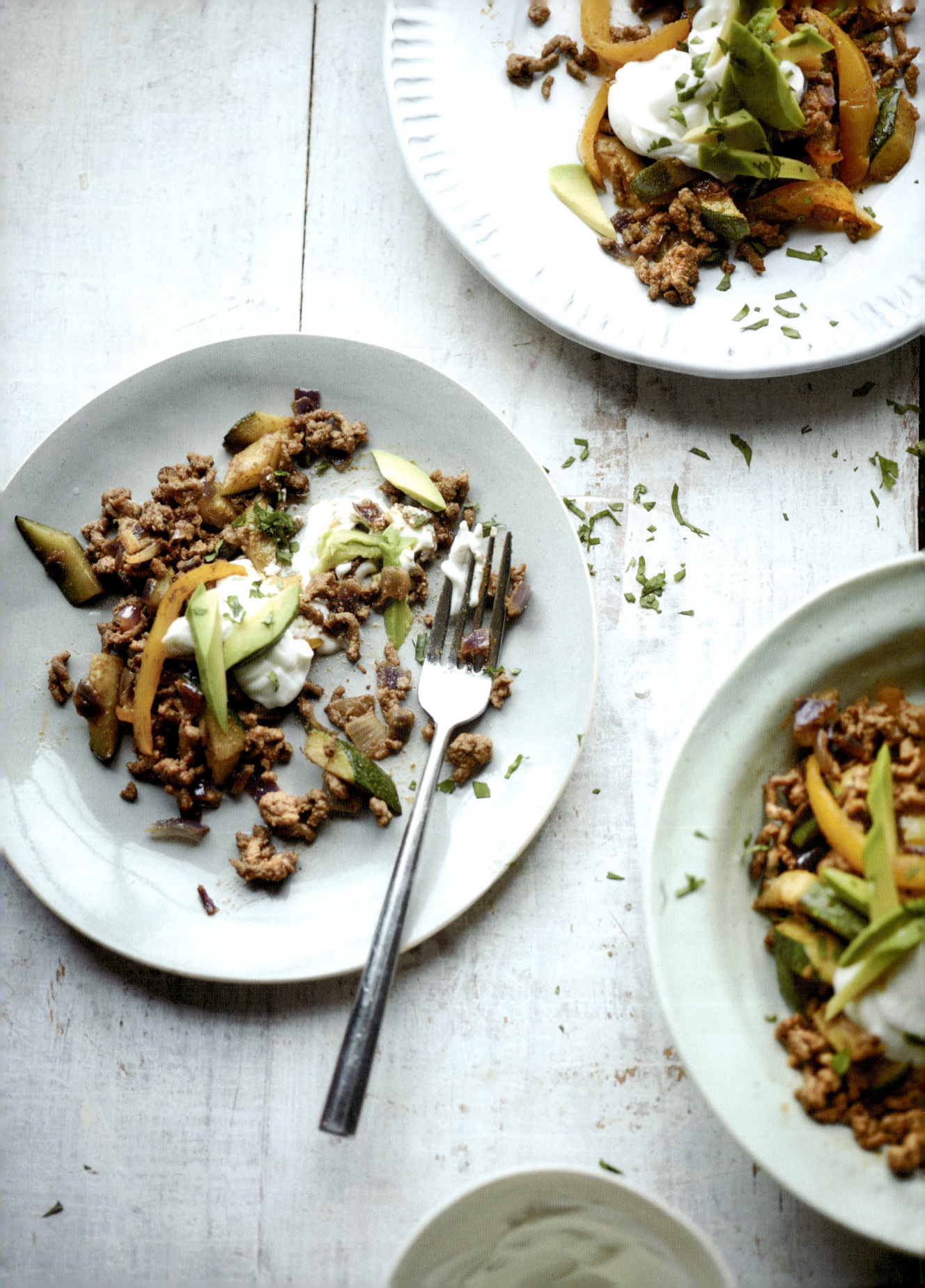

CHILLI COM ABACATE

SERVE 1 PORÇÃO

Esse tipo de receita é "de lamber o prato": supersimples e saborosa! E também continua gostosa quando servida fria; portanto, perfeita para ser embalada e levada para o almoço.

PREPARE COM ANTECEDÊNCIA

INGREDIENTES

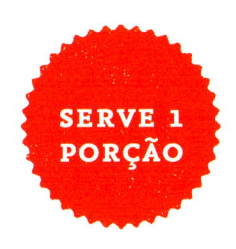

- ½ colher de sopa de óleo de coco
- 1 cebola roxa pequena, cortada em cubos
- 1 pimenta-verde finamente picada – retire as sementes, caso não goste do sabor picante
- 1 pimentão vermelho ou amarelo, sem sementes e fatiado
- ½ abobrinha, cortada em cubos
- 300g de carne moída, com teor de gordura reduzido (cerca de 5%)
- 1 colher de chá de páprica defumada
- 2 colheres de chá de cominho em pó
- sal e pimenta-do-reino a gosto
- 1 colher de sopa de iogurte grego integral
- ½ abacate fatiado
- ½ molho de coentro, somente as folhas, picado (opcional)

MODO DE FAZER

Esquente o óleo de coco numa frigideira grande, em fogo alto. Adicione a cebola, o pimentão, a pimenta e a abobrinha e frite durante 1-2 minutos, ou até que os vegetais adquiram uma textura macia e cores suaves.

Acrescente a carne moída e misture com os outros ingredientes, usando uma colher para desfazer os grumos. Mantenha a fritura por cerca de 3 minutos, quando a carne deverá estar totalmente cozida.

Coloque a páprica e o cominho, além de uma generosa pitada de sal e pimenta-do-reino, e cozinhe por mais 30 segundos.

Transfira a mistura apimentada de carne para um prato e depois cubra com o iogurte, o abacate e o coentro (se utilizá-lo), e sirva.

CURRY DE PEIXE À MODA DE GOA

SERVE 2 PORÇÕES

Você não precisa ir à Índia para desfrutar um bom curry. Esta receita é surpreendentemente fácil, além de ter um gosto incrível. Se não é amante de peixe, substitua-o por um filé de peito de frango (sem pele) com cerca de 250g. É uma boa refeição para ser feita em quantidade e congelada enquanto você estiver preparando como um chef…

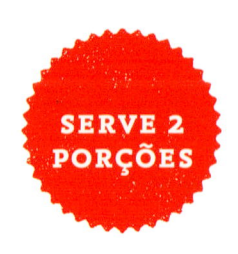

PREPARE COM ANTECEDÊNCIA
IDEAL PARA CONGELAR

INGREDIENTES

- 3 dentes de alho picados
- 3cm de gengibre (fresco) picado
- 1 pimenta-verde picada – retire as sementes, caso não goste do sabor picante
- 2 tomates picados
- 1 colher de sopa de óleo de coco
- 1 cebola roxa, cortada em cubos
- 1 colher de sopa de garam masala
- 1 colher de sopa de cominho em pó
- 400ml de leite de coco (2 garrafinhas)
- 500g de filé de hadoque, sem pele e cortado em pedaços grandes
- suco de 1 limão-galego
- ½ molho de coentro, somente as folhas, picado

MODO DE FAZER

Bata o alho, o gengibre, a pimenta e os tomates num processador, até obter uma mistura homogênea. Reserve.

Esquente o óleo numa *wok* ou numa frigideira grande, regulando o fogo de médio a alto. Adicione a cebola e frite por 2 minutos, mexendo regularmente. Polvilhe o garam masala e o cominho e frite, mexendo continuamente por 30 segundos. Acrescente a mistura reservada e deixe ferver, e só depois retire a panela do fogo e adicione o leite de coco. Recoloque a panela no fogo e deixe ferver por 2 minutos.

Adicione os pedaços de hadoque e deixe levantar fervura. Cozinhe-os por cerca de 3 minutos, ou até que estejam completamente cozidos.

Junte o suco de limão e o coentro, e sirva.

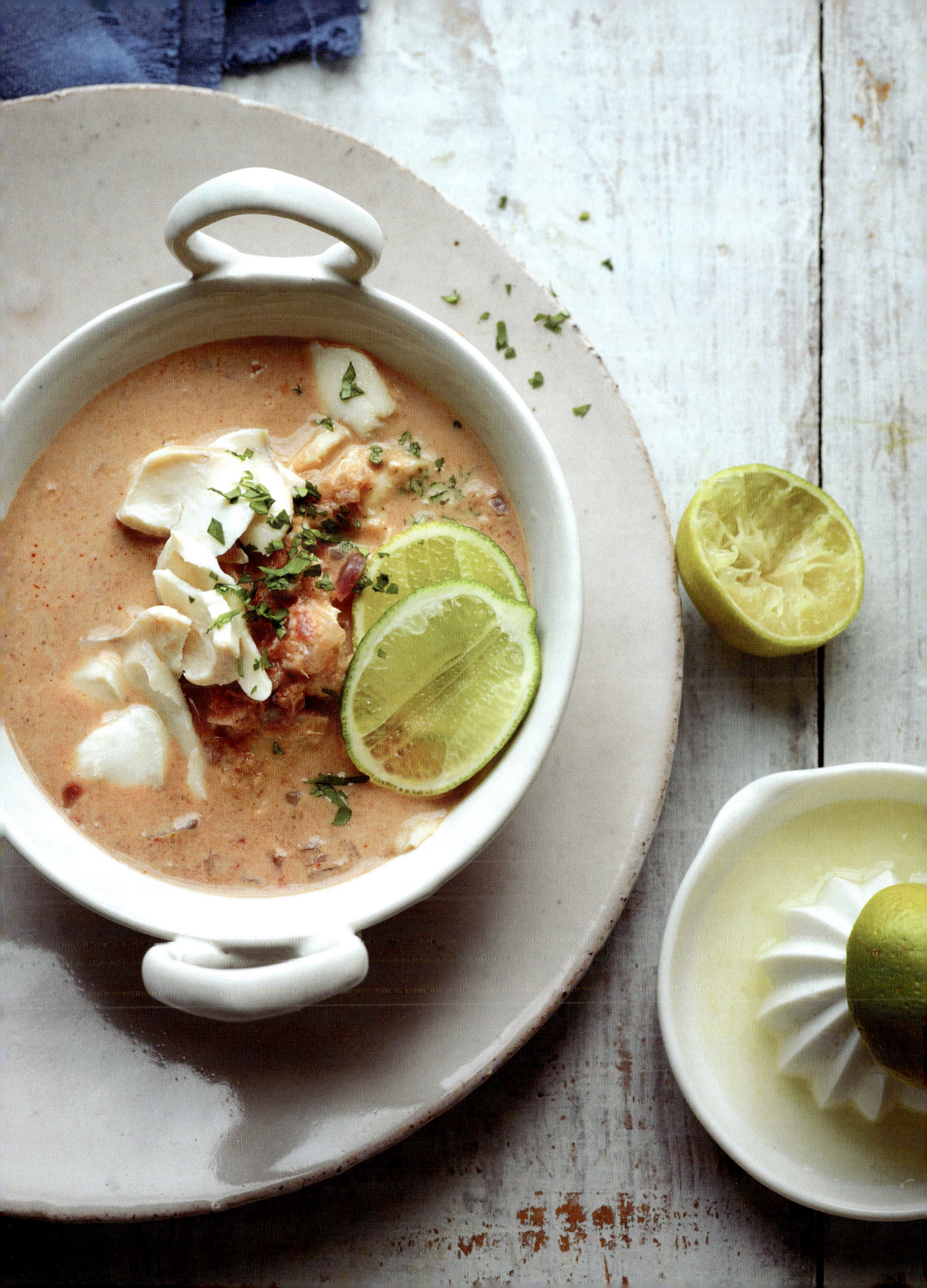

TOMATES, OVOS E CHOURIÇO

SERVE 1 PORÇÃO

Se você adora chouriço, esta receita é perfeita. Fritar chouriço com tomates realça o sabor enquanto os ovos proporcionam uma dose de gorduras saudáveis.

INGREDIENTES

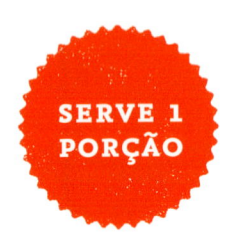

- ½ colher de sopa de azeite
- 75g de chouriço picado (tipo curado, não o mais suave)
- uma pitada de flocos de pimenta
- 2 cebolinhas, cortadas em fatias finas
- 1 lata de 400g de tomates inteiros, picados
- 2 ovos
- 2 colheres de sopa de queijo parmesão ralado
- salsa picada para um toque de sofisticação

MODO DE FAZER

Aqueça o óleo numa frigideira de tamanho pequeno. Adicione o chouriço, os flocos de pimenta e as cebolinhas, e frite por aproximadamente 2 minutos, mexendo regularmente.

Acrescente o tomate e deixe levantar fervura. Depois, deixe cozinhar por 1 minuto. Reduza o fogo aos poucos e, com a parte de trás de uma colher, forme dois nichos por entre os tomates para abrigar os ovos. Quebre um ovo sobre cada nicho, polvilhe o queijo parmesão sobre os ovos e ponha uma tampa sobre a frigideira (se não tiver uma tampa, substitua por um prato, uma placa ou uma folha de papel-alumínio). Ferva por cerca de 5-6 minutos, ou até que as claras dos ovos estejam cozidas, e as gemas, ainda amolecidas.

Salpique a salsinha, caso seja do seu gosto, e sirva-se diretamente da panela.

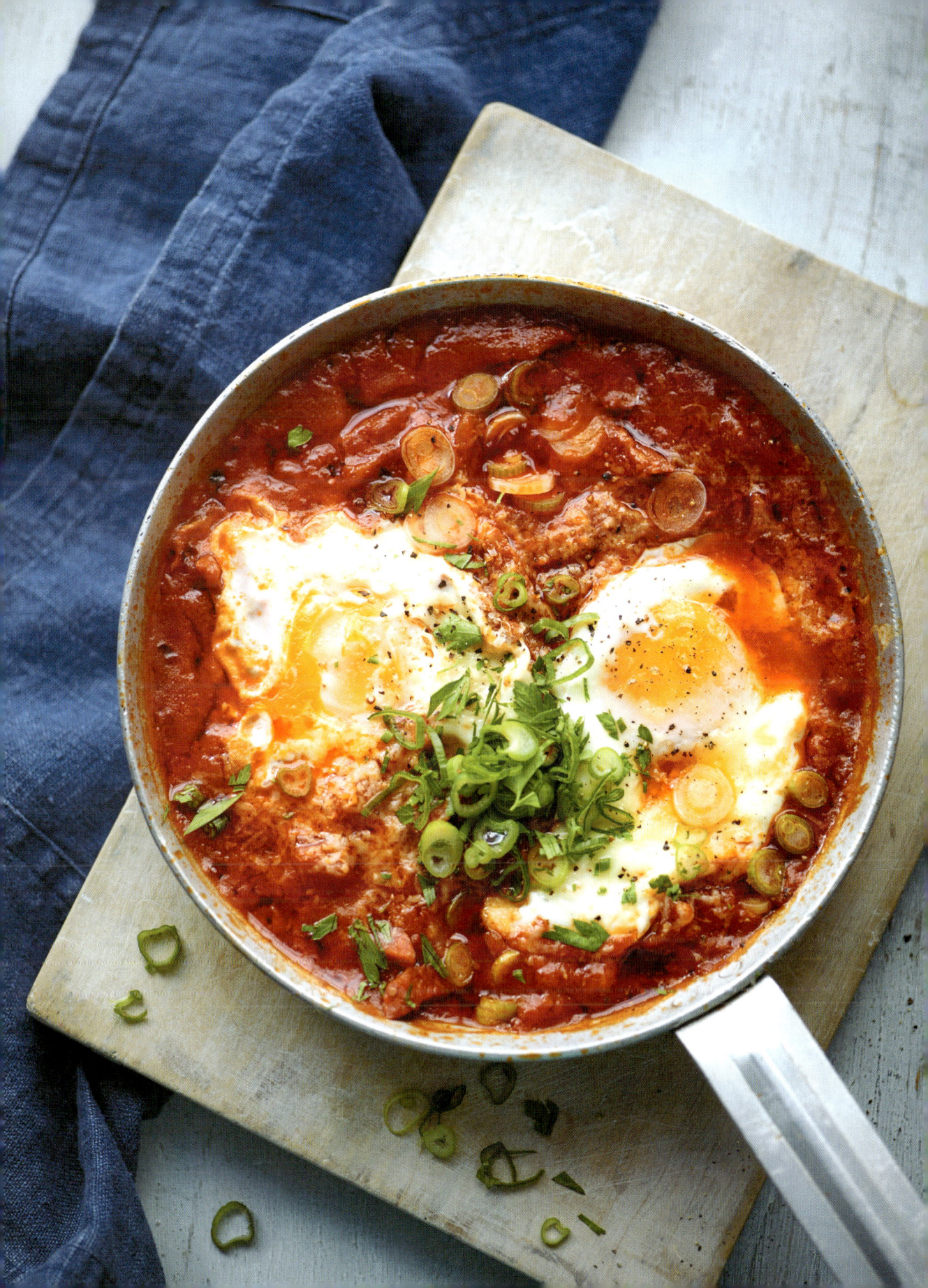

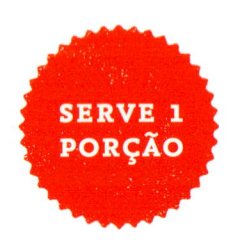

OMELETE DE CAMARÃO E BROTO DE FEIJÃO

SERVE 1 PORÇÃO

Esta é minha versão do ovo Foo Yung, uma opção muito rápida para o café da manhã. Fique à vontade para adicionar outras verduras à mistura.

INGREDIENTES

- 3 ovos
- 2 colheres de chá de molho de soja *light*
- 2 colheres de chá de óleo de gergelim torrado
- pimenta-do-reino a gosto
- 1 colher de sopa de óleo de amendoim
- 200g de camarões cozidos
- 30g de brotos de feijão
- ½ pimenta vermelha (de cheiro ou malagueta) cortada em fatias finas – retire as sementes, caso não goste do sabor picante
- 20g de castanhas-de-caju picadas
- um punhado de folhas de coentro (opcional)

MODO DE FAZER

Quebre os ovos numa tigela e adicione o molho de soja e o óleo de gergelim, junto com uma pitada de pimenta-do-reino moída na hora. Bata tudo muito bem.

Despeje o óleo de amendoim numa frigideira pequena (cerca de 15cm) e antiaderente, em fogo alto. Quando o óleo estiver quente, coloque a mistura de ovos na frigideira e, com uma colher de pau ou de plástico, mexa a mistura enquanto ela cozinha, como se fazendo ovos mexidos. Quando a iguaria estiver mais firme, passe o fogo para médio.

Coloque os camarões sobre a omelete, seguidos pelos brotos de feijão. Dobre a omelete ao meio, por sobre o recheio, e deixe tudo aquecer por aproximadamente 30 segundos.

Cuidadosamente, transfira a omelete para um prato e cubra com a pimenta, as castanhas-de-caju e as folhas de coentro, caso tenha optado por elas.

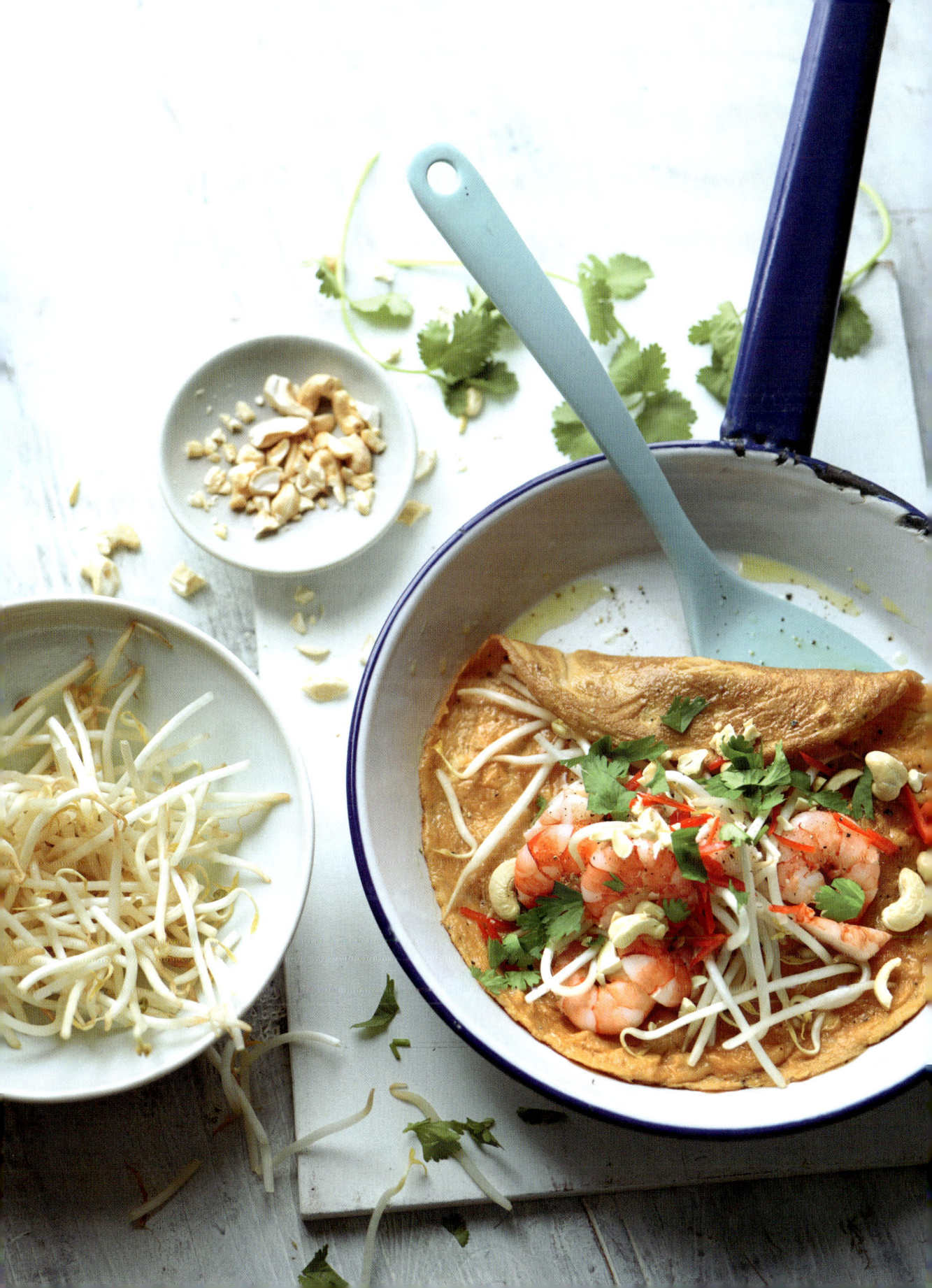

SALMÃO ESCALDADO COM BACON

SERVE 2 PORÇÕES

Nham, nham, bacon e salmão. Sim, por favor! Este prato é um autêntico campeão no quesito sabor, e é repleto dos ácidos graxos ômega-3 que ajudam a manter o corpo em forma.

MODO DE FAZER

Coloque água para ferver numa panela grande. Quando a água estiver fervendo, deslize os filés de salmão para dentro da panela com cuidado e diminua o fogo. Escalde-os por 10 minutos, ou até que estejam cozidos. Com uma escumadeira, retire-os da água e deixe escorrer.

Enquanto o peixe estiver cozinhando, esquente o azeite numa frigideira grande, regulando o fogo de médio a alto. Quando o óleo estiver quente, frite o bacon por 1 minuto e depois adicione a abobrinha e os brócolis, deixando-os fritar por mais 1 minuto. Acrescente os tomates cereja e cozinhe por mais 1 minuto, ou até que comecem a se abrir e verter suco. Inclua o espinafre e cozinhe, até que as folhas murchem, e depois tempere com um pouco de sal e uma generosa pitada de pimenta-do-reino.

Distribua o bacon e a mistura de vegetais entre dois pratos, cubra com o salmão e arremate espalhando um punhado de pinhões. Sirva com um pouco de queijo parmesão ralado como guarnição.

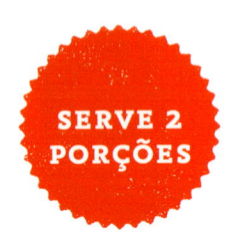

PREPARE COM ANTECEDÊNCIA

INGREDIENTES

- 2 filés de salmão de aproximadamente 250g cada, sem pele
- ½ colher de sopa de azeite
- 2 tiras de bacon defumado, sem capa de gordura e cortadas em fatias de 1cm
- 1 abobrinha, cortada em meias-luas
- 200g de talos tenros de brócolis, os maiores cortados ao meio longitudinalmente
- 8 tomates cereja
- 2 punhados de folhas de espinafre
- sal e pimenta-do-reino a gosto
- 40g de pinhões
- queijo parmesão ralado, para guarnição

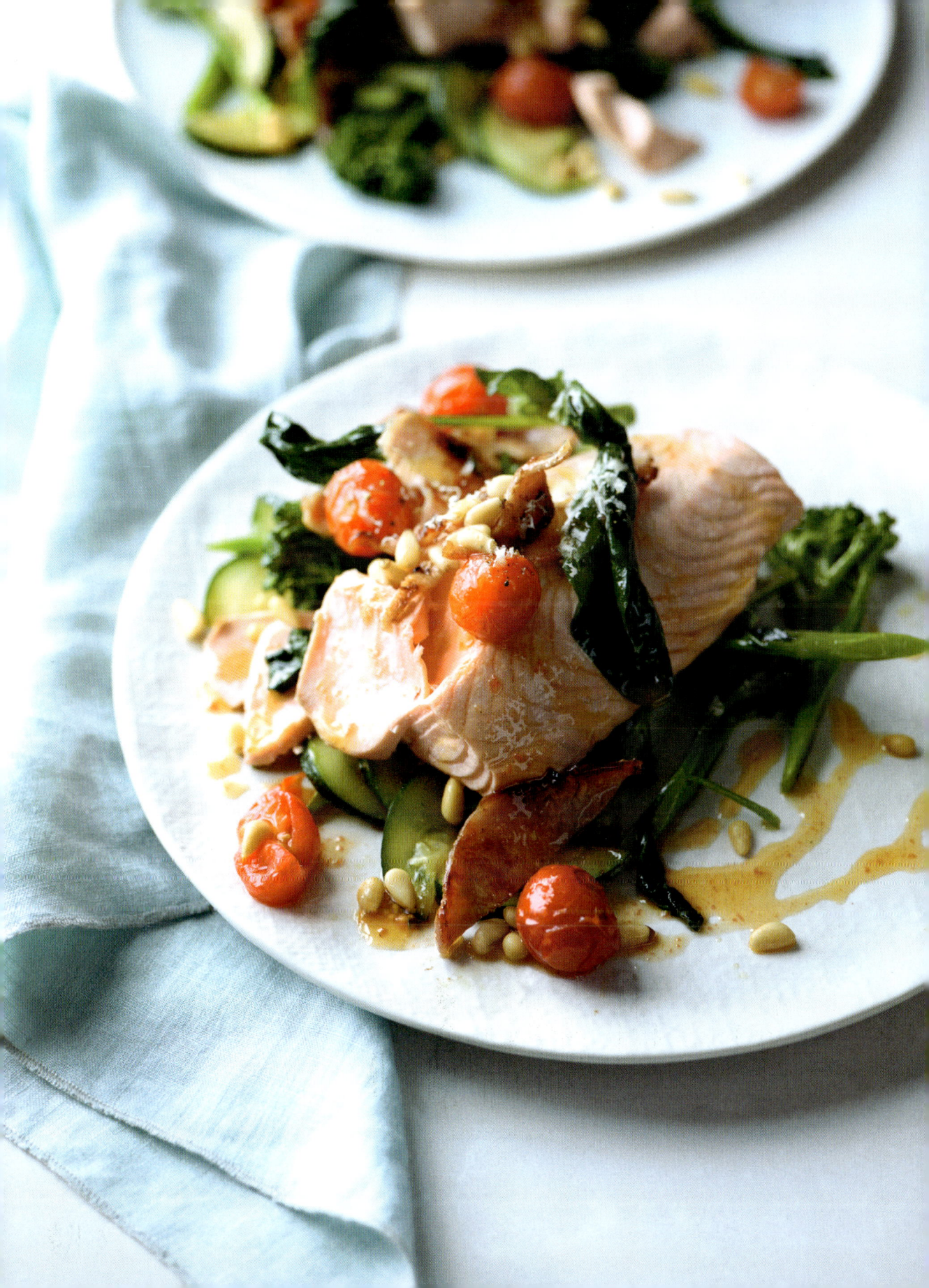

ROBALO COM COUVE-FLOR, ERVILHAS E QUEIJO PANIR

SERVE 2 PORÇÕES

O queijo indiano fresco conhecido como panir é bem semelhante ao queijo coalho, e neste prato combina perfeitamente com o robalo e a couve-flor. Fique à vontade para usar o queijo coalho, caso não encontre o queijo panir. O garam masala é um tempero essencial que incrementa o sabor de quase tudo!

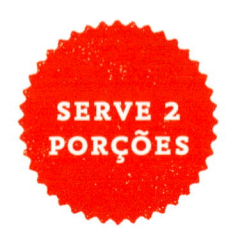

INGREDIENTES

- 1 couve-flor pequena, separada em ramos
- 1 colher de sopa de óleo de coco
- 1 cebola roxa, cortada em cubos
- 2cm de gengibre fresco, finamente picado
- 150g de queijo panir, cortado em cubos de 2cm
- 1 colher de sopa de garam masala
- 125g de ervilhas congeladas
- 2 punhados de folhas de espinafre
- ½ molho de coentro, somente as folhas, picado
- 4 filés de robalo de aproximadamente 120g, com pele e sem escamas
- sal e pimenta-do-reino a gosto
- suco de 1 limão-galego

MODO DE FAZER

Coloque uma panela grande com água para ferver, e depois acrescente a couve-flor e deixe cozinhar por 3 minutos. Com uma peneira ou um escorredor, escorra a couve-flor e depois passe na água fria corrente. Deixe os raminhos esfriarem na peneira ou no escorredor.

Esquente metade do óleo de coco numa frigideira grande ou numa *wok*, regulando o fogo de médio a alto. Adicione a cebola e frite por uns 2 minutos, ou até que a cebola fique transparente, e depois inclua o gengibre e refogue por mais 1 minuto.

Adicione o panir, o garam masala e as ervilhas e continue refogando por 1-2 minutos, ou até que as ervilhas estejam descongeladas e totalmente aquecidas. Se o garam masala estiver prestes a queimar, já grudando no fundo da panela, basta colocar um fiozinho de água. Em seguida, acrescente o espinafre, a couve-flor e o coentro, e mexa até que as folhas de espinafre murchem.

Aqueça o restante do óleo de coco numa frigideira separada, regulando o fogo de médio a alto. Tempere os filés de peixe com sal e pimenta-do-reino e, quando o óleo estiver bem quente, coloque-os na frigideira, com a pele voltada para o fundo. Frite o peixe sem virar por 1-2 minutos, até que a pele se mostre crocante; em seguida, vire-o e cozinhe por mais 1 minuto.

Distribua o panir e o refogado de couve-flor entre dois pratos, e cubra-os com o robalo. Arremate a iguaria com um pouco de suco de limão.

OVOS *CODDLED* COM ESPINAFRE E BACON

SERVE 1 PORÇÃO

Ovos *coddled* são basicamente ovos cremosos cozidos no vapor. Adoro a textura deles, mas se você prefere ovos mexidos, ou ovos pochê, não se acanhe e faça a sua opção.

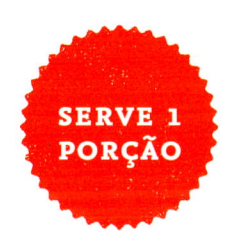

INGREDIENTES

- uma grande quantidade de manteiga
- 2 ovos grandes
- ½ colher de sopa de azeite
- 4 tiras de bacon defumado, sem capa de gordura e cortadas em fatias de 1cm
- 2 generosos punhados de folhas de espinafre
- sal e pimenta-do-reino a gosto
- 2 colheres de sopa de pinhões

MODO DE FAZER

Coloque água para ferver numa panela grande de cozimento a vapor.

Ponha uma generosa quantidade de manteiga em dois ramequins e quebre um ovo dentro de cada um. Quando a água estiver fervendo e fazendo vapor, coloque as forminhas no cesto da panela com cuidado. Tampe o cesto e deixe os ovos cozinharem por 6-10 minutos no vapor, ou até que as claras dos ovos estejam firmes, e as gemas, ainda amolecidas.

Enquanto isso, aqueça o azeite numa frigideira grande, regulando o fogo de médio a alto. Adicione o bacon e frite por 1-2 minutos, ou até que fique crocante. Junte as folhas de espinafre e cozinhe até que murchem, e depois tempere com sal e pimenta-do-reino.

Sirva os ovos com o bacon e o espinafre, cobertos por um punhado de pinhões.

SALMÃO COM ALCAPARRAS E SALADA CAPRESE

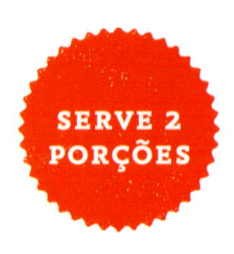

SERVE 2 PORÇÕES

PREPARE COM ANTECEDÊNCIA

INGREDIENTES

- 4 colheres de sopa de azeite *light*
- 2 filés de salmão de aproximadamente 250g cada, sem pele
- 1 colher de chá de mostarda Dijon
- suco de ½ limão
- 2 colheres de chá de alcaparras
- 1 abacate, cortado em cubos
- 2 tomates maduros picados
- 1 bola de muçarela de búfala, rasgada em pedaços
- um pequeno punhado de folhas de manjericão
- 50g de nozes picadas

Feche os olhos enquanto comer, imaginando-se na Itália: salada caprese, alcaparras e manjericão fresco. Que combinação!

MODO DE FAZER

Aqueça 1 colher de sopa de azeite numa frigideira, regulando o fogo de médio a alto. Adicione os filés de salmão e frite por 1-2 minutos de cada lado, quando deverão estar levemente rosados. Com uma espátula, quebre-os em pedaços grandes e frite-os por mais 2-3 minutos, ou até que estejam cozidos. Retire a panela do fogo e transfira o salmão para um prato.

Misture a mostarda, o suco de limão e as alcaparras com o restante do azeite para fazer um molho.

Disponha o abacate, o tomate e a muçarela em dois pratos. Coloque os pedaços de salmão sobre o arranjo, salpique com o manjericão e as nozes e regue tudo com uma colherada do molho.

★ SUPERDICA

Compre mudas de ervas aromáticas e plante-as em jardineiras ou em vasinhos à janela para sempre tê-las frescas e à disposição.

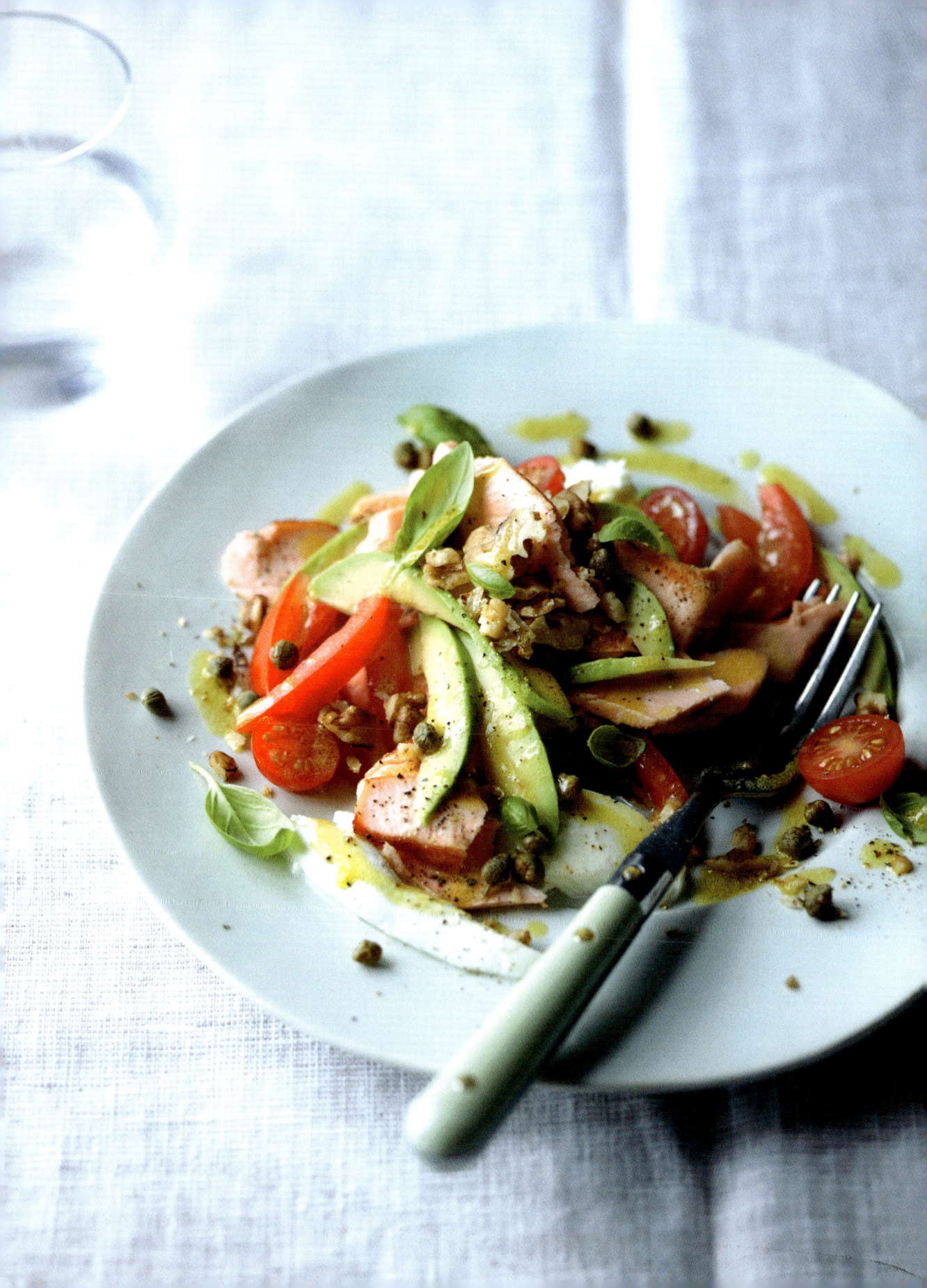

SALMÃO AO TERIYAKI COM ESPAGUETE DE ABOBRINHA

Se você não tiver um *spiralizer*, modele o espaguete de abobrinha com um descascador para obter tiras longas e finas, e corte-as com uma faca em tiras semelhantes ao espaguete.

MODO DE FAZER

Aqueça metade do óleo de coco numa frigideira, regulando o fogo de médio a alto. Quando o óleo estiver derretido e quente, deslize o salmão e frite por 2-3 minutos de cada lado, ou até que esteja dourado e quase cozido.

Enquanto isso, misture a cebolinha, o gengibre, o molho de soja, o mel e o vinagre para fazer um molho teriyaki. Despeje-o na panela com o salmão e deixe borbulhar, e depois tire a panela do fogo.

Em outra frigideira, esquente o óleo de coco restante, em fogo alto. Adicione os tomates e refogue por 1 minuto. Com cuidado, acrescente o macarrão de abobrinha e mexa ligeiramente por 1 minuto, apenas para aquecer por inteiro.

Transfira o refogado de espaguete de abobrinha e tomate para um prato, e depois cubra com o salmão teriyaki. Arremate com um fio de óleo de gergelim.

SERVE 1 PORÇÃO

PREPARE COM ANTECEDÊNCIA
INGREDIENTES

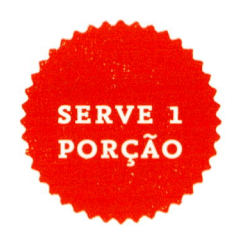

- ½ colher de sopa de óleo de coco
- filé de salmão com cerca de 240g, sem pele
- 2 cebolinhas, cortadas em fatias finas
- 2cm de gengibre, finamente picado
- 2 colheres de sopa de molho de soja *light*
- 1 colher de sopa de mel
- ½ colher de sopa de arroz de vinagre de vinho
- 4 tomates cereja, cortados ao meio
- 1 abobrinha grande, cortada em fatias finas semelhantes ao espaguete
- 2 colheres de chá de óleo de gergelim

FRANGO COM AVEIA

SERVE 2 PORÇÕES

Você se sente estressado após um longo dia de trabalho? Então, prepare esta receita e libere todo o estresse, batendo os filés de frango com um rolo para que sejam cozinhados com mais rapidez. Ah, claro, os filés cobertos por uma camada crocante de aveia e amêndoas ganham um sabor de outro mundo quando fritos no óleo de coco.

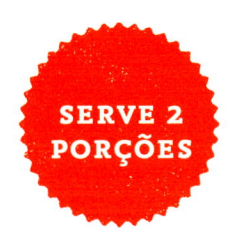

PREPARE COM ANTECEDÊNCIA
(mas reaqueça no forno, não no micro-ondas)

IDEAL PARA CONGELAR

INGREDIENTES

- 50g de aveia em flocos
- 50g de amêndoas moídas
- 3 colheres de chá de páprica defumada
- sal e pimenta-do-reino a gosto
- 1 ovo
- 2 filés de peito de frango de aproximadamente 220g, sem pele
- 2 colheres de sopa de farinha de trigo
- 1 colher de sopa de óleo de coco
- ½ pepino, picado em pedaços de 2cm
- 1 tomate grande picado
- 1 abacate picado
- 1 colher de sopa de azeite
- suco de 1 limão

MODO DE FAZER

Dentro de um prato grande e raso, misture os flocos de aveia, as amêndoas moídas, a páprica defumada e uma generosa pitada de sal e pimenta-do-reino. Quebre o ovo em outro prato e bata-o ligeiramente com um garfo.

Cubra a tábua de cortar com uma folha grande de película aderente (filme de PVC) e coloque os peitos de frango em cima, deixando espaço para que se estiquem. Em seguida, cubra-os com outra folha de película aderente. Com um rolo ou um martelo de carne, ou outro instrumento análogo, amasse os filés até que se achatem aproximadamente até a metade da espessura original. Retire a película aderente de cima dos filés de frango e polvilhe-os com farinha de trigo, sacudindo-os levemente para remover o excesso. Depois disso, mergulhe-os no ovo batido e sacuda-os novamente para retirar o que for excedente. Por fim, passe os filés de peito de frango na mistura de aveia e amêndoa, pressionando-os de modo a cobrir ambos os lados.

Aqueça o óleo de coco numa frigideira grande e antiaderente, em fogo médio. Cuidadosamente, disponha os peitos de frango no óleo e frite-os por uns 4 minutos de cada lado, ou até que a carne esteja cozida. Para verificar o cozimento, faça um corte na parte mais espessa da carne e veja se está branca, sem pontos rosados. Coloque os filés de frango em toalhas de papel para escorrer o excesso de óleo.

Misture o pepino, o tomate, o abacate, o azeite e o suco de limão para fazer uma salada, e depois sirva ao lado do frango.

MEXILHÕES AO LEITE DE COCO

Se você nunca fez mexilhões cozidos ao leite de coco, certamente terá uma surpresa. Substituem bem o peixe ou o camarão e são muito saborosos.

SERVE 2 PORÇÕES

INGREDIENTES

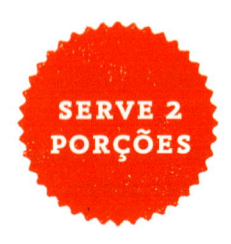

- 1 colher de sopa de óleo de coco
- 2 estrelas de anis-estrelado
- 6 cebolinhas, cortadas em fatias finas
- 2 dentes de alho, finamente picados
- 1 talo de capim-limão, golpeado com a parte de trás de uma faca
- 1 pimenta vermelha picada – retire as sementes, caso não goste do sabor picante
- 400ml de leite de coco (2 garrafinhas)
- 2kg de mexilhões, com conchas escovadas e fiapos removidos
- 2 colheres de sopa de molho de peixe
- 1 molho pequeno de coentro, somente as folhas, picado
- 2 limões-galegos

MODO DE FAZER

Aqueça o óleo de coco numa panela grande ou numa *wok* com tampa (isso pode ser improvisado com um prato raso grande ou com uma folha de papel-alumínio). Quando o óleo estiver derretido, adicione o anis-estrelado, a cebolinha, o alho, o capim-limão e a pimenta e frite por 1 minuto, ou até que as cebolinhas e o alho comecem a dourar – a essa altura o aroma estará despertando o seu apetite!

Verta o leite de coco na panela e deixe ferver; depois reduza o fogo e deixe cozinhar por uns 3 minutos até o líquido diminuir. Verifique os mexilhões nesse momento: se alguma concha estiver aberta e não se fechar, não hesite e jogue esse mexilhão fora. Adicione os mexilhões na fervura do leite de coco e mexa um pouco; depois tampe a panela e cozinhe-os por 3-4 minutos, sacudindo a panela uma vez ou outra. Os mexilhões estarão cozidos quando as conchas estiverem totalmente abertas – tenha cuidado para não cozinhar demais porque podem se tornar borrachudos. E descarte qualquer mexilhão que não se abrir.

Retire a panela do fogo e acrescente o molho de peixe, metade do coentro picado e o suco de 1 limão. Distribua os mexilhões em duas tigelas e decore com o coentro restante. Corte o outro limão ao meio e sirva ao lado da tigela, para ser espremido.

★ Sirva com uma generosa porção de suas verduras favoritas como espinafre, couve, brócolis, ervilhas ou vagem.

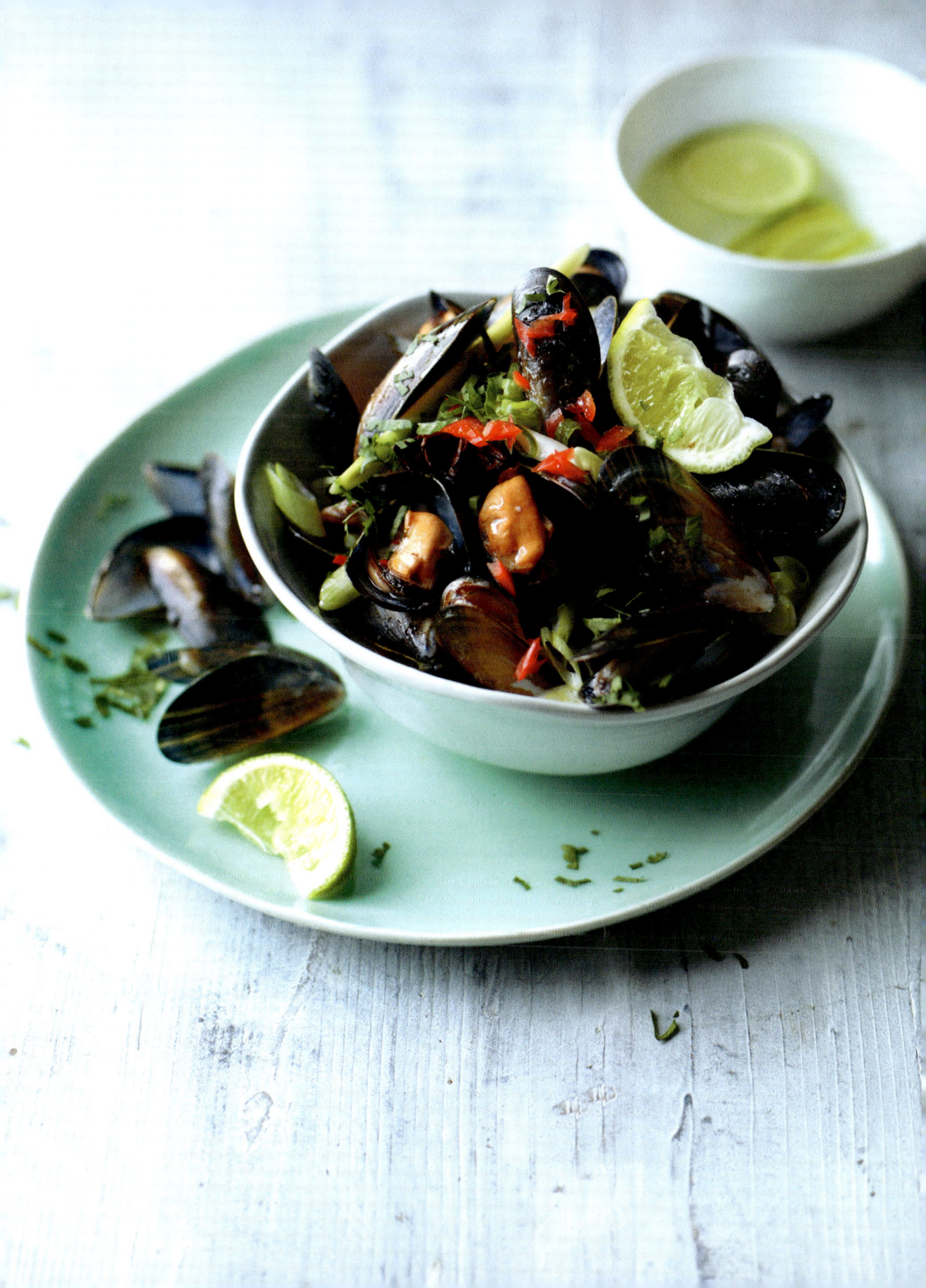

BIFE COM CHOURIÇO, TOMATES E COUVE

SERVE 2 PORÇÕES

Oba, bife e chouriço no mesmo prato? Pode contar comigo! Esta receita é para os verdadeiros amantes de carne. Se você não é fã de couve, pode substituí-la por espinafre, e não deixe de acrescentar verduras à refeição.

INGREDIENTES

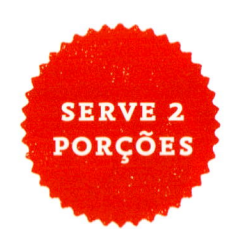

- 2 colheres de sopa de azeite
- 2 bifes de filé-mignon, com cerca de 240g cada, sem gordura
- sal e pimenta-do-reino a gosto
- 75g de chouriço curado, cortado em cubos
- 200g de couve, sem os talos mais grossos
- 8 tomates cereja, cortados ao meio
- 1 colher de sopa de vinagre de xerez ou de vinagre balsâmico ou de vinagre de vinho tinto

MODO DE FAZER

Coloque uma panela grande com água para ferver, e deixe uma frigideira no fogo alto.

Esfregue os bifes no azeite e tempere-os generosamente com sal e pimenta. Quando a frigideira estiver bem quente, coloque-os dentro dela com cuidado e frite ambos os lados por 2 minutos. Transfira os bifes para um prato e deixe-os descansar.

Enquanto os bifes descansam, jogue o chouriço na mesma frigideira, abaixe o fogo e cozinhe por aproximadamente 2 minutos. Ao mesmo tempo, coloque a couve na água fervente e cozinhe por 1 minuto, e em seguida deixe-a escorrer numa peneira ou num passador.

Aumente o fogo da frigideira onde está o chouriço até o máximo, e depois adicione os tomates e frite por 1 minuto. Despeje o vinagre e deixe-o ferver até que se reduza a quase nada. Adicione a couve e misture tudo com cuidado.

Retire a frigideira do fogo e tempere com sal e pimenta-do-reino a gosto. Coloque um bife em cada prato e cubra com o delicioso refogado.

SALMÃO DEFUMADO E OVOS MEXIDOS

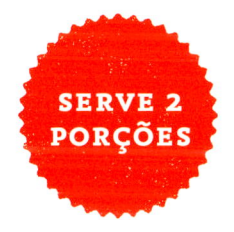

SERVE 2 PORÇÕES

Este prato é um autêntico rei nos cafés da manhã do programa *Afine a forma em 15 minutos*! Se você está sempre em meio a correrias na parte da manhã, esta receita é ideal para você. Os ovos mexidos com manteiga em fogo baixo adquirem uma textura cremosa que tira qualquer um do sério.

INGREDIENTES

6 ovos
20g de manteiga
pimenta-do-reino a gosto
6 fatias de salmão defumado, cortadas em tiras de 1cm
1 molho pequeno de cebolinha, cortada em fatias finas
um punhado de folhas de espinafre, para guarnição

MODO DE FAZER

Coloque uma panela de água para ferver.

Quebre os ovos numa tigela grande à prova de calor e adicione a manteiga, junto a uma boa pitada de pimenta-do-reino moída na hora. Bata os ovos e depois coloque a tigela sobre a panela de água fervente e reduza o fogo. Cozinhe os ovos por aproximadamente 10 minutos, mexendo periodicamente. Quando os ovos começarem a tomar consistência, adicione o salmão defumado e a cebolinha. Mantenha o cozimento dos ovos, até que atinjam a consistência desejada – quanto mais tempo cozinhá los, mais firmes ficarão.

Sirva esses magníficos ovos com um bom punhado de folhas de espinafre e arremate o prato com pimenta-do-reino por cima.

ROBALO COM CASTANHA-DO--PARÁ, COUVE E ROMÃ

SERVE 1 PORÇÃO

Robalo com castanha-do-pará e romã – uma grande combinação de sabores carregada de benefícios. É um prato ideal para impressionar os amigos em jantares!

MODO DE FAZER

Coloque uma panela de água para ferver.

Enquanto a água estiver no fogo, aqueça metade do azeite de oliva numa frigideira, regulando o fogo de médio a alto. Tempere o robalo com sal e pimenta-do-reino. Quando o azeite estiver quente, coloque-o na frigideira cautelosamente e com o lado da pele para baixo. Cozinhe por 2-3 minutos sem virar; depois, troque o lado com muito cuidado. Retire a panela do fogo e deixe o robalo acabar de cozinhar no calor residual.

Ponha a couve e os brócolis na água fervente e deixe-os cozinhar por 2 minutos. Escorra numa peneira ou num passador, e depois enxágue em água fria corrente. Transfira as verduras para uma tigela e adicione o azeite restante, junto com as sementes de romã, a castanha-do-pará e a pimenta. Misture tudo com delicadeza.

Empilhe as verduras no prato, disponha o peixe por cima e bom apetite!

PREPARE COM ANTECEDÊNCIA

INGREDIENTES

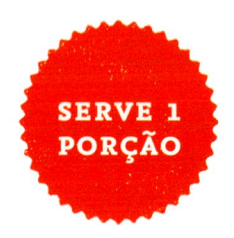

- 2 colheres de sopa de azeite
- 2 postas de robalo, com cerca de 120g cada, com pele
- sal e pimenta-do-reino a gosto
- 75g de couve, talos grossos removidos
- 4 talos tenros de brócolis – os maiores cortados ao meio longitudinalmente
- 2 colheres de sopa de sementes de romã
- 25g de castanhas-do-pará picadas
- 1 pimenta vermelha (de cheiro ou malagueta) cortada em fatias finas – retire as sementes, caso não goste do sabor picante

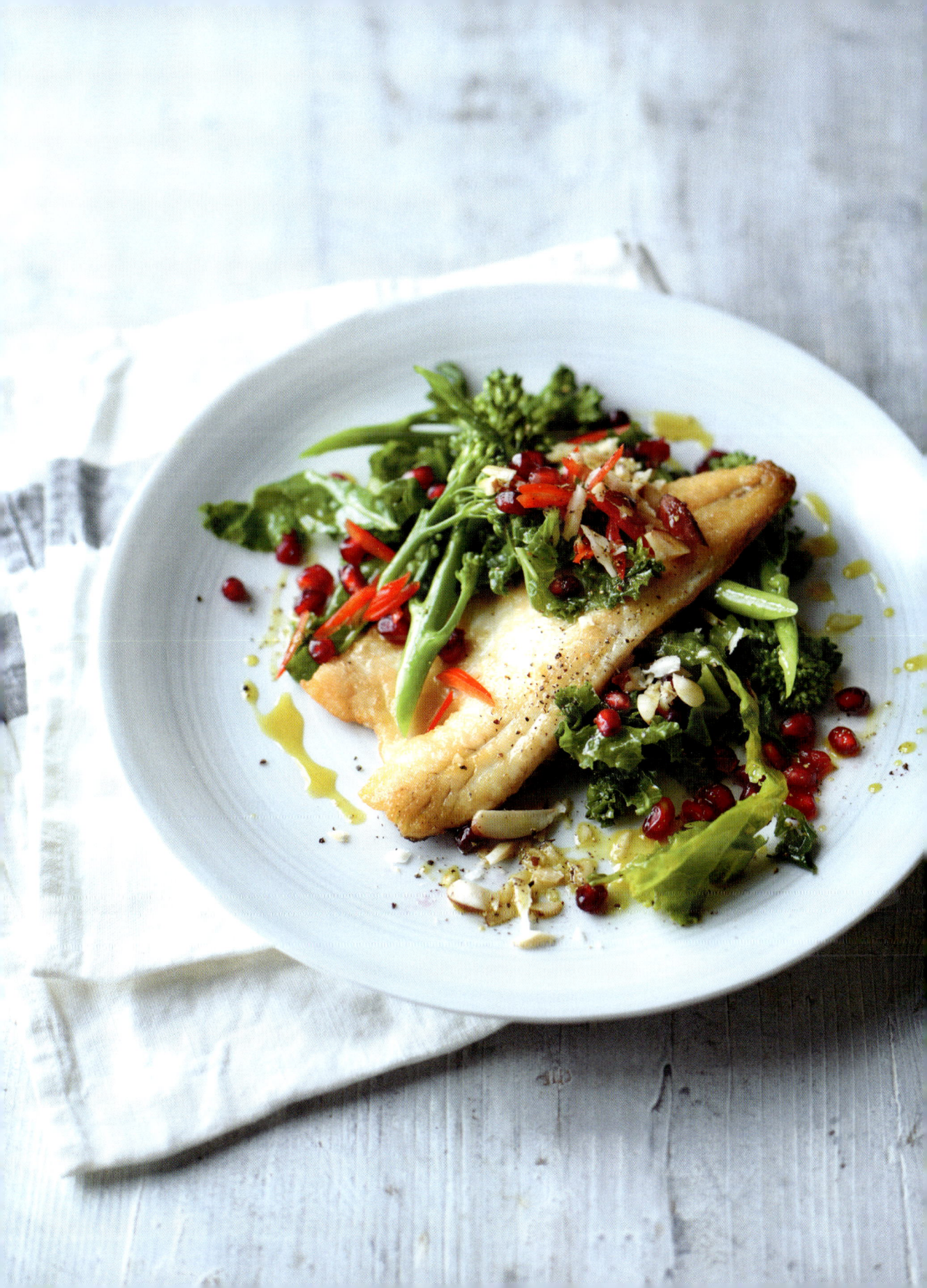

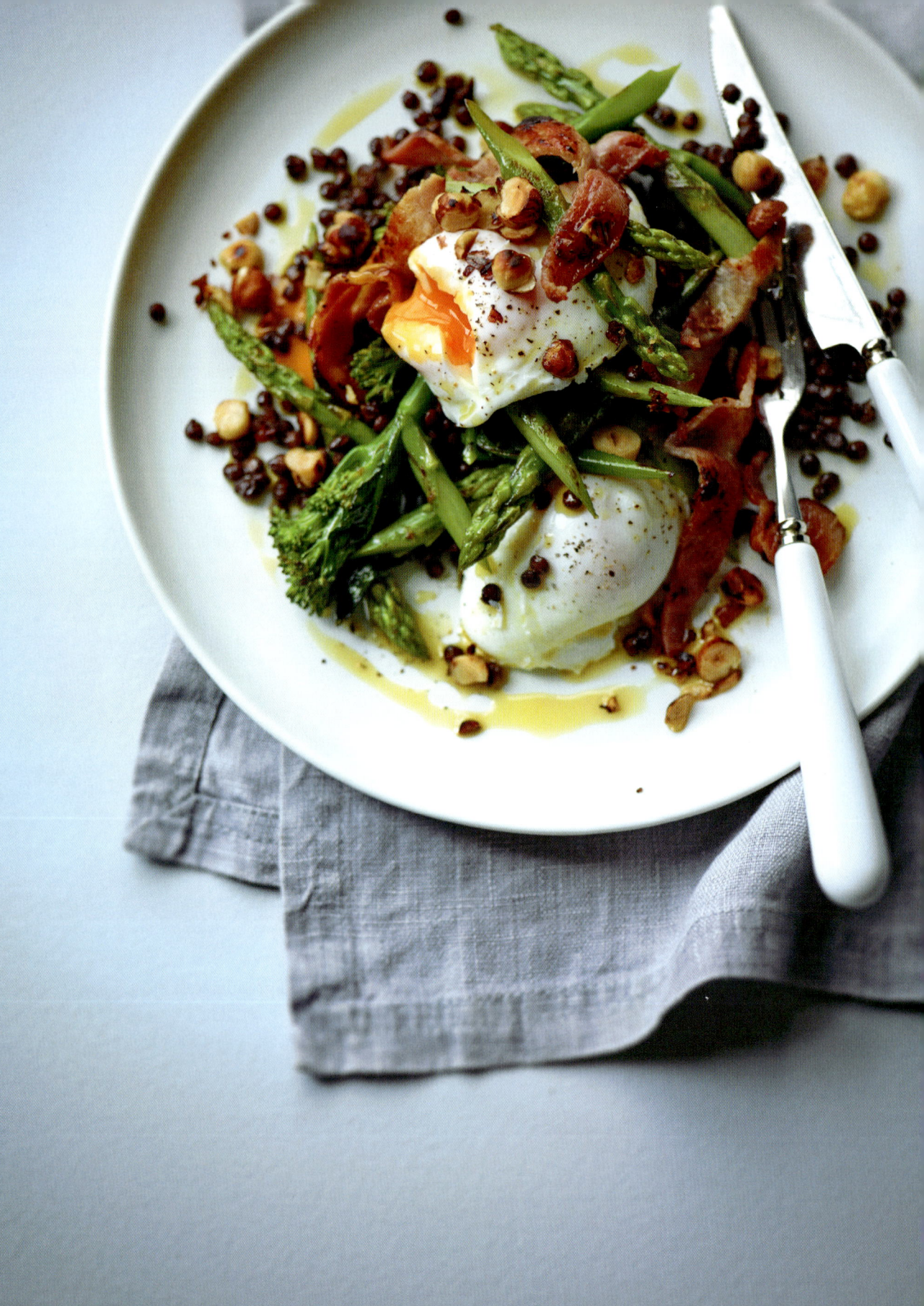

BRÓCOLIS E ASPARGOS COM OVOS

SERVE 2 PORÇÕES

O que posso dizer? Você já deve ter notado que sou louco por brócolis! Bem, eis uma ideia para o café da manhã que certamente você vai amar tanto quanto eu.

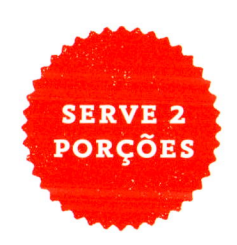

INGREDIENTES

- 8 aspargos frescos, com as partes duras dos caules removidas
- 8 ramos robustos de brócolis
- 2 tiras de bacon defumado
- sal e pimenta-do-reino a gosto
- 150g de lentilhas pré-cozidas
- 4 ovos
- azeite de oliva
- vinagre de xerez
- 2 colheres de sopa de avelãs tostadas e picadas

MODO DE FAZER

Coloque uma panela grande com água para ferver, e ponha uma frigideira tipo chapa em fogo alto.

Quando a frigideira estiver quente, coloque os aspargos, os brócolis e o bacon dentro, salpicando um pouco de sal e pimenta-do-reino em cima. Cozinhe por 3-4 minutos, virando regularmente – até que o bacon fique crocante, e os legumes, levemente grelhados.

Termine o cozimento das lentilhas no micro-ondas ou numa panela com água.

Cuidadosamente, quebre os ovos na água quente, reduzindo o fogo até abrandar a fervura da água. Cozinhe os ovos por uns 4 minutos, de modo que a gema não endureça, e em seguida retire-os da água com uma escumadeira e deixe-os escorrer em toalha de papel.

Quando os brócolis e os aspargos estiverem prontos, retire-os da água e transfira-os para uma tigela grande. Retire o bacon, pique-o livremente e adicione-o à tigela, junto ao azeite, ao vinagre de xerez e às lentilhas. Tempere com sal e pimenta-do-reino a gosto, mexa tudo muito bem e depois coloque a mistura nos pratos. Cubra com os ovos pochê e arremate o prato salpicando as avelãs tostadas por cima.

PATO, VAGENS E NOZES

SERVE 1 PORÇÃO

Ora, olá, gorduras saudáveis! Embora este prato pareça sofisticado e complicado, na verdade ele é preparado em minutos. E por ser saboroso em temperatura ambiente, funciona muito bem na marmita do almoço.

PREPARE COM ANTECEDÊNCIA

INGREDIENTES

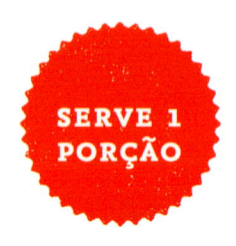

- 1 colher de sopa de azeite
- 240g de filé de peito de pato, cortado em tiras grossas de 2cm
- sal e pimenta-do-reino a gosto
- 100g de vagens
- 1 colher de sopa de óleo de nozes
- 40g de nozes
- 2 colheres de sopa de tomates secos

MODO DE FAZER

Coloque uma panela grande com água para ferver.

Aqueça o azeite numa frigideira, regulando o fogo de médio a alto. Tempere o peito de pato com sal e pimenta-do-reino. Quando o azeite estiver bem quente, adicione o pato e frite, mexendo ocasionalmente por uns 3 minutos, ou até que o pato esteja cozido e levemente dourado em alguns pontos.

Enquanto isso, cozinhe as vagens na água fervente por 1 minuto. Escorra numa peneira ou num passador, e em seguida passe-as na água corrente fria. Transfira-as para uma tigela e adicione o óleo de nozes, as nozes e os tomates secos. Tempere generosamente com sal e pimenta-do-reino, e misture tudo muito bem.

Disponha as vagens e as nozes num prato e cubra-as com o pato.

ALMÔNDEGAS DE PERU COM QUEIJO FETA

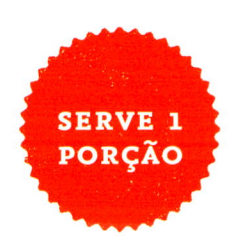

SERVE 1 PORÇÃO

PREPARE COM ANTECEDÊNCIA

IDEAL PARA CONGELAR

INGREDIENTES

- ½ colher de sopa de óleo de coco
- ½ cebola roxa, cortada em cubos
- 1 pimentão vermelho ou amarelo, sem sementes e cortado em fatias finas
- ½ abobrinha, cortada em cubos
- 300g de almôndegas de peru semiprontas
- 1 lata de 400g de tomates inteiros, picados
- 20g de queijo feta esfarelado (pode substituir por queijo de cabra fresco)
- ½ molho de salsa, somente as folhas, picado (opcional)

Estas almôndegas fizeram um grande sucesso no Instagram, sendo cotadas como um dos meus vídeos mais populares. O molho de queijo também é muito gostoso com almôndegas de carne bovina. Fique à vontade para adicionar verduras ou legumes que tiver na geladeira.

MODO DE FAZER

Aqueça o óleo de coco numa frigideira grande, regulando o fogo de médio a alto. Adicione a cebola, o pimentão e a abobrinha e refogue por 2 minutos, até que os vegetais comecem a amolecer e murchar.

Aumente o fogo até o máximo e disponha as almôndegas na panela. Frite por 2-3 minutos, virando-as com frequência para que adquiram uma cor dourada.

Acrescente os tomates picados e deixe ferver. Depois reduza o fogo e cozinhe por 5 minutos, ou até que as almôndegas estejam totalmente cozidas. Para verificar o cozimento, corte a maior pela metade e veja se toda a carne passou da cor rosa para a branca.

Retire a panela do fogo, esfarele o queijo feta por cima das almôndegas e arremate com salsinha, se a utilizar.

★ SUPERDICA

Se você não encontrar almôndegas de peru semiprontas no supermercado, compre carne de peru moída e tempere com uma boa quantidade de sal e pimenta-do-reino. Para um toque extra de sabor, adicione uma pitada de orégano seco, salsa ou especiarias Cajun (mais picantes). Amasse as almôndegas por 1 minuto e modele-as no tamanho de uma bola de golfe.

KAFTAS DE CORDEIRO COM SALADA GREGA

SERVE 2 PORÇÕES

Este prato é excelente para o verão, e faz muito sucesso nos churrascos. O frescor crocante da salada permeia a riqueza da carne. Se quiser alterar a receita, a carne moída bovina também cai muito bem.

MODO DE FAZER

Preaqueça a grelha em fogo máximo.

Coloque a carne moída de cordeiro numa tigela. Adicione a canela, o cominho, as cebolinhas, o alho e uma generosa pitada de sal e pimenta-do-reino, e depois misture tudo por inteiro – acho que o melhor é colocar a mão na massa.

Molde a mistura de carne moída, no formato e no tamanho de 4 linguiças, em torno de um espeto, e coloque na bandeja da grelha ou diretamente na chapa. Grelhe as kaftas por 5 minutos de cada lado, ou até que fiquem dourados e cozidos.

Enquanto as kaftas cozinham, misture o pepino, o tomate, as azeitonas e um pouco de vinagre numa tigela.

Sirva as kaftas com a salada – e com um toque artístico de folhas de hortelã por cima, caso isso lhe agrade.

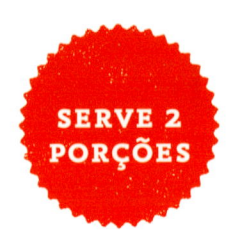

PREPARE COM ANTECEDÊNCIA
IDEAL PARA CONGELAR
(as kaftas, não a salada)

INGREDIENTES

- 350g de carne moída magra de cordeiro
- 2 colheres de chá de canela em pó
- 2 colheres de chá de cominho em pó
- 4 cebolinhas, cortadas em fatias finas
- 2 dentes de alho, finamente picados
- sal e pimenta-do-reino a gosto
- ½ pepino, picado em pedaços grandes
- 1 tomate grande, picado em pedaços grandes
- 16 azeitonas pretas
- vinagre de xerez
- um punhado de folhas de hortelã, para guarnição (opcional)

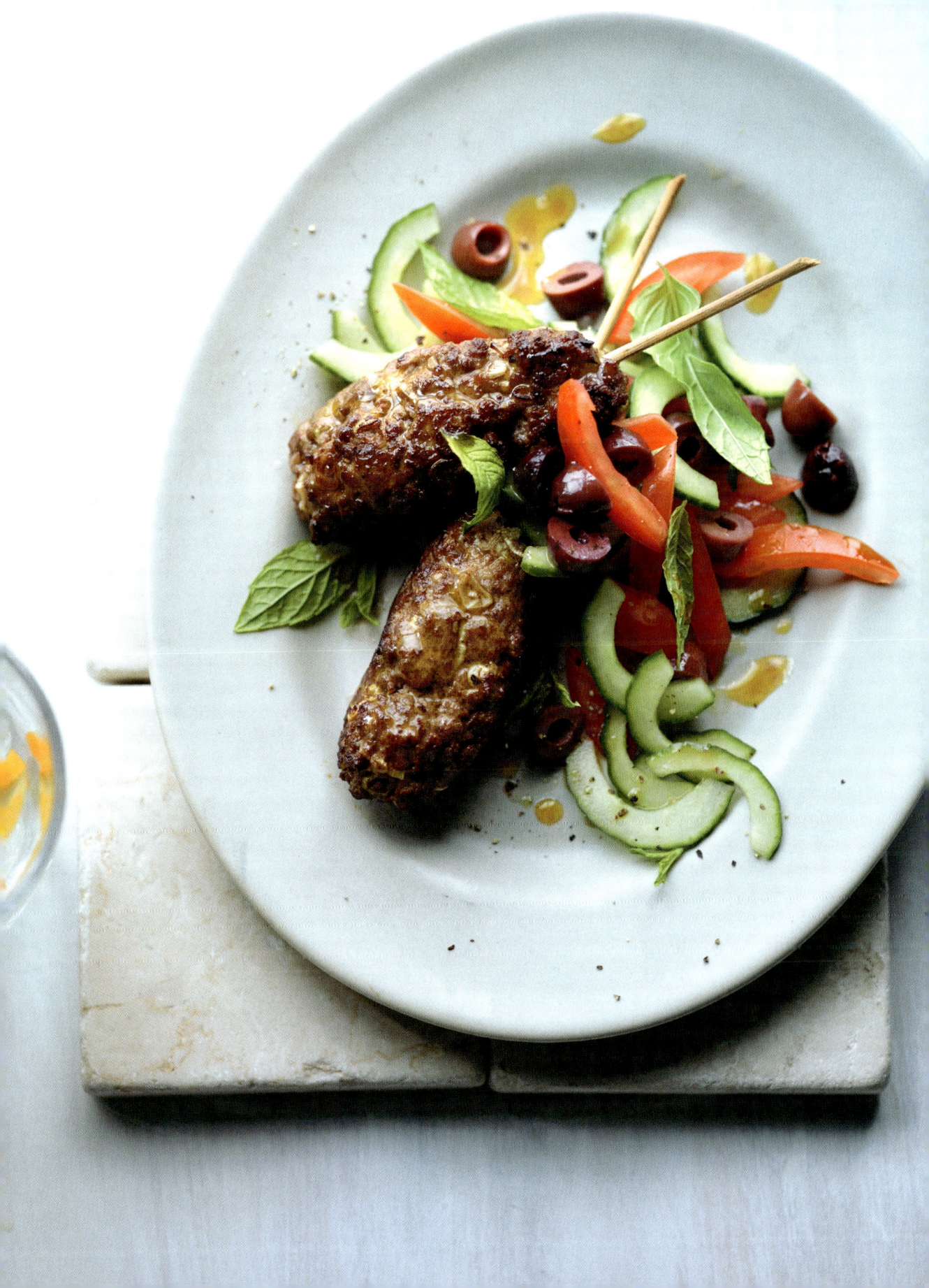

SERVE 4 PORÇÕES

DAL DE CASTANHA-DE-CAJU E COCO

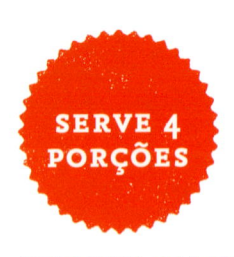

RECEITA MAIS DEMORADA
PREPARE COM ANTECEDÊNCIA
IDEAL PARA CONGELAR

INGREDIENTES

- 250g de ervilhas amarelas em grãos
- 1 colher de sopa de óleo de coco
- 1 cebola roxa pequena, cortada em cubos
- 1 colher de chá de sementes de cominho
- 1 pau de canela, partido em dois
- 1 folha de louro fresco, ou 2 secas
- 4 dentes de alho, finamente picados
- um pedaço de 5cm de gengibre, finamente picado
- 1 pimenta-verde (de cheiro ou outra), cortada longitudinalmente
- 1 colher de sopa de garam masala
- 1 colher de chá de cúrcuma em pó
- 400ml de leite de coco (2 garrafinhas)
- 500ml de caldo de legumes quente
- 200g de castanha-de-caju
- 2 punhados generosos de folhas de espinafre
- um molho de coentro, somente as folhas, picado

Uma bela opção vegetariana para se experimentar. O preparo demora pouco mais que a maioria de minhas receitas (cerca de uma hora), mas tem um sabor incrível e vale a pena o tempo investido.

MODO DE FAZER

Coloque as ervilhas numa tigela grande e cubra com água morna. Deixe os grãos de molho enquanto cozinha a cebola e as especiarias.

Aqueça o óleo de coco numa panela grande, em fogo médio. Adicione a cebola e cozinhe por 3-4 minutos, até que fique tenra. Acrescente as sementes de cominho, a canela e o louro e frite por uns 45 segundos, e depois inclua o alho, o gengibre e a pimenta e cozinhe por mais 1 minuto. Polvilhe o garam masala e a cúrcuma em pó e frite por 30 segundos.

Escorra as ervilhas e adicione à panela, junto com o leite de coco e metade do caldo de legumes. Deixe ferver, abaixe o fogo e cozinhe por aproximadamente 30 minutos, ou até que as ervilhas se mostrem totalmente tenras.

Enquanto isso, verta o caldo de legumes restante sobre as castanhas-de-caju e deixe-as de molho por 10 minutos. Transfira as castanhas e o caldo para um liquidificador e bata até obter uma mistura cremosa e homogênea.

Quando as ervilhas estiverem bem macias, adicione o creme de castanha-de-caju e as folhas de espinafre e mexa até que o espinafre murche e se integre ao dal. Retire a panela do fogo e misture o coentro antes de degustar essa iguaria saborosa.

★ Sirva com uma generosa porção de suas verduras favoritas como espinafre, couve, brócolis, ervilhas e vagem.

MUSSACA DE PERU

SERVE 4 PORÇÕES

Uma berinjela grelhada é quase insuperável – e esse mussaca é perfeito para um jantar especial. E o melhor: esse prato pode ser feito com antecedência, o que elimina qualquer possível problema. Na verdade, leva mais de uma hora e 15 minutos para ser preparado, mas grande parte desse tempo é no forno.

MODO DE FAZER

Preaqueça a grelha na temperatura máxima. Coloque uma camada de fatias de berinjela na própria bandeja da grelha ou num tabuleiro, regue com azeite e tempere com sal e pimenta-do-reino a gosto. Ponha a bandeja, ou o tabuleiro na grelha, e grelhe por 2 minutos de cada lado. Quando as berinjelas estiverem cozidas (suaves ao toque e aparentemente um tanto enrugadas), transfira as fatias para um prato e repita o processo, até que todas estejam preparadas e dispostas no prato a contento.

Aqueça um pouco de azeite numa panela grande, regulando o fogo de médio a alto. Adicione a cebola e o alho e frite por 3-4 minutos, até que a cebola comece a amolecer. Aumente o fogo para alto e adicione a carne de peru, a canela, o extrato de tomate, o caldo de galinha e o orégano. Quando levantar fervura, abaixe o fogo e deixe tudo cozinhar por 20 minutos.

Preaqueça o forno a 190° (forno com ventilador a 170°).

Despeje aproximadamente um quarto da mistura de carne moída numa assadeira razoavelmente funda. Rasgue metade de uma bola de muçarela e espalhe por cima, e depois ajeite um terço das fatias de berinjela grelhadas sobre tudo (não importa se ficarem ligeiramente proeminentes). Repita o processo até obter três camadas de carne moída e outras três de berinjela. Finalize com uma camada da carne restante.

Espalhe o queijo parmesão por toda a iguaria e asse o mussaca no forno por aproximadamente 30 minutos, até que apresente um tom bem dourado. Para terminar o prato, polvilhe a salsinha por cima.

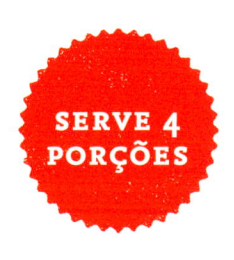

RECEITA MAIS DEMORADA
PREPARE COM ANTECEDÊNCIA
IDEAL PARA CONGELAR

INGREDIENTES

- 3 berinjelas, cortadas longitudinalmente em fatias de aproximadamente 5mm de espessura
- cerca de 100ml de azeite de oliva
- sal e pimenta
- 1 cebola vermelha grande, cortada em cubos
- 3 dentes de alho, bem picados
- 1kg de peru picado
- 1 colher de chá de canela em pó
- 1 colher de sopa de extrato de tomate
- 300ml de caldo de galinha
- 2 colheres de chá de orégano seco
- 2 bolas de muçarela (cerca de 250g)
- 4 colheres de sopa de parmesão ralado fino
- um molho de salsa, somente as folhas, picadas grosseiramente

TORTA DE FRANGO DO JOE

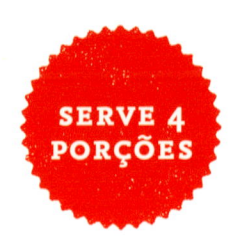

SERVE 4 PORÇÕES

RECEITA DEMORADA
PREPARE COM ANTECEDÊNCIA
IDEAL PARA CONGELAR

INGREDIENTES

- 2 grandes porções de manteiga (umas 4 colheres de sopa)
- 1 alho-poró grande, lavado e picado em pedaços de 2cm
- 200g de cogumelos picados
- 4 filés de peito de frango de aproximadamente 250g, cortados em pedaços de tamanho médio
- 250ml de caldo de galinha
- 1 colher de sopa de farinha de milho
- 100ml de creme de leite
- 2 punhados generosos de folhas de espinafre
- cerca de 6 folhas de massa filo
- azeite de oliva
- salada, ou verduras e legumes, para guarnição

Se você gosta de torta de frango, certamente esta receita não o decepcionará. Embora requeira cerca de 60 minutos, o deleite de prepará-la compensa o esforço extra. Sem falar que leva creme de leite e manteiga. Portanto, você pode imaginar que este prato tem um gosto incrível.

MODO DE FAZER

Preaqueça o forno a 190° (forno com ventilador a 170°).

Aqueça a manteiga numa frigideira grande, regulando o fogo de médio a alto. Adicione o alho-poró e os cogumelos e frite por 2-3 minutos, até que se mostrem tenros. Aumente o fogo para alto, adicione os pedaços de frango e frite por mais 2 minutos – a essa altura o frango ainda não estará bem cozido; em seguida, acrescente o caldo de galinha e deixe levantar fervura, e depois abaixe o fogo para completar o cozimento.

Enquanto isso, misture a farinha de milho com 2 colheres de sopa de água até obter uma mistura homogênea, e depois despeje na frigideira junto com o creme. Espere levantar fervura, mexendo delicadamente, e deixe cozinhar até o molho engrossar. Retire a frigideira do fogo e coloque o espinafre. Na sequência, transfira a mistura para uma travessa refratária de aproximadamente 28cm por 15cm. Reserve para esfriar um pouco.

Pegue uma folha de filo e amasse-a nas mãos – lembre-se: não existe certo ou errado nesse procedimento! Coloque a folha amassada por cima do recheio de frango que está na travessa e repita o processo com as folhas de filo restantes.

Regue as folhas com azeite e depois asse a torta por uns 20 minutos, quando o filo estará encrespado e com um tom bem dourado em alguns pontos.

Sirva a torta acompanhada de uma salada fresca ou de alguns legumes e verduras.

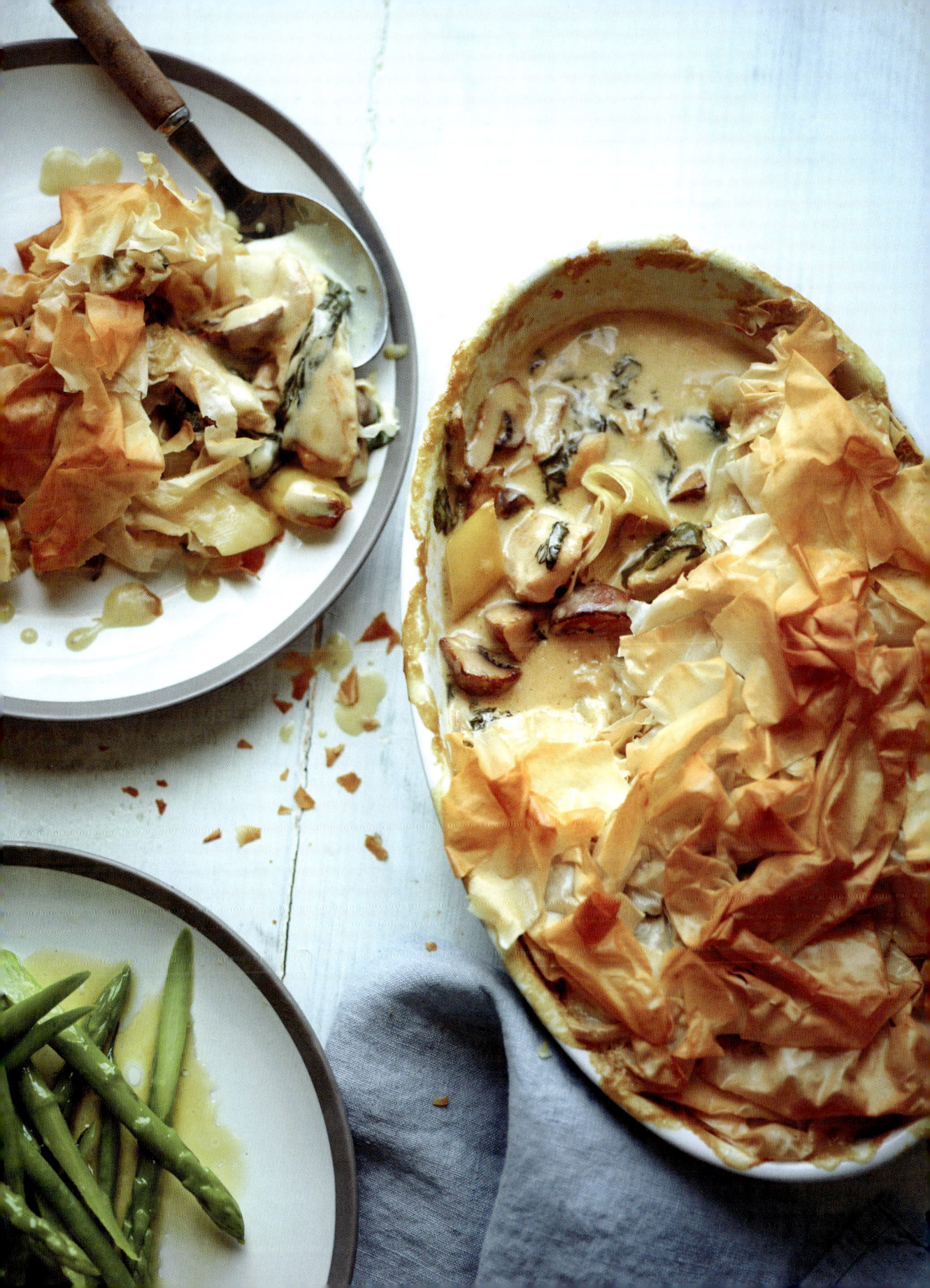

RECEITAS PARA REABASTECER OS CARBOIDRATOS APÓS A MALHAÇÃO

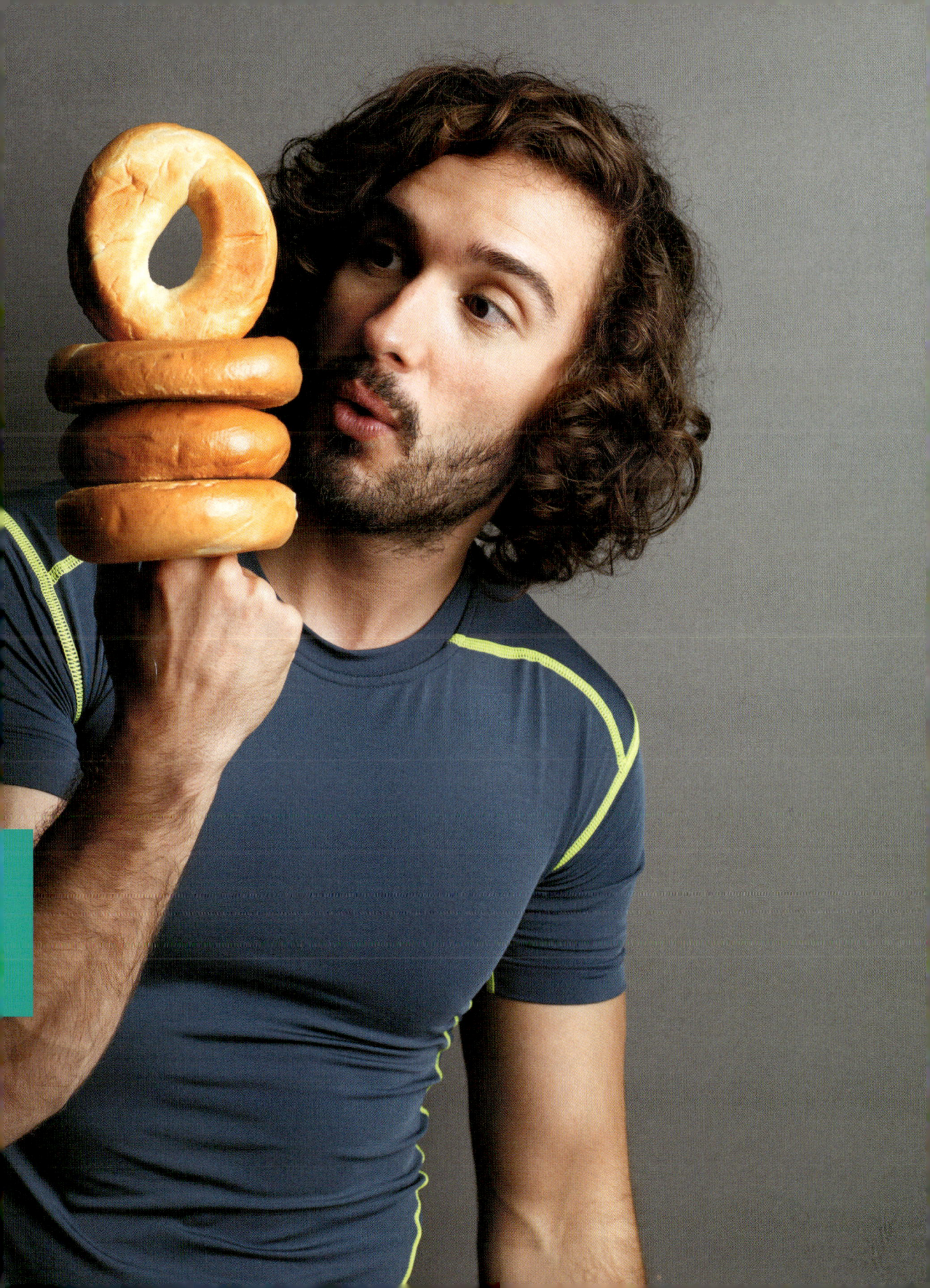

MINGAU DE BANANA, MIRTILO E AVEIA

SERVE 1 PORÇÃO

Este café da manhã é rápido e fácil de preparar após os exercícios matinais.

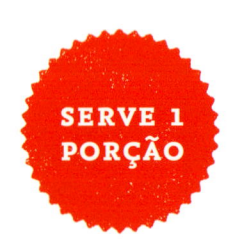

INGREDIENTES

1 banana picada
75g de iogurte integral
250ml de leite de amêndoa
1 colherada (30g) de proteína em pó, sabor morango
100g de aveia em flocos
um punhado de pistache ou de outro tipo de castanhas, mirtilos e framboesas para guarnição

MODO DE FAZER

Coloque a banana, o iogurte, o leite de amêndoa e a proteína em pó num liquidificador e bata até obter uma mistura homogênea. Transfira-a para uma tigela e acrescente os flocos de aveia. Depois, cubra e leve à geladeira e deixe de molho por pelo menos 4 horas, de preferência durante a noite.

Quando estiver pronto para comer, jogue os pistaches, os mirtilos e as framboesas por cima.

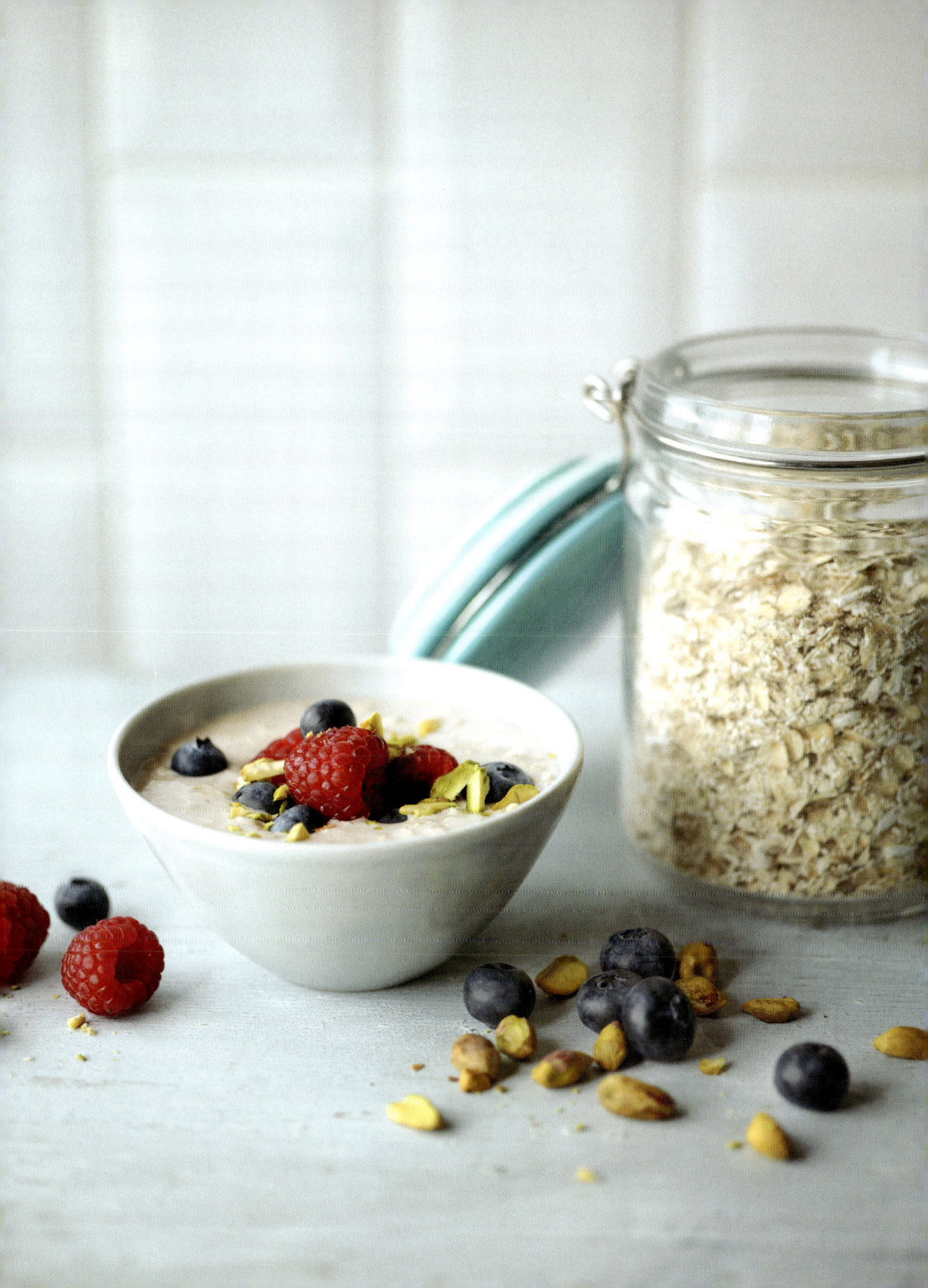

MUFFIN BIG McEMAGRECEDOR

SERVE 1 PORÇÃO

A simples ideia de ter um desses à sua espera após o treino é o suficiente para você aguentar o esforço dos últimos exercícios. Para obter ovos pochê mais saborosos, utilize os ovos mais frescos que conseguir encontrar.

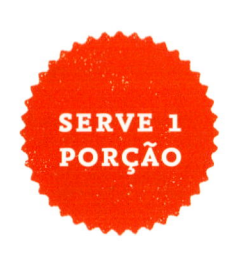

INGREDIENTES

- 2 ovos
- 2 colheres de chá de óleo de coco
- 5 tomates cereja
- 2 punhados generosos de folhas de espinafre
- 1 *muffin* grande
- 240g de presunto, sem capa de gordura e fatiado
- 1 pimenta vermelha cortada em fatias finas (opcional)

MODO DE FAZER

Coloque uma panelinha de água para ferver. Quando a água estiver fervendo, quebre os ovos com cuidado e reduza o fogo ao máximo. Cozinhe os ovos por uns 4 minutos, de modo que as gemas não endureçam, e depois os retire da panela com uma escumadeira e escorra em toalha de papel.

Enquanto isso, aqueça o óleo de coco numa frigideira grande, regulando o fogo de médio a alto. Adicione os tomates e refogue-os no óleo quente por 1-2 minutos, ou até que estejam levemente dourados e estufados. Quando atingir esse ponto, adicione o espinafre e refogue com os tomates, até que as folhas murchem, e depois retire a panela do fogo.

Aqueça o *muffin* e coloque o presunto e uma generosa colherada do refogado de tomates e espinafre por cima. Finalize com os ovos pochê e as tirinhas de pimenta, caso as utilize.

PANQUECAS DE PROTEÍNA DOS CAMPEÕES

SERVE 1 PORÇÃO

Hein, posso comer panquecas e não engordar? Claro, por favor – eu quero! Isso pode parecer provocação, mas essas panquecas são um perfeito deleite após tanta malhação; portanto, faça uma pilha e aproveite-as. Você fez por merecê-las!

INGREDIENTES

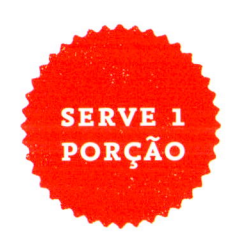

- 1 banana picada
- 1 colherada (30g) de proteína em pó, sabor baunilha
- 1 ovo
- 25g de aveia em flocos
- 1 colher de sopa de óleo de coco
- iogurte grego integral, amoras e framboesas, para guarnição

MODO DE FAZER

Bata a banana, a proteína em pó, o ovo e a aveia num liquidificador para obter a massa.

Aqueça metade do óleo de coco numa frigideira antiaderente, em fogo médio. Despeje generosas colheradas da massa na frigideira – geralmente faço três panquecas de uma só vez, com mais ou menos metade da massa. Cozinhe a panqueca por um 1 minuto de cada lado. Retire-a da frigideira e repita o processo com o resto da massa.

Sirva com uma generosa porção de iogurte, amoras e framboesas (veja a fotografia na p. 109).

SERVE 1 PORÇÃO

SHAKE DE PROTEÍNA, BANANA E MIRTILO

INGREDIENTES

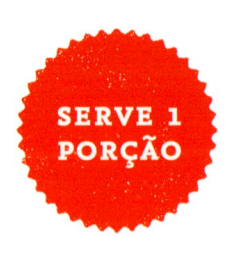

- 75g de aveia em flocos
- um punhado generoso de mirtilos
- um punhado de cubos de gelo
- 1 banana picada
- 1 colherada (30g) de proteína em pó, sabor baunilha ou morango
- 1 colher de sopa de sementes de chia
- 250ml de água de coco ou de água

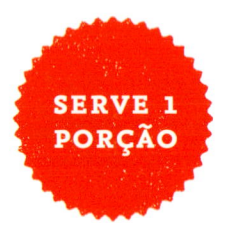

Esse shake é uma ótima forma de incrementar a quantidade de vitaminas na sua dieta, além de ser muito fácil de preparar e transportar (você pode utilizá-lo durante as atividades matinais). Apenas recomendo um bom liquidificador: isso vale o seu peso em ouro. E não se esqueça de que o consumo de shake de proteína deve ser ocasional e não substitui uma boa refeição – por isso, sempre o misture com alguma fruta, legume, verdura ou cereal!

MODO DE FAZER

Coloque todos os ingredientes no liquidificador e bata até obter uma mistura cremosa e homogênea.

★ SUPERDICA

No passado, as sementes de chia foram um alimento importante para os astecas e os maias. Elas proporcionaram energia e resistência física a esses povos – na verdade, "chia" é uma palavra maia antiga para "força". Não se deixe enganar pelo tamanho delas! Além de serem uma excelente fonte de fibras, proteínas e antioxidantes, essas pequenas sementes carregam um poderoso poder nutricional.

SERVE 1 PORÇÃO

VITAMINA DO INCRÍVEL HULK

INGREDIENTES

- 200ml de leite de amêndoa
- 1 maçã verde picada, sem caroço
- 2 punhados generosos (120g) de folhas de espinafre
- 1 colherada (30g) de proteína em pó, sabor baunilha
- 75g de aveia em flocos

Essa bebida é verde e boa para você. Sempre mantenho a casca da maçã porque é repleta de nutrientes, mas talvez sua opção seja descartá-la. De todo modo, com ou sem casca, a vitamina faz muito bem! Prove e aprove.

MODO DE FAZER

Coloque todos os ingredientes no liquidificador, com alguns cubos de gelo, e bata até obter uma mistura cremosa e homogênea.

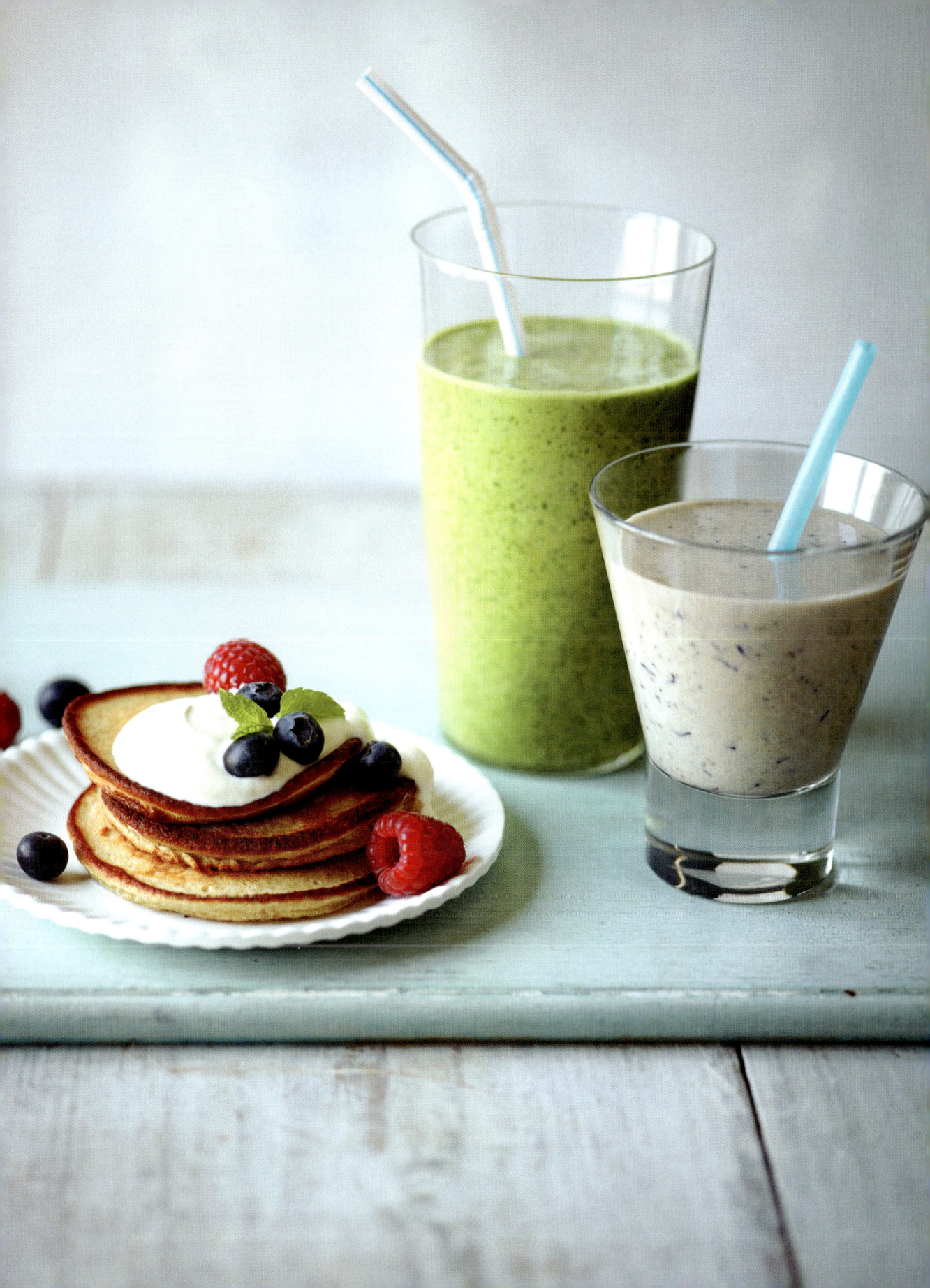

SUPERBAGEL

SERVE 1 PORÇÃO

Vida longa para o superbagel. Por alguma razão, as pessoas que participam do meu programa enlouquecem com esse bagel de pós-malhação. Talvez se sintam rebeldes ao consumi-lo – mas o fato é que você malhou muito e merece os carboidratos; por isso, não sinta um só pingo de culpa. Adquira uma carne cozida de boa qualidade e não os cortes mais baratos, de categoria inferior e reprovável. E se você não quer se preocupar com o preparo do ovo pochê, cozinhe-o na água, deixe-o ferver por alguns minutos e corte-o ao meio.

INGREDIENTES

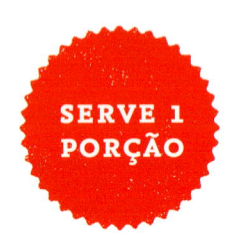

- 1 ovo
- 1 bagel
- 2 colheres de chá de molho chipotle ou de molho *barbecue*
- 1 colher de sopa de iogurte grego integral
- um punhado generoso de rúcula
- um tomate cortado em fatias
- 150g de peru defumado ou de peito de frango defumado
- 75g de *pastrami* ou de rosbife

MODO DE FAZER

Coloque uma panela com água para ferver. Quebre o ovo na água quente com cuidado e reduza o fogo ao máximo. Cozinhe-o por aproximadamente 4 minutos, de modo que a gema não endureça, e retire-o da água com uma escumadeira e deixe escorrer em toalha de papel.

Corte o bagel ao meio e toste-o por alguns minutos.

De forma uniforme, espalhe o iogurte e o molho chipotle, ou o *barbecue*, sobre uma banda do bagel e monte o sanduíche: comece com a rúcula e o tomate, seguido pelo peru, ou o frango, o *pastrami* e o ovo pochê. Feche o sanduíche com a outra banda do bagel e bom apetite!

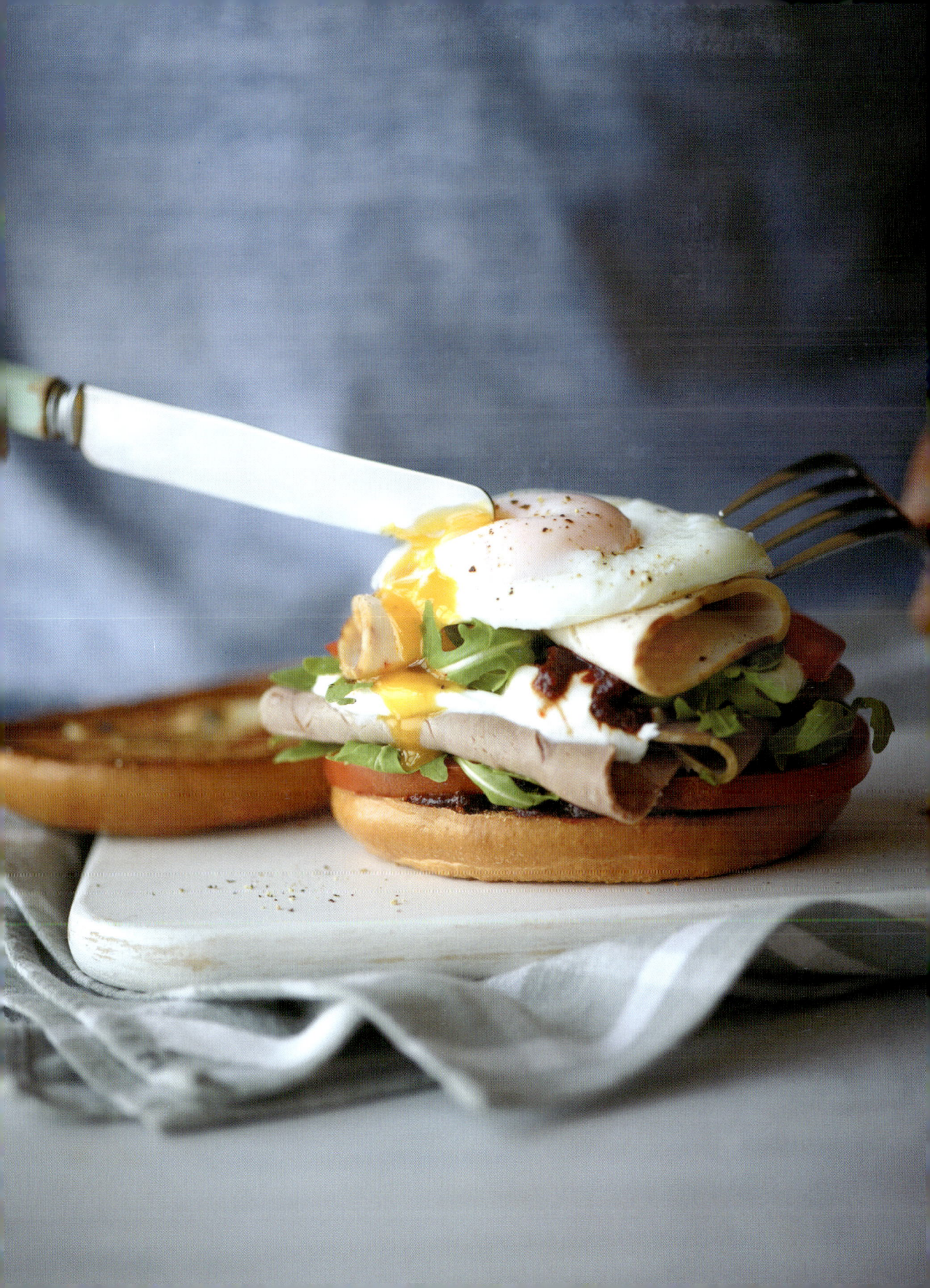

FRANGO E BATATINHAS CROCANTES

SERVE 1 PORÇÃO

Esperar à boca do fogão até que as batatas fervam? Não, obrigado. Coloque-as no micro-ondas e cozinhe-as na metade do tempo. Esse é o tipo de refeição que nos reconforta – uma recompensa após uma série pesada de exercícios. Você estará saciado depois de comê-la.

INGREDIENTES

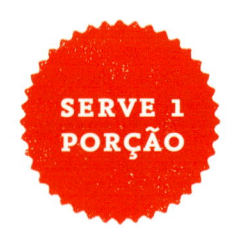

- 200g de batatas pequenas
- ½ colher de sopa de óleo de coco
- 1 filé de peito de frango de aproximadamente 200g, sem pele, cortado em tiras grossas de 1cm
- 4 cebolinhas, cortadas em fatias
- 75g de ervilhas
- 1 ovo
- 1 colher de chá de páprica defumada
- 2 punhados generosos de folhas de espinafre
- uma pitada de flocos de pimenta, caso você goste do sabor picante

MODO DE FAZER

Espete as batatas pequenas com um garfo e deixe-as no micro-ondas a 900W durante 8 minutos.

Enquanto isso, aqueça o óleo numa frigideira grande, regulando o fogo de médio a alto. Adicione o frango e frite por 2 minutos, virando-o ocasionalmente – até porque o frango precisa dourar. Acrescente as cebolinhas e as ervilhas, refogue por 1 minuto e retire a frigideira do fogo. A essa altura, você ainda tem uns 4 minutos para que as batatas cozinhem; portanto, é melhor se apressar!

Coloque uma panela de água para ferver. Quebre o ovo na água quente com cuidado, reduzindo o fogo ao máximo. Cozinhe-o por uns 4 minutos, de modo que a gema não endureça, e em seguida retire-o da água com uma escumadeira e escorra em toalha de papel.

Quando as batatas estiverem cozidas, corte-as pela metade (as maiores, em quartos) com cuidado, talvez com garfo e faca, porque estarão muito quentes. Recoloque a frigideira em fogo alto e frite-as, sem girá-las, por 3-4 minutos, ou até que comecem a dourar em alguns pontos. Adicione a páprica defumada e o espinafre, e depois misture todos os ingredientes de modo uniforme, até que o espinafre enrugue.

Transfira a mistura para um prato e cubra com o ovo escaldado; se quiser, arremate o arranjo da iguaria com uma pitada de flocos de pimenta.

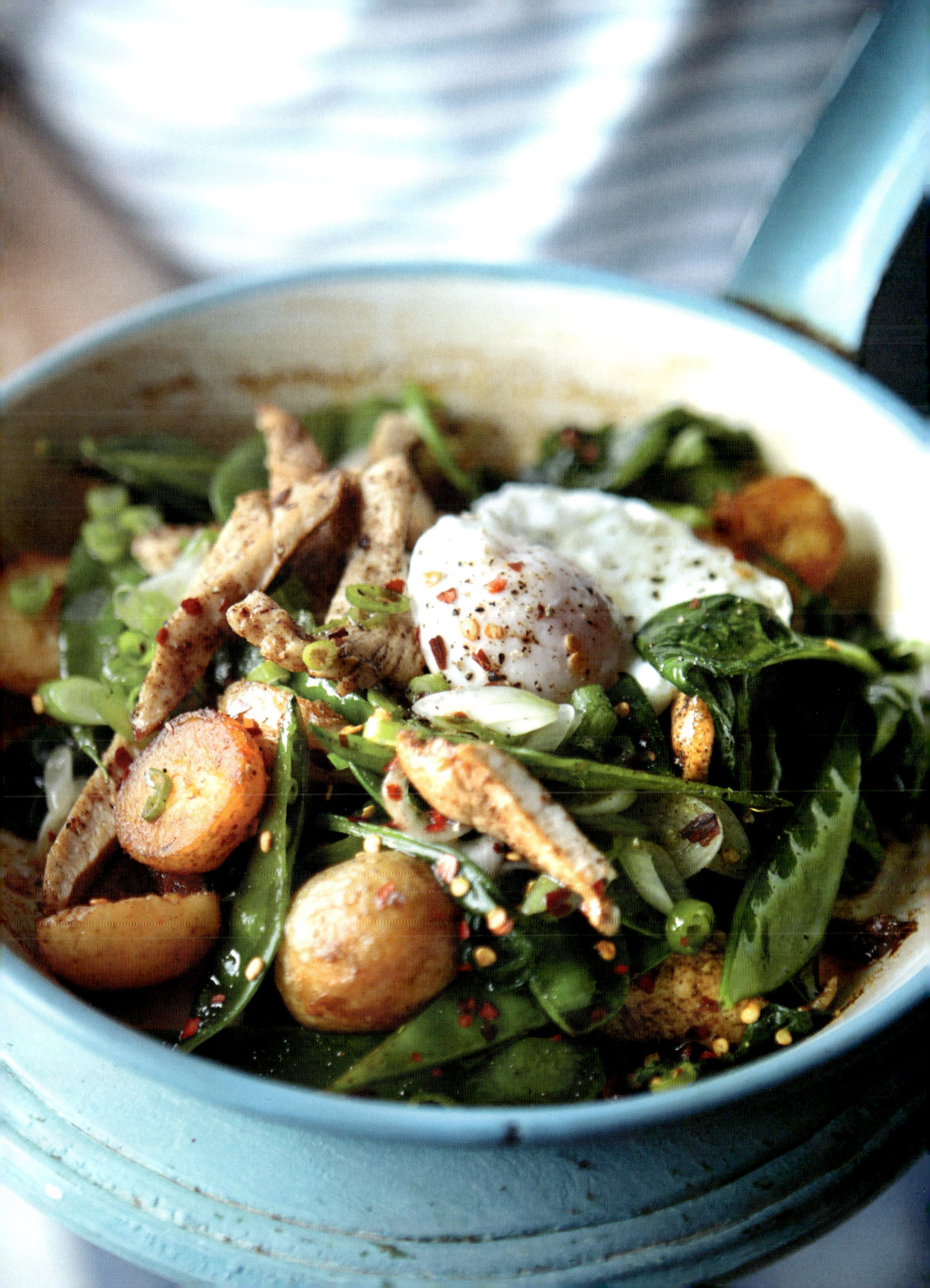

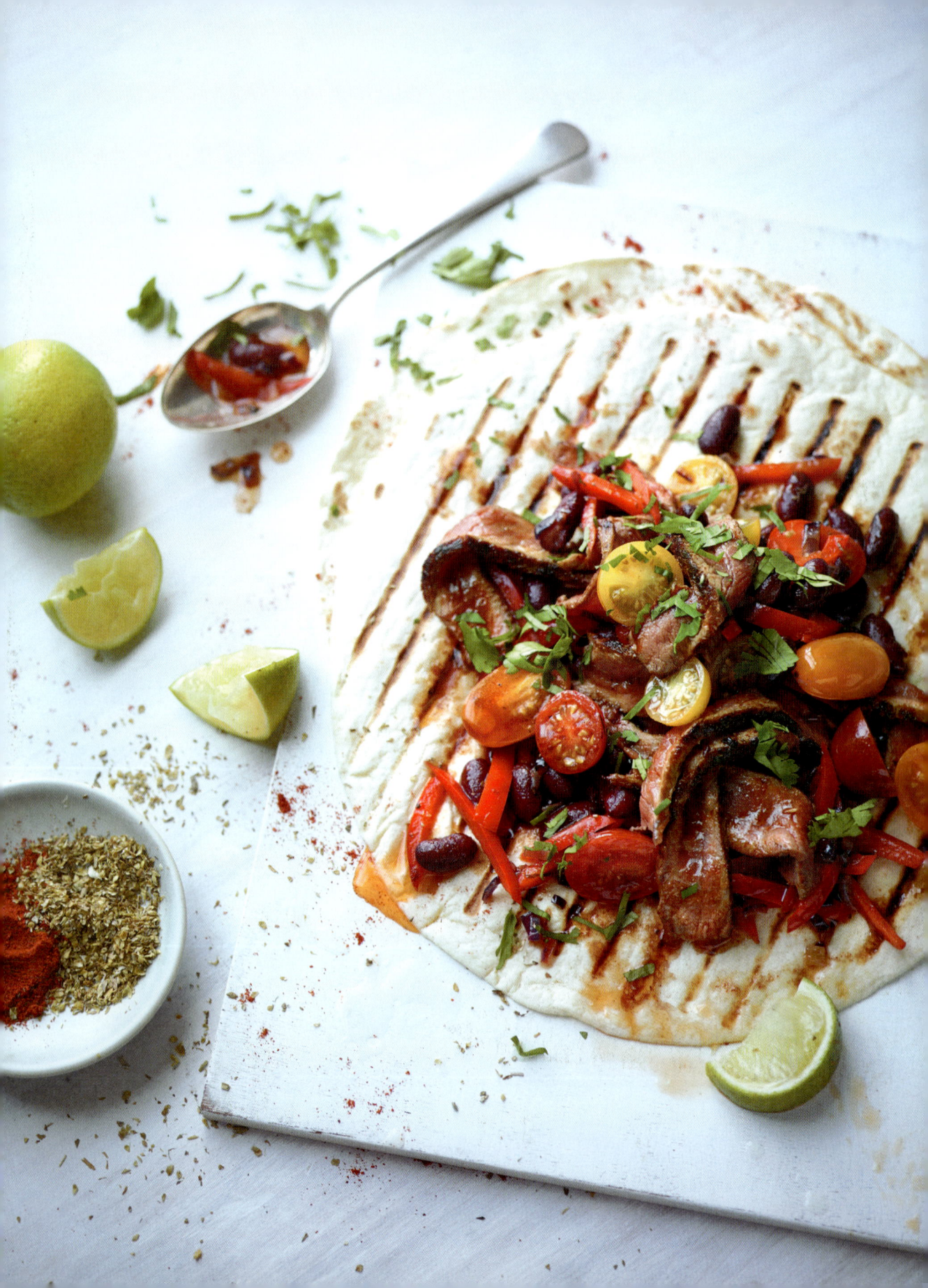

BURRITO *BAD-BOY*

SERVE 2 PORÇÕES

Você treinou muito e merece uma dose de carboidratos. Mas serão necessárias duas mãos para saborear este burrito descomunal que, além de ser um deleite, alimenta e nos deixa com a sensação de que somos heróis. É um prato muito rápido e fácil de fazer, e pode ser levado para o trabalho. Se quiser uma mudança, utilize frango e não carne bovina, e substitua as *tortillas* por pão árabe.

PREPARE COM ANTECEDÊNCIA
INGREDIENTES

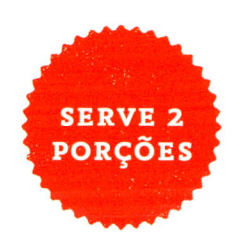

- 1 colher de sopa de óleo de coco
- 500g de filé-mignon, sem gordura, e cortado em fatias grossas de 1cm
- 1 cebola roxa picada
- 1 pimentão vermelho, sem sementes, cortado em fatias
- 1 dente de alho finamente picado
- 1 colher de chá de páprica
- 1 colher de chá de orégano seco
- 6 tomates cereja picados
- sal e pimenta-do-reino a gosto
- 1 lata de 400g de feijão-preto, enxaguado e escorrido
- 2 *tortillas*, ou pães árabes, grandes
- um molho pequeno de coentro, somente as folhas, picado
- suco de limão-galego

MODO DE FAZER

Esquente o óleo de coco numa frigideira grande, em fogo alto. Adicione o filé-mignon e frite por 1-2 minutos, virando a carne umas duas vezes. Coloque a cebola, o pimentão e o alho e frite por um 1 ou 2 minutos. Adicione a páprica, o orégano e os tomates, tempere com sal e pimenta-do-reino e misture tudo por 1 minuto. Acrescente os feijões e cozinhe por mais alguns minutos, quando os grãos deverão estar completamente aquecidos.

Transfira metade da mistura para o centro de cada *tortilla*, ou pão árabe, e depois salpique o coentro e algumas gotas do suco de limão por cima. Enrole e se delicie.

SERVE 1 PORÇÃO

BATATA-DOCE PICANTE

A batata-doce é uma das minhas fontes de carboidratos favoritas, e quando combinada com chilli de carne é uma tremenda "pauleira"! Para fazer a receita com mais rapidez, cozinho a batata-doce no micro-ondas; se você quiser, pode cozinhá-la na água ou assá-la no forno, a escolha é sua.

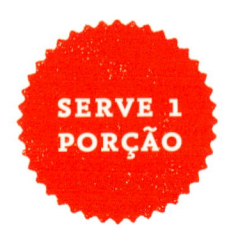

PREPARAR COM ANTECEDÊNCIA

(o chilli, não a batata-doce)

INGREDIENTES

- 1 batata-doce
- 2 colheres de chá de óleo de coco
- 3 cebolinhas, cortadas em fatias finas
- 250g de carne moída com teor de gordura reduzido (cerca de 5%)
- 1 colher de chá de cominho em pó
- 1 colher de chá de páprica defumada
- 2 colheres de chá de extrato de tomate
- 175g de feijão-preto em lata, enxaguado e escorrido
- 100ml de caldo de carne
- 1 colher de sopa de iogurte grego integral

MODO DE FAZER

Com um garfo, espete a batata-doce algumas vezes e coloque-a no micro-ondas a 900W por 5 minutos. Em seguida, deixe-a descansar por 30 segundos e coloque-a para cozinhar por mais 3-4 minutos. Deixe-a de lado, cobrindo-a com papel-alumínio.

Enquanto isso, aqueça o óleo de coco numa frigideira grande, em fogo alto. Misture a cebolinha com a carne e refogue por uns 4 minutos, desfazendo os grumos de carne moída enquanto refoga. Quando a carne estiver dourada, polvilhe o cominho e a páprica e cozinhe por 30 segundos antes de adicionar o extrato de tomate. Refogue por mais 30 segundos e depois adicione o feijão e o caldo de carne. Deixe levantar fervura e cozinhe por 1 minuto.

Corte a batata-doce ao meio e sirva com o chilli de carne – e um pouco de iogurte frio.

★ Sirva com uma generosa porção de suas verduras favoritas, como espinafre, couve, brócolis, ervilhas e vagem.

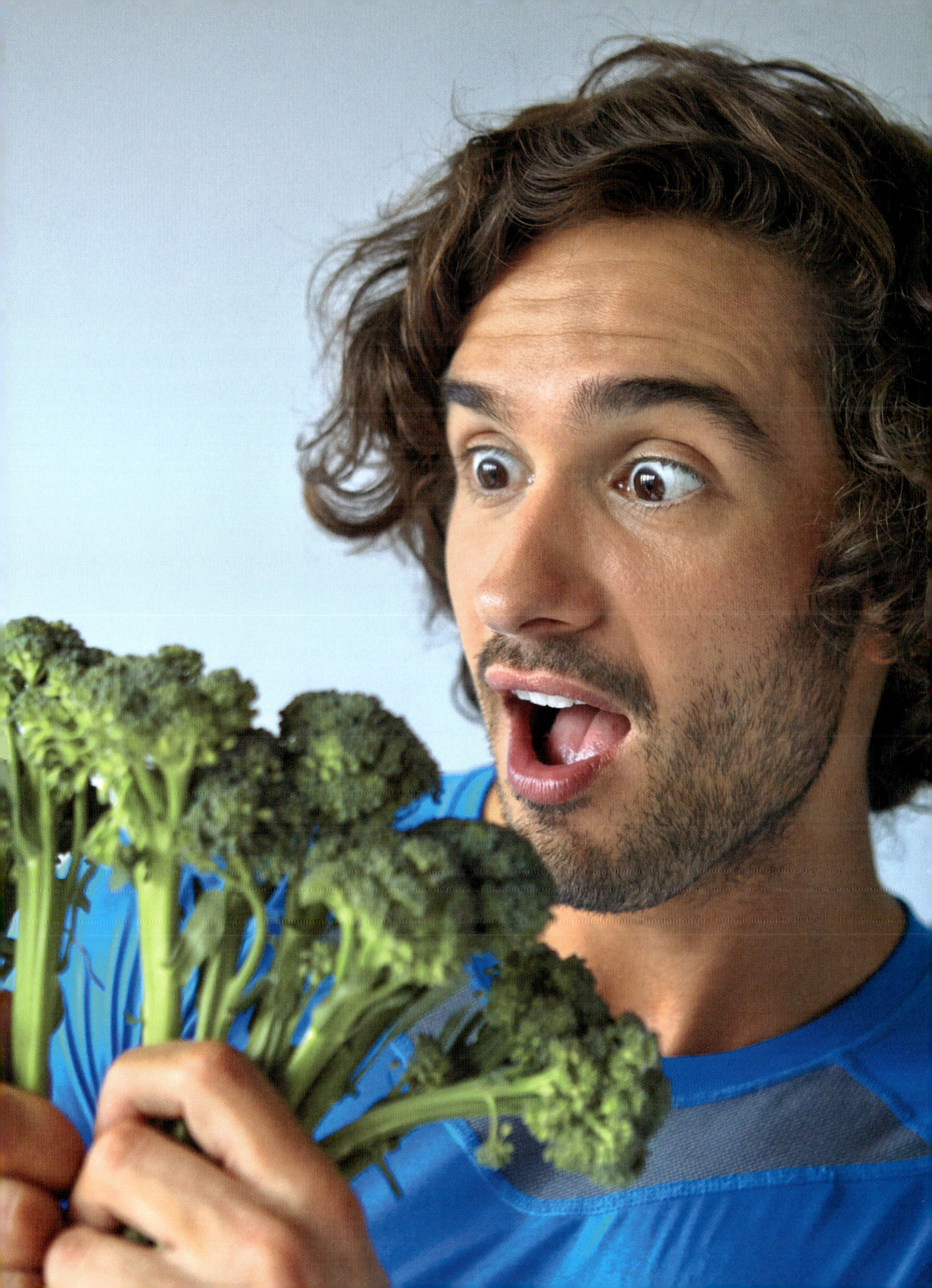

CAMARÃO E MACARRÃO ORIENTAL

SERVE 1 PORÇÃO

Este prato tem a ver com leveza. Uma simples *wok* e outra chance de ter o brócolis por perto. Esse é um excelente almoço; portanto, dobre a receita e, no dia seguinte, leve o restante numa marmita para o trabalho.

PREPARE COM ANTECEDÊNCIA
INGREDIENTES

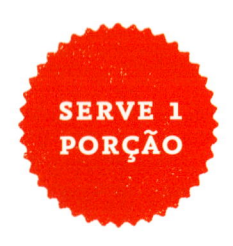

- ½ colher de sopa de óleo de coco
- 3 cebolinhas, cortadas em fatias finas
- 1 dente de alho, finamente picado
- 200g de camarões crus descascados
- 50g de ervilhas, cortadas ao meio
- 3 miniespigas de milho-verde, cortadas ao meio
- 4 talos tenros de brócolis, os maiores cortados ao meio longitudinalmente
- 200g de macarrão instantâneo
- 2 colheres de sopa de molho de soja *light*
- 1 colher de sopa de molho de peixe

MODO DE FAZER

Esquente o óleo de coco numa *wok*, ou numa frigideira grande, regulando o fogo de médio a alto. Adicione as cebolas e o alho, e refogue por 1 minuto. Acrescente os camarões e continue refogando por mais 1 minuto.

Acrescente as ervilhas, o milho e os brócolis, junto com cerca de 2 colheres de sopa de água. Deixe a água borbulhar e fazer vapor para cozinhar os legumes. Adicione o macarrão, separando os fios com os dedos à medida que os põe na panela. Misture a massa com os outros ingredientes e refogue por mais 1 minuto, até que o macarrão esteja suficientemente cozido.

Retire a panela do fogo, despeje os molhos de soja e de peixe e dê outra mexida antes de passar para um prato e saborear a iguaria.

★ SUPERDICA

Para uma refeição sem glúten, substitua o molho de soja pelo molho tamari e o macarrão de arroz pelo macarrão instantâneo.

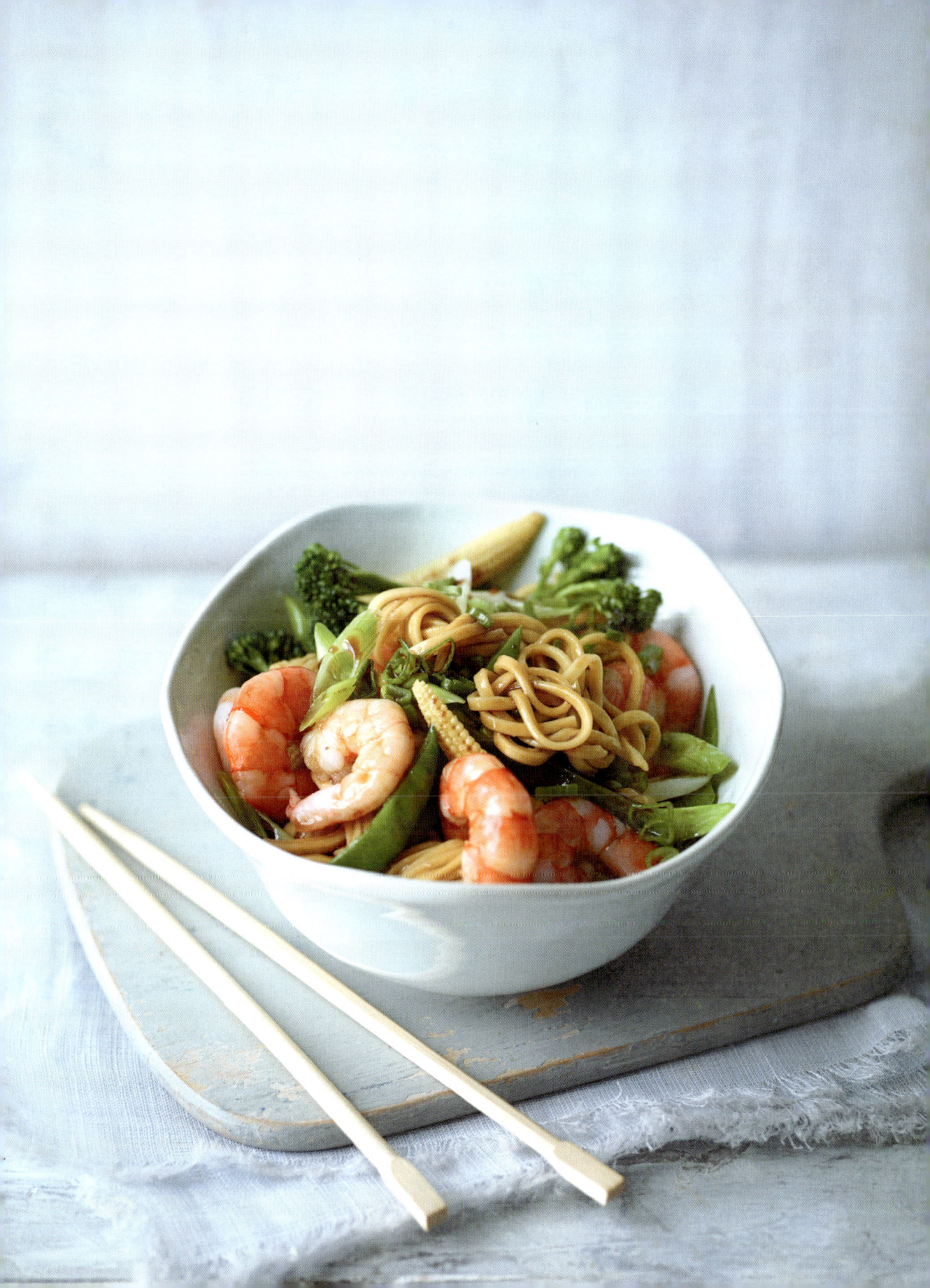

ARROZ AO CURRY

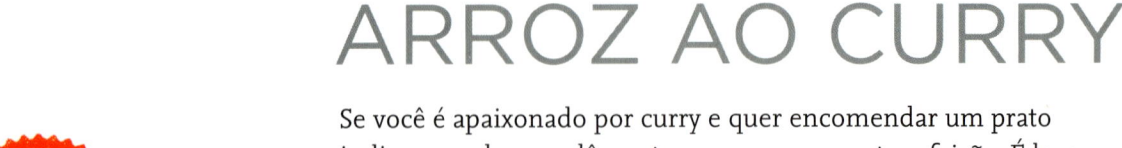

Se você é apaixonado por curry e quer encomendar um prato indiano gorduroso, dê um tempo e prepare esta refeição. É leve, muito gostosa e chegará mais rápido do que qualquer outro pedido. A receita também fica deliciosa com carne de porco ou de peru cortada em cubos.

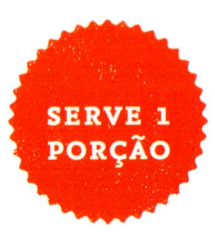

SERVE 1 PORÇÃO

PREPARE COM ANTECEDÊNCIA
INGREDIENTES

- 1 colher de sopa de óleo de coco
- 1 cebola roxa pequena, cortada em cubos
- 1 dente de alho picado
- 2cm de gengibre, cortado em cubos
- 1 filé de peito de frango com cerca de 250g, sem pele e cortado em tiras grossas de 1cm
- ½ pimentão vermelho, sem sementes e fatiado
- 1 colher de sopa de curry em pó *light*
- 250g de arroz basmati pré-cozido
- um punhado generoso de folhas de espinafre
- suco de limão-galego

MODO DE FAZER

Esquente o óleo de coco numa *wok* ou numa frigideira grande, regulando o fogo de médio a alto. Adicione a cebola e frite por 1 minuto, e depois coloque o alho e o gengibre, cozinhando por mais 1 minuto. Acrescente o frango, o pimentão e metade do curry e frite por 2 minutos.

Adicione o arroz, soltando-o com os dedos ao colocá-lo na panela, e depois acrescente 2 colheres de sopa de água. Refogue por 2 minutos, até que o arroz esteja aquecido, e o frango, completamente cozido. Para verificar o ponto de cozimento do frango, corte um dos pedaços maiores da carne e veja se está totalmente branca, sem nenhum ponto rosado.

Acrescente o curry restante, junto com folhas de espinafre, e mexa até que estejam ligeiramente enrugadas, e o condimento amarelo, misturado de maneira uniforme.

Coloque esse saboroso arroz ao curry no prato e arremate com muitas gotas de limão por cima.

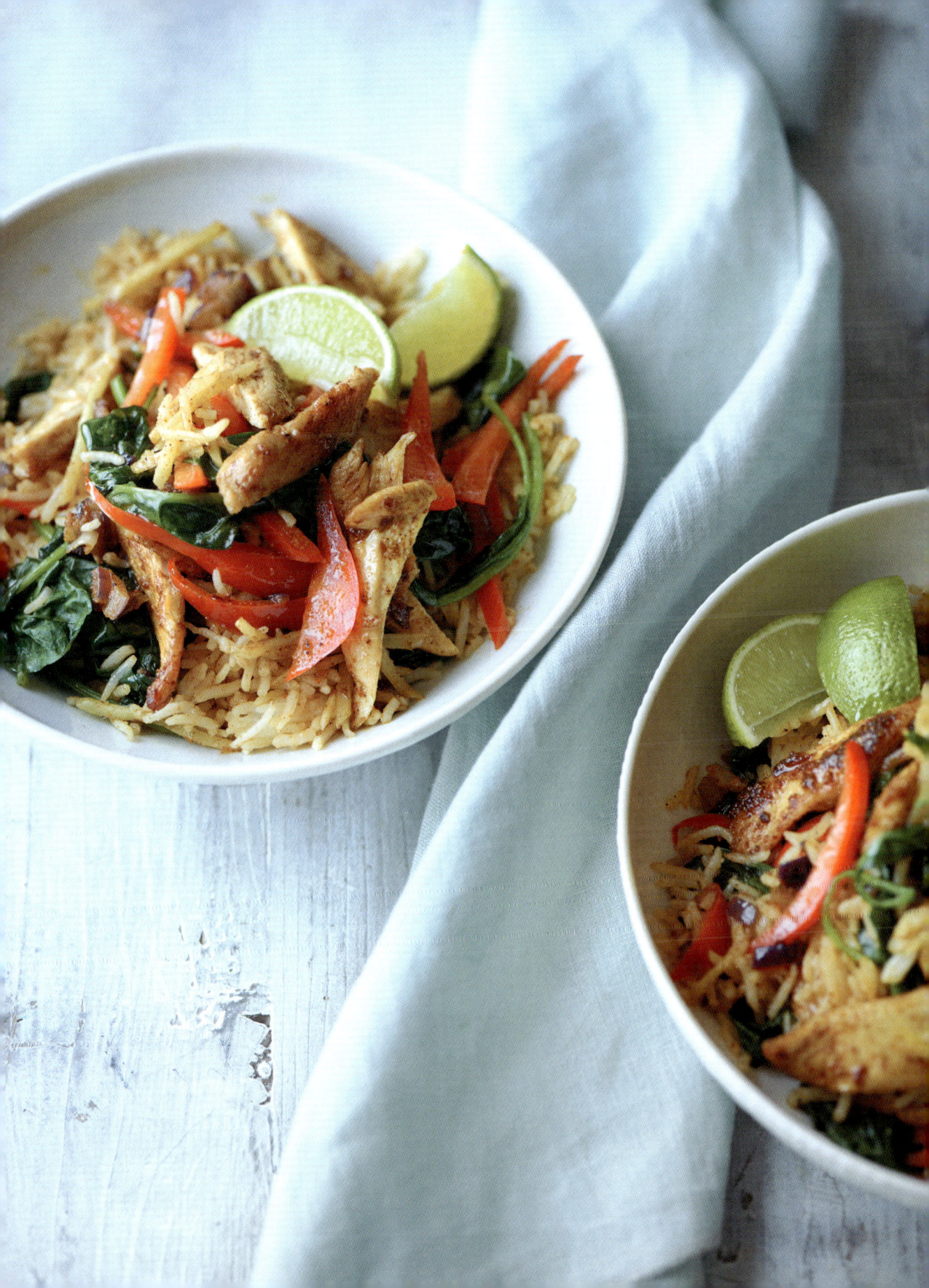

SANDUÍCHE DO CLUBE DA MALHAÇÃO

O sanduíche do clube da malhação é maravilhoso! Por tradição, sempre opto por peru ou presunto, mas fique à vontade para improvisar. E, se um sanduíche de quatro camadas for demais para você, retire uma delas e adicione um punhado de batatas-doces fritas (ver a seguir).

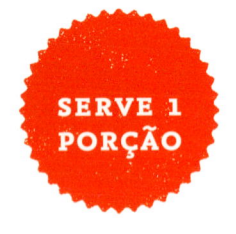

SERVE 1 PORÇÃO

PREPARE COM ANTECEDÊNCIA
INGREDIENTES

2 ovos
sal e pimenta-do-reino a gosto
4 fatias grossas de pão (de preferência, integral)
1 tomate grande, cortado em fatias
½ alface comum, somente as folhas
300g de frios, cortados em fatias finas – gosto de peru e de presunto defumados
1 pepino em conserva, para guarnição (opcional)

MODO DE FAZER

Coloque uma panela de água para ferver e, cuidadosamente, deixe os ovos na água em ebulição por aproximadamente 6 minutos. Depois, retire-os e passe-os na água fria, até que esfriem e possam ser descascados. Coloque-os numa tigela pequena, tempere com sal e pimenta-do-reino e amasse-os com a parte de trás de um garfo.

Toste o pão e, quando estiver pronto, monte o sanduíche: espalhe os ovos achatados sobre as quatro fatias de pão e depois distribua uniformemente o tomate, a alface e os frios sobre três delas. Empilhe essas últimas e coloque a que restar por cima de tudo como uma tampa.

Corte em triângulos e saboreie o sanduíche acompanhado de picles.

★ SUPERDICA

Para fazer batata-doce frita, corte uma batata-doce em oito fatias longitudinais. Coloque-as no micro-ondas durante 4 minutos a 900W, e, em seguida, reserve-as por 1 minuto. Esquente 1 colher de sopa de óleo de coco e frite as batatas aos pares, até que fiquem douradas e crocantes. Escorra em toalha de papel e tempere com sal.

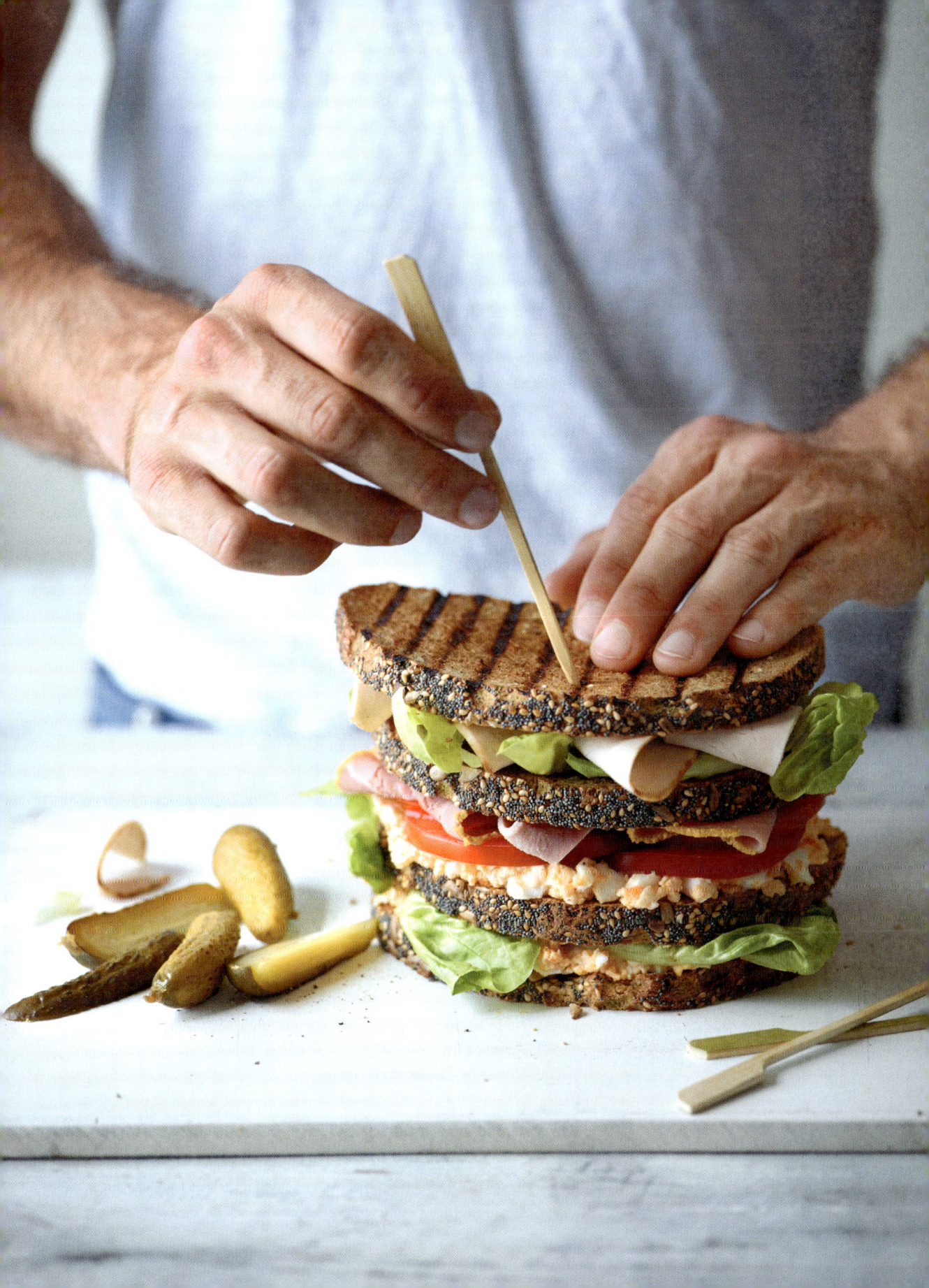

CARNE TAILANDESA

SERVE 1 PORÇÃO

Este prato rápido e impregnado de sabores vibrantes se tornará um dos seus favoritos. Depois de prepará-lo, você provavelmente irá saboreá-lo uma vez por semana. E caso se canse da massa à base de ovos, utilize qualquer outro tipo de macarrão instantâneo ou de arroz, se quiser uma refeição sem glúten.

MODO DE FAZER

Esquente o óleo de coco numa *wok* ou numa frigideira grande, em fogo alto. Adicione o anis-estrelado, deixe em infusão no óleo por 30 segundos e depois o remova. Acrescente a pimenta, o alho, a cebolinha e o capim-limão, refogando por 1 minuto.

Coloque o bife e frite por mais 1-2 minutos, até a carne atingir o ponto de quase cozida.

Ponha o macarrão e algumas colheres de sopa de água – o vapor vai ajudar a separar e cozinhar a massa. Refogue até que a carne e o macarrão estejam devidamente cozidos.

Retire a panela do fogo, adicione o molho de peixe, o coentro e o suco de limão. E, então, sirva.

PREPARE COM ANTECEDÊNCIA

INGREDIENTES

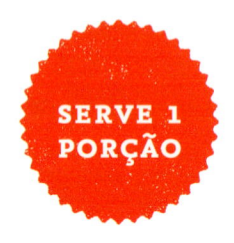

- ½ colher de sopa de óleo de coco
- 2 estrelas de anis-estrelado
- 1 pimenta dedo-de-moça finamente picada – retire as sementes, caso não goste do sabor picante
- 2 dentes de alho, finamente picados
- 3 cebolinhas, cortadas em fatias finas
- 1 talo de capim-limão, somente a parte branca e tenra, cortado em fatias finas
- 1 bife de filé-mignon com cerca de 250g, sem gordura e cortado em tiras grossas de 1cm
- 240g de macarrão fresco, à base de ovos
- 2 colheres de chá de molho de peixe
- 1 molho pequeno de coentro, somente as folhas, picado
- suco de 1 limão-galego

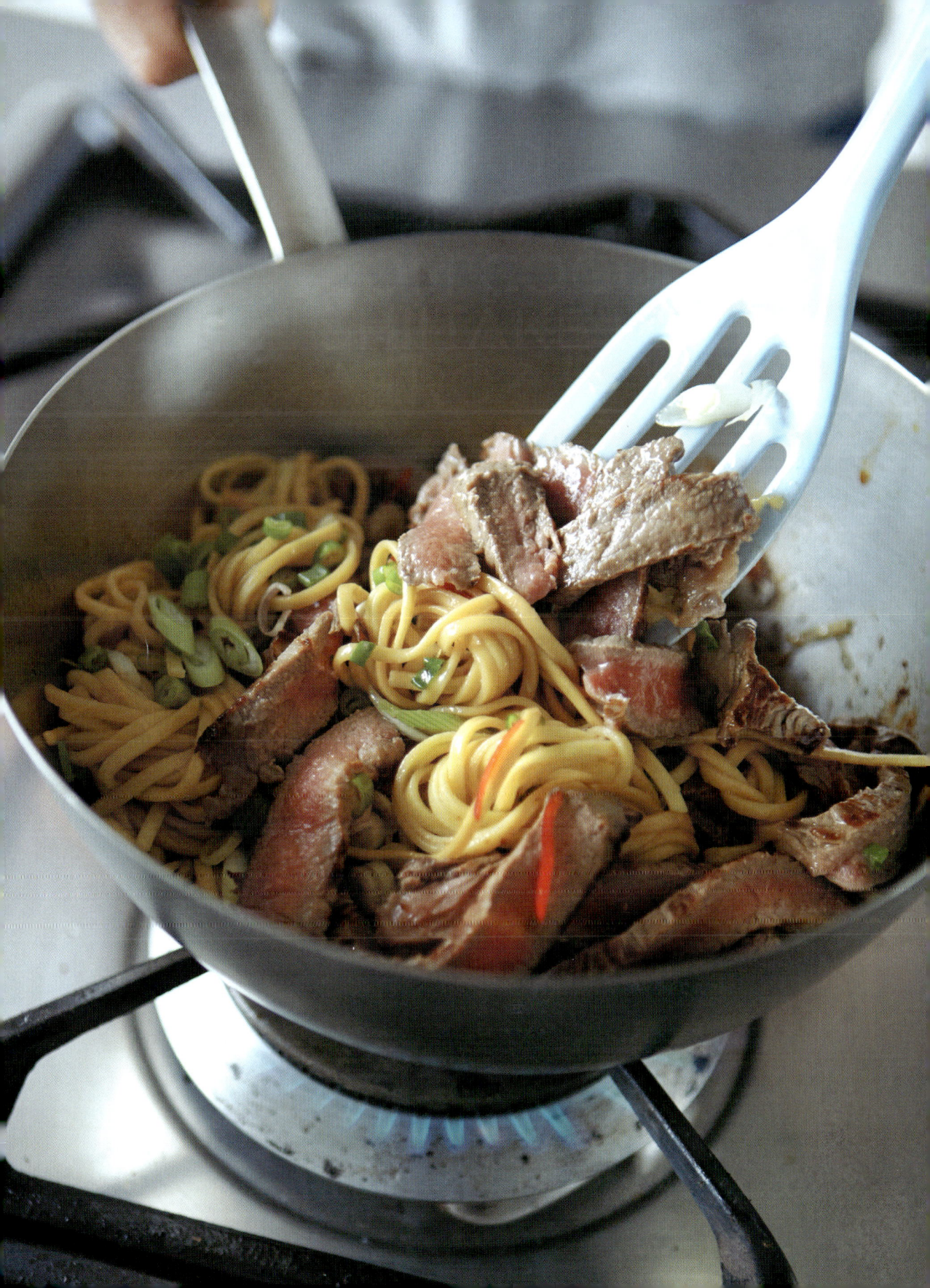

BAHN MI (SANDUÍCHE VIETNAMITA DE CARNE DE PORCO)

SERVE 1 PORÇÃO

Esta especialidade vietnamita utiliza lombo de porco, uma grande fonte de baixo teor de gordura e de muita proteína.

PREPARE COM ANTECEDÊNCIA
INGREDIENTES

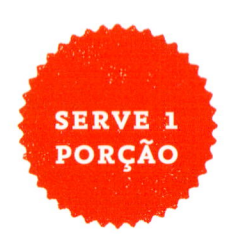

- ½ colher de sopa de óleo de coco
- ½ cebola roxa, cortada em fatias bem finas
- 300g de lombo de porco, cortado em fatias de 1cm de largura
- 1 pimenta vermelha cortada em fatias – retire as sementes, caso não goste do sabor picante
- 3 colheres de chá de molho de peixe
- suco de 2 limões
- 2 colheres de chá de mel
- 2 colheres de chá de óleo de gergelim
- ½ bisnaga (tipo baguete) grande
- 1 colher de sopa de molho chipotle
- 1 minialface romana, com as folhas separadas
- ¼ de pepino, cortado em bastões finos
- folhas de hortelã e coentro, para guarnição

MODO DE FAZER

Esquente o óleo de coco numa *wok* ou numa frigideira grande, regulando o fogo de médio a alto. Adicione a cebola e frite por 2 minutos, ou até que assuma um tom transparente. Aumente o fogo para alto, acrescente a carne de porco e a pimenta e frite por 2-3 minutos, quando a carne de porco deverá estar cozida. Para verificar o cozimento, corte um dos pedaços maiores da carne para ver se restou algum ponto rosado. Retire a panela do fogo e coloque o molho de peixe, o suco de limão, o mel e o óleo de gergelim. Misture tudo muito bem.

Corte a baguete ao meio, longitudinalmente, e espalhe o molho chipotle de modo uniforme. Ao montar o sanduíche, arrume as folhas de alface na base seguidas pela carne de porco, o pepino e as ervas frescas. Feche-o e bom apetite.

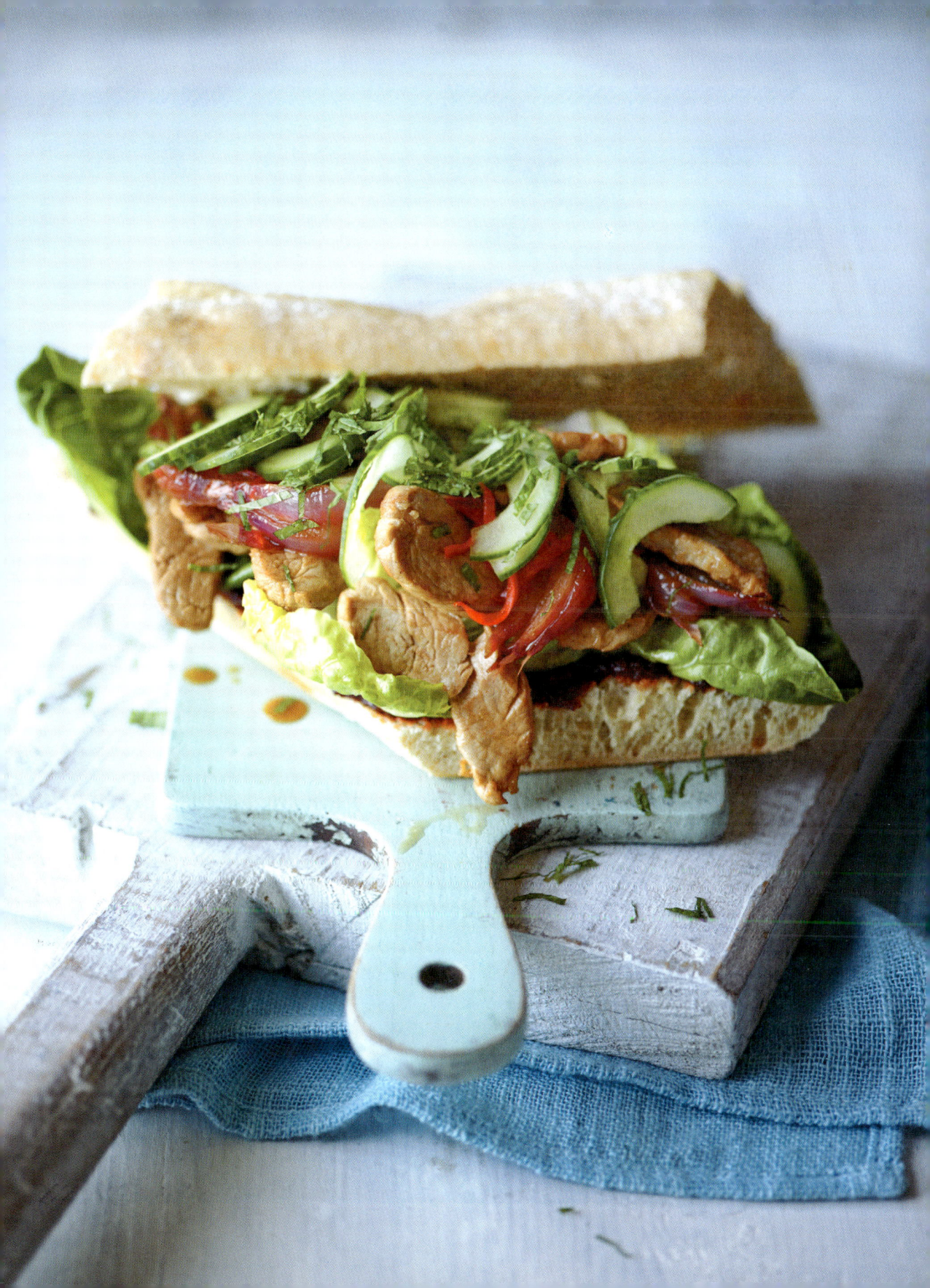

SAG ALOO DE FRANGO

As batatas não precisam ser sem graça e insossas. Este prato da Índia é saboroso e bem mais leve do que qualquer guisado gorduroso do restaurante indiano mais próximo.

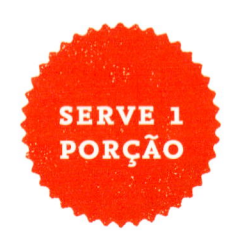

SERVE 1 PORÇÃO

PREPARE COM ANTECEDÊNCIA

INGREDIENTES

- 250g de batatas pequenas
- ½ colher de sopa de óleo de coco
- 4 cebolinhas, cortadas em fatias finas
- 2 dentes de alho, finamente picados
- 2cm de gengibre, finamente picado
- 1 colher de sopa de garam masala
- 1 filé de peito de frango de aproximadamente 240g, sem pele e cortado em tiras grossas de 1cm
- sal e pimenta-do-reino a gosto
- 2 punhados generosos de folhas de espinafre
- ½ molho de coentro, somente as folhas, picado
- suco de limão

MODO DE FAZER

Espete as batatas algumas vezes com um garfo. Coloque-as no micro-ondas dentro de um recipiente apropriado. Despeje um pouco de água sobre as batatas e asse-as por 2 ½ minutos a 900W; depois, ponha em repouso por 30 segundos e retome o cozimento por mais 3 minutos. Deixe as batatas descansarem por mais 30 segundos e em seguida corte-as pela metade com muito cuidado.

Esquente o óleo de coco numa *wok* ou numa frigideira grande, regulando o fogo de médio a alto. Adicione as cebolinhas, o alho e o gengibre e frite por 1 minuto, mexendo regularmente. Acrescente as batatas e misture tudo muito bem. Salpique o garam masala por cima e refogue por 30 segundos, sem parar de mexer e sem deixar grudar no fundo da panela. Coloque rapidamente o frango e 2 colheres de sopa de água para ajudar a cozinhá-lo e impedir que as especiarias tostem. Tempere com sal e pimenta-do-reino e frite por 3-4 minutos, depois dos quais o frango deverá estar cozido. Para verificar o ponto de cozimento, corte um dos pedaços maiores da carne e veja se está completamente branca e sem pontos rosados.

Adicione as folhas de espinafre e misture tudo até que elas murchem – neste momento, não há nada melhor do que muito espinafre! Retire a panela do fogo, salpique o coentro e termine com muitas gotas de limão por cima de tudo.

PITA DE PERU E GRÃO-DE-BICO

Os sabores deste prato sempre me fazem lembrar de falafel. Se não tiver grão-de-bico, prepare-o com feijão cannellini (um tipo de feijão-branco) ou com feijão-manteiga. Se preferir, substitua o pão pita por *tortilla*.

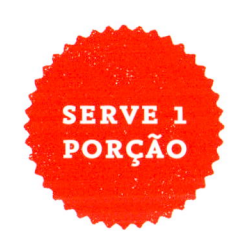

SERVE 1 PORÇÃO

PREPARE COM ANTECEDÊNCIA
INGREDIENTES

- 200g de grão-de-bico enlatado, escorrido e enxaguado
- ½ colher de sopa de óleo de coco
- ½ cebola roxa, cortada em cubos
- 1 dente de alho, cortado em cubinhos
- 250g de carne de peru moída
- 2 colheres de chá de cominho em pó
- 1 colher de chá de páprica defumada
- sal e pimenta-do-reino a gosto
- 1 cenoura ralada
- 1 pimenta vermelha, cortada em fatias finas – retire as sementes, caso não goste do sabor picante
- ½ molho de coentro, somente as folhas, picado
- suco de limão
- 2 pães pita (pão árabe), para guarnição

MODO DE FAZER

Coloque uma panela de água para ferver, adicione o grão-de-bico e cozinhe por 5 minutos. Escorra o grão-de-bico numa peneira ou num passador, e em seguida passe-o em água fria corrente.

Enquanto isso, esquente o óleo de coco numa frigideira grande, em fogo alto. Adicione a cebola e o alho e frite por 1 minuto; depois, acrescente carne de peru e refogue por 2 minutos, desfazendo os grumos que se formarem. Salpique o cominho e a páprica e refogue por 30 segundos, quando a carne de peru deverá estar cozida. Generosamente, tempere com sal e pimenta-do-reino, e em seguida coloque a cenoura, a pimenta e o grão-de-bico, esmagando alguns grãos com a parte de trás de uma colher.

Quando a carne de peru estiver inteiramente cozida, e o grão-de-bico bem aquecido, retire a panela do fogo, acrescente o coentro picado e termine com muitas gotas de suco de limão por cima. Disponha tudo sobre os pães e deleite-se.

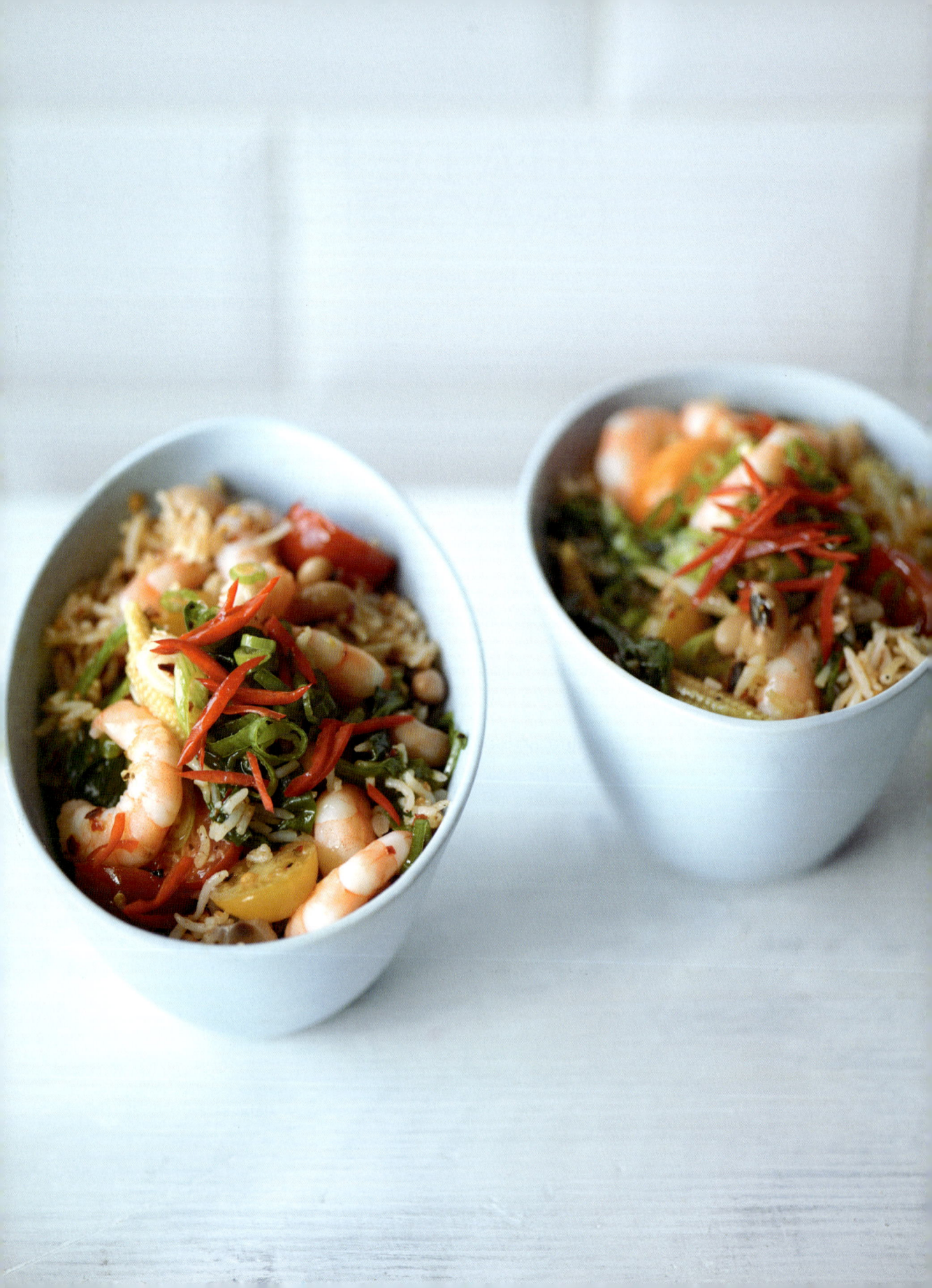

ARROZ COM ERVILHAS E CAMARÃO AO ALHO E PIMENTA PIRIPIRI

SERVE 1 PORÇÃO

Sou um grande fã de piripiri (pimenta-malagueta). É um dos meus temperos favoritos, cujo impressionante sabor supera todos os demais. Neste prato, o feijão-fradinho incrementa uma dose extra de proteína. É uma excelente receita para ser dobrada, deixando-a disponível para o jantar ou o almoço do dia seguinte.

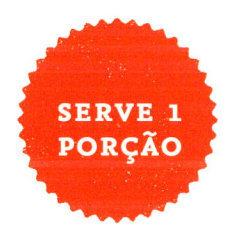

PREPARE COM ANTECEDÊNCIA

INGREDIENTES

- 1 colher de sopa de óleo de coco
- 2 cebolinhas picadas
- 1 pimenta vermelha picada – retire as sementes, caso não goste do sabor picante
- 6 miniespigas de milho-verde, cortadas ao meio
- 4 tomates cereja, cortados ao meio
- 2 colheres de sopa de tempero piripiri
- 100g de feijão-fradinho enlatado, escorrido e enxaguado
- 150g de arroz pré-cozido
- um punhado generoso de folhas de espinafre
- 1 dente de alho grande picado
- 12 camarões crus (cerca de 200g) descascados
- suco de limão

MODO DE FAZER

Esquente metade do óleo de coco numa *wok* ou numa frigideira grande, em fogo alto. Adicione a cebolinha, a pimenta, o milho-verde e o tomate, refogando por aproximadamente 1 minuto. Acrescente o tempero piripiri e refogue por 30 segundos, e depois coloque o feijão-fradinho com 2 colheres de sopa de água. Ponha o arroz, separando os grãos com os dedos enquanto os despeja na panela, e refogue por uns 2 minutos, dissolvendo os grumos com uma colher de pau. Adicione o espinafre e mexa até que as folhas murchem. Transfira o arroz e os legumes para um prato e limpe a frigideira.

Retorne a *wok* ou a frigideira para o fogo alto e adicione o óleo de coco restante. Quando o óleo estiver bem quente, acrescente o alho e os camarões e cozinhe por aproximadamente 1 minuto, mexendo de vez em quando, até que os camarões estejam rosados e cozidos.

Cubra o arroz piripiri com os camarões e o alho. Finalize o prato com muitas gotas de limão sobre tudo, e delicie-se.

MACARRÃO INSTANTÂNEO AO ESTILO DE SINGAPURA

SERVE 1 PORÇÃO

Ao terminar uma sessão puxada na academia, você se sente faminto e quer comida o mais rapidamente possível. Este prato é ideal para tais ocasiões. Embora pareça uma estranha combinação, o frango, o curry e os camarões concedem ao prato o título de grande campeão. Se não gostar da mistura, fique à vontade e use apenas o frango ou o camarão – nesse caso, você vai precisar de 250g de frango ou 200g de camarões.

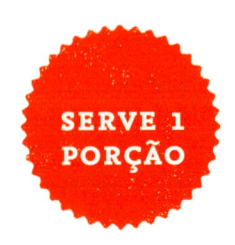

PREPARE COM ANTECEDÊNCIA
INGREDIENTES

- 1 colher de sopa de óleo de coco
- 150g de peito de frango, sem pele e cortado em tiras grossas de 1cm
- 1 colher de sopa de curry suave em pó
- 8 camarões descascados
- 2 cebolinhas picadas
- 1 pimenta vermelha picada – retire as sementes, caso não goste do sabor picante
- 1 dente de alho picado
- 50g de ervilhas, cortadas ao meio
- 6 miniespigas de milho-verde, cortadas ao meio
- 200g de macarrão fresco, à base de ovos
- sal e pimenta-do-reino a gosto
- suco de 1 limão-galego
- ¼ de molho de coentro, somente as folhas, picado

MODO DE FAZER

Esquente o óleo numa *wok* ou numa frigideira grande, em fogo alto. Adicione o frango e refogue por 1 minuto, virando-o uma ou duas vezes. Quando o frango não estiver mais rosado, salpique metade do curry na *wok* e mexa, de modo que o pó cubra toda a carne.

Acrescente os camarões e misture-os com os outros ingredientes. Coloque a cebolinha, a pimenta, o alho, a ervilha e o milho-verde e frite por uns 2 minutos, ou até que os camarões estejam rosados, e o frango, cozido. Para verificar o ponto de cozimento do frango, corte um dos pedaços maiores da carne e veja se está completamente branca e sem pontos rosados.

Adicione o macarrão, juntamente com 2 colheres de sopa de água – isso vai ajudar a liberar os ingredientes que estejam grudados no fundo da *wok* ou da frigideira, e também vai fazer com que o macarrão se solte.

Salpique o curry restante e tempere generosamente com sal e pimenta. Mexa tudo muito bem e depois transfira o macarrão para um prato, pingando o suco de limão por cima e finalizando com o coentro picado.

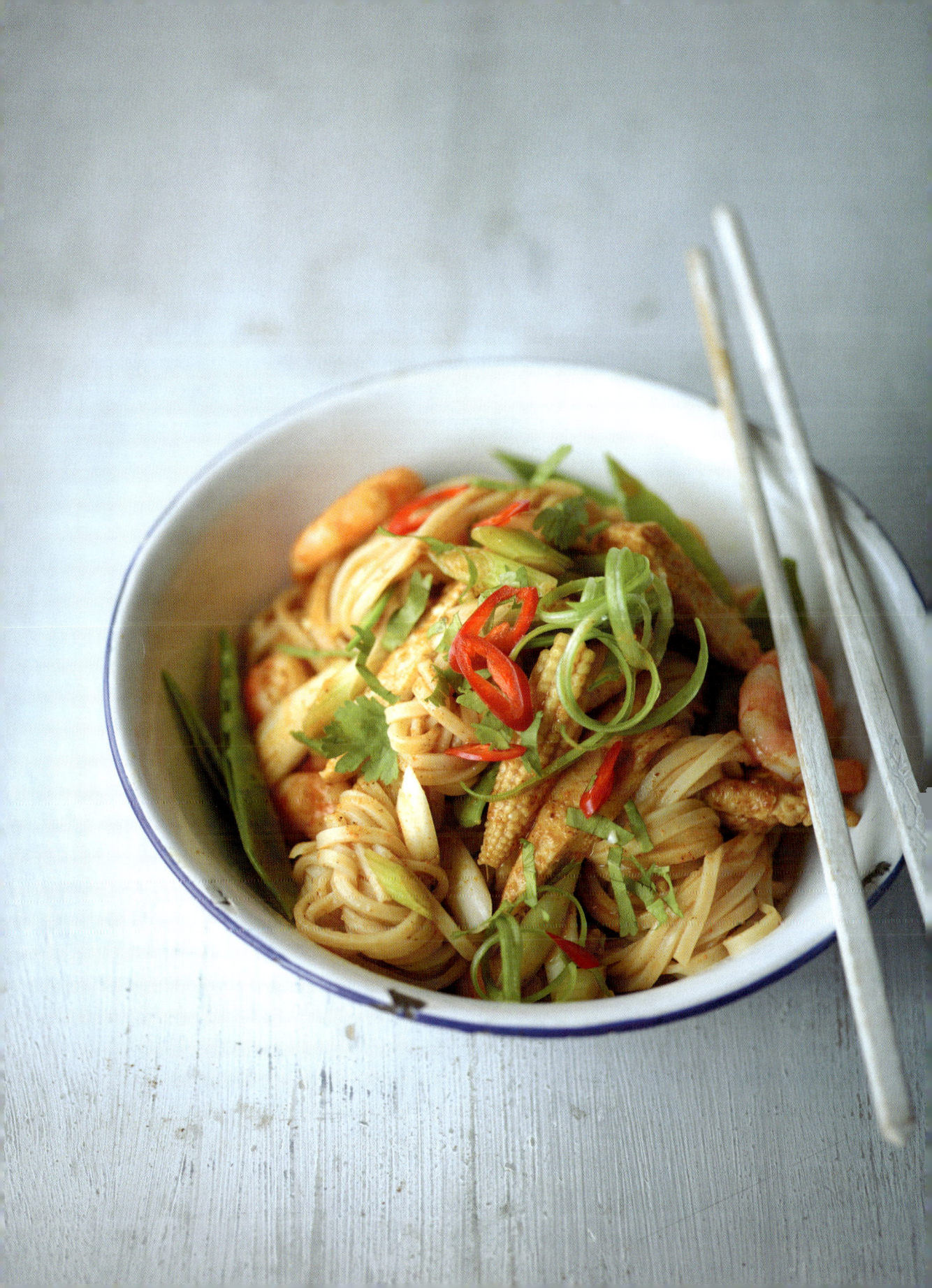

#MEUHAMBÚRGUER COM BATATAS- -DOCES FRITAS

SERVE 2 PORÇÕES

Sinto muito, mas me recuso a lançar um livro de receitas sem ao menos incluir umas duas receitas saudáveis de hambúrguer. Os hambúrgueres me deixam feliz, e prometo que este não decepcionará. Então, mãos à obra!

INGREDIENTES

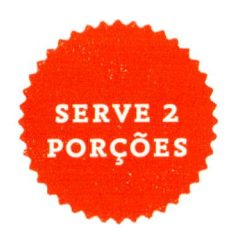

- 2 batatas-doces grandes, cortadas como batatas fritas
- 600g de carne moída, com teor de gordura reduzido (cerca de 5%)
- 1 cebola roxa pequena, finamente picada
- 1 dente de alho, finamente picado
- sal e pimenta-do-reino a gosto
- 1 colher de sopa de óleo de coco
- 2 colheres de chá de molho chipotle
- 2 colheres de sopa de creme de leite fresco
- 2 pães de hambúrguer
- 1 tomate, cortado em fatias
- 2 pepinos em conserva, cortados em fatias
- alface, para guarnição

MODO DE FAZER

Preaqueça o *grill* em temperatura máxima.

Coloque as batatas cortadas no micro-ondas por 7 minutos a 900W, e, em seguida, deixe-as em repouso por 30 segundos.

Enquanto a batata-doce estiver girando no prato do micro-ondas, misture a carne com a cebola e o alho – enfie a mão na mistura e trabalhe os ingredientes, juntamente com uma boa pitada de sal e pimenta-do-reino. Divida a massa de carne em dois hambúrgueres de bom tamanho, com cerca de 2cm de espessura. Coloque os hambúrgueres no *grill* ou na chapa do fogão, e grelhe cada um por 5 minutos de cada lado.

Esquente o óleo de coco numa frigideira grande, em fogo alto. Adicione as batatas-doces cortadas e pré-cozidas, e frite por aproximadamente 3 minutos de cada lado, ou até que estejam completamente douradas e crocantes. Escorra as batatas em toalha de papel e, em seguida, tempere-as com uma boa pitada de sal.

Misture o molho de chipotle e o creme de leite fresco numa vasilha pequena.

Corte os pães de hambúrguer ao meio e monte os sanduíches: comece com a carne, cobrindo-a com tomate, pepino, alface, molho chipotle e creme de leite fresco, finalizando com a metade superior do pão de hambúrguer. Sirva com as batatas-doces fritas e grite "hashtagmeuhambúrguer" antes de comê-lo.

CURRY DE CAMARÃO, ABOBRINHA E LENTILHA

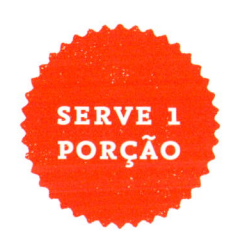

SERVE 1 PORÇÃO

PREPARE COM ANTECEDÊNCIA
IDEAL PARA CONGELAR

INGREDIENTES

- ½ colher de sopa de óleo de coco
- 1 cebola roxa pequena, cortada em cubos
- 1 abobrinha, cortada em cubos
- 1 pimenta vermelha cortada em fatias (opcional)
- 1 colher de sopa de molho de curry
- 200g de tomates enlatados e picados
- 200g de camarões crus descascados
- 100g de lentilhas *puy* pré-cozidas
- 200g de arroz basmati pré-cozido (você também pode usar arroz comum)
- ½ molho de coentro, somente as folhas, picado

Geralmente achamos que o curry demanda muito tempo de preparo, mas alguns deles podem ser feitos de maneira meteórica! Se quiser, utilize frango em vez de camarões; até um pedaço de hadoque funciona bem. E se desejar dar uma boa mexida na receita, a berinjela é uma opção tão válida quanto a abobrinha, mas precisa de um pouco mais de cozimento. Não tenha medo de usar molhos de curry prontos, qualquer um – eles são bons quebra-galhos!

MODO DE FAZER

Esquente o óleo de coco numa *wok* ou numa frigideira grande, regulando o fogo de médio a alto. Adicione a cebola e a abobrinha – e a pimenta, se utilizá-la – e refogue até que comecem a amolecer.

Adicione a colherada de molho de curry e refogue por 30 segundos, e depois acrescente os tomates picados. Deixe ferver e, em seguida, coloque os camarões e a lentilha. Cozinhe o curry por 1 minuto, ou até que as lentilhas estejam completamente aquecidas, e os camarões, cozidos – eles ficam prontos quando a carne adquire um tom rosa vibrante.

Enquanto isso, ponha o arroz pré-cozido no micro-ondas, seguindo as instruções do pacote, ou prepare um pouco do arroz comum.

Junte as folhas de coentro ao curry, acompanhado de arroz.

PODEROSO MACARRÃO COM PATO

SERVE 1 PORÇÃO

PREPARE COM ANTECEDÊNCIA

INGREDIENTES

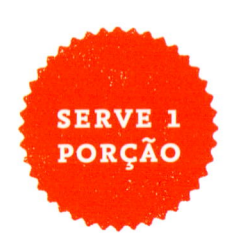

- ½ colher de sopa de óleo de coco
- 1 filé de peito de pato com cerca de 240g, sem pele e cortado em tiras grossas de 1cm
- ½ colher de chá de cinco especiarias chinesas em pó
- 3 cebolinhas, cortadas em fatias finas
- 1 dente de alho, cortado em fatias finas
- 100g de talos tenros de brócolis, os maiores cortados ao meio longitudinalmente
- 250g de macarrão fresco, à base de ovos
- 2 colheres de sopa de molho hoisin
- ¼ de um pepino pequeno, cortado em bastões finos

Vez por outra é adequado mudar de carne. Esta receita de pato com macarrão é rápida e fácil, além de ser uma boa alternativa para os padrões de carne de frango e de peru. As cinco especiarias e o molho de hoisin (também chamado de molho chinês para churrasco) propiciam uma explosão de sabor absoluta.

MODO DE FAZER

Esquente o óleo de coco numa *wok* ou numa frigideira grande, regulando o fogo de médio a alto. Adicione o pato e deixe fritar por alguns minutos. Quando a carne estiver dourada, passe para fogo alto e coloque o tempero de cinco especiarias chinesas em pó, a cebolinha, o alho e o brócolis, junto com umas 2 colheres de sopa de água – o vapor da água ajuda no cozimento. Frite por aproximadamente 3 minutos e depois acrescente o macarrão e misture, até que a massa esteja completamente cozida.

Retire a panela do fogo e acrescente o molho hoisin. Misture tudo muito bem. Depois transfira para um prato e arremate com o pepino salpicado por cima.

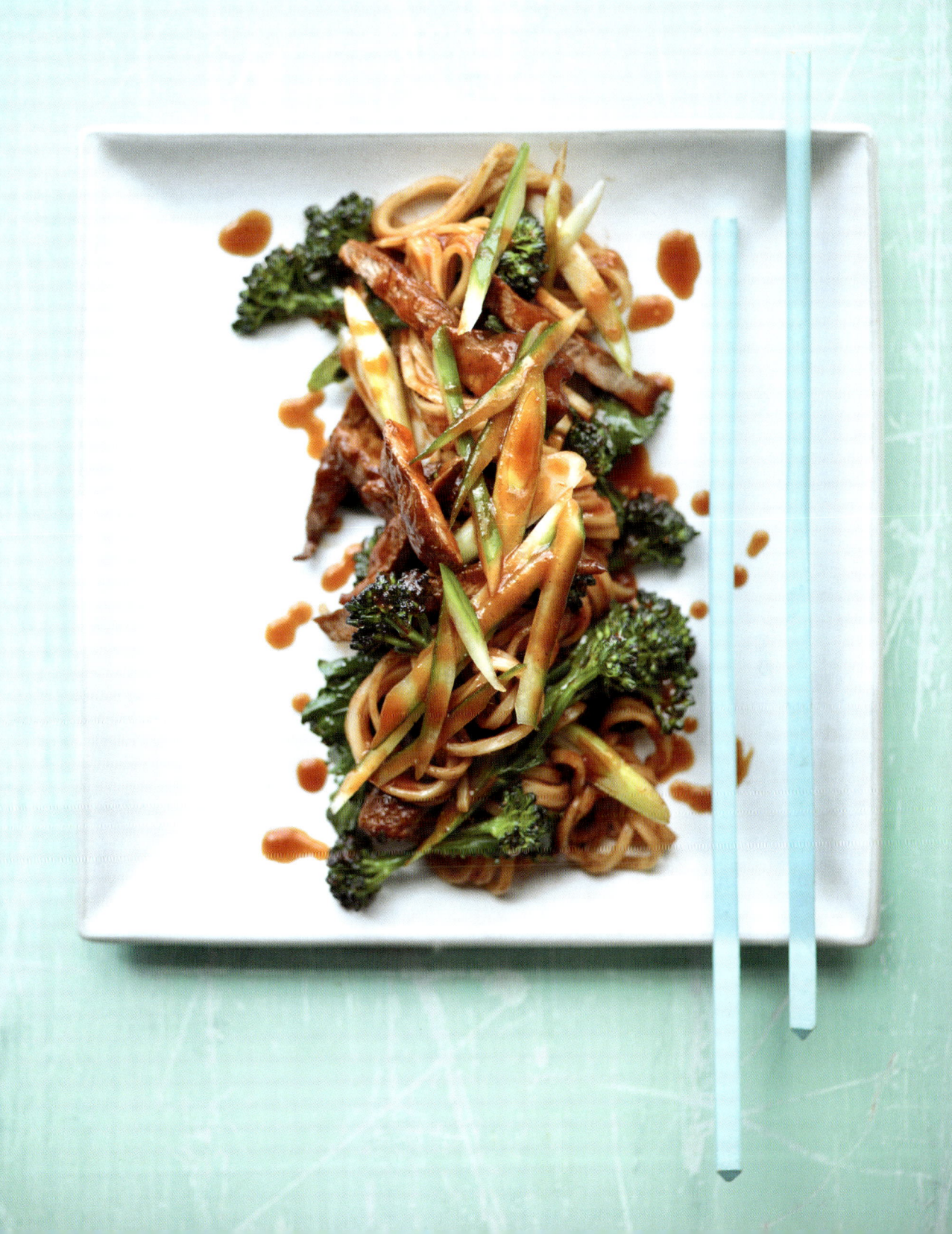

HAMBÚRGUER McEMAGRECEDOR DO JOE

SERVE 2 PORÇÕES

Outra receita de hambúrguer? Culpado. Bem, já comentei que adoro hambúrgueres. E lembre-se de que a carne de peru não precisa ser servida apenas no Natal! Combinado com ingredientes saborosos, este sanduíche supersaudável não vai decepcioná-lo.

INGREDIENTES

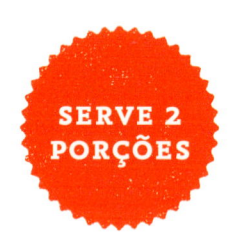

- 400g de carne de peru moída
- 3 colheres de chá de molho de peixe
- ½ molho de coentro, somente as folhas, picado
- 2 colheres de chá de óleo de gergelim
- 4 cebolinhas, cortadas em fatias finas
- sal e pimenta-do-reino a gosto
- 2 pães de hambúrguer
- 2 colheres de sopa de iogurte grego integral
- 3 colheres de chá de molho chipotle
- tomate cortado em rodelas e folhas de alface, para guarnição

MODO DE FAZER

Preaqueça o *grill* na temperatura máxima.

Coloque a carne moída de peru, o molho de peixe, o coentro, o óleo de gergelim e a cebolinha numa tigela grande. Generosamente, tempere com sal e pimenta-do-reino e ponha a mão na massa, trabalhando os ingredientes muito bem. Quanto mais manipular a carne, melhores e mais firmes serão os hambúrgueres. Molde a carne em dois hambúrgueres iguais.

Coloque-os na bandeja do *grill* ou na chapa do fogão, e grelhe-os por 5 minutos de cada lado, ou até que estejam totalmente cozidos. Para verificar o ponto de cozimento, corte um dos hambúrgueres e veja se a carne está completamente branca, sem pontos rosados.

Enquanto os hambúrgueres grelham, corte os pães ao meio. Misture o iogurte com o molho chipotle e espalhe nas bandas dos pães.

Quando esses hambúrgueres fantásticos estiverem prontos, retire-os da grelha e monte-os, terminando com uma boa camada de tomate, alface e cebolinha – quanto maior, melhor.

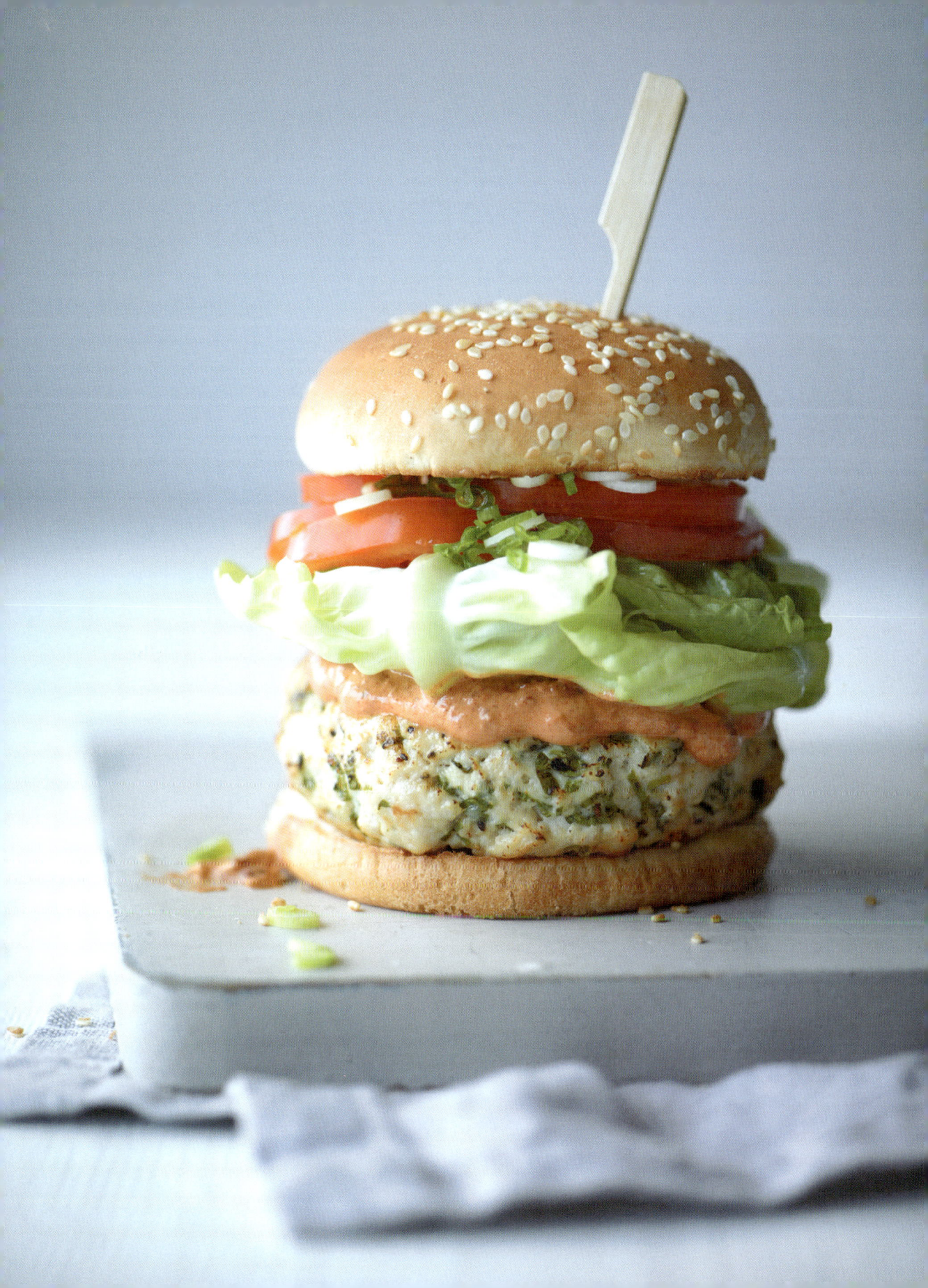

ARROZ ATREVIDO DE FRANGO

SERVE 1 PORÇÃO

Na hora da preguiça, você só pensa em fazer o mínimo de trabalho possível na cozinha? Eu me incluo nessa. Se sente o mesmo, este prato do tipo "suja apenas uma panela sem deixar bagunça" é feito sob medida para você. Um pacote de arroz pré-cozido é preciso para se ter em casa para refeições rápidas – e esta receita não precisa entrar no micro-ondas. Quase todas as verduras e legumes podem ser incluídos nesse refogado de arroz, tornando-se assim uma ótima maneira de utilizar os que estão à mão. Também é perfeito para o almoço do dia seguinte; então, não se acanhe, seja atrevido, dobre a receita. #Culpado

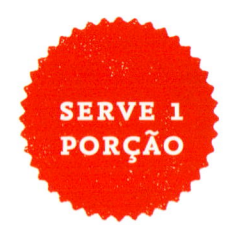

PREPARE COM ANTECEDÊNCIA

INGREDIENTES

- 1 colher de sopa de óleo de coco
- 1 dente de alho, finamente picado
- 1cm de gengibre, finamente picado
- 1 filé de peito de frango com cerca de 240g, sem pele e cortado em tiras grossas de 1cm
- 2 cebolinhas picadas
- 1 cenoura, cortada em pedaços de 1cm
- 40g de ervilhas congeladas
- 50g de milho-verde, picado
- 250g de arroz basmati pré-cozido
- 1 colher de sopa de molho de soja *light*
- 2 colheres de chá de óleo de gergelim
- ½ pimenta vermelha, finamente picada (opcional)

MODO DE FAZER

Esquente o óleo de coco numa *wok* ou numa frigideira grande, em fogo alto. Jogue o alho e o gengibre no óleo e frite por 30 segundos.

Adicione o frango e frite por 2 minutos, quando o frango deverá estar um pouco dourado. Acrescente a cebolinha, os pedaços de cenoura, as ervilhas e o milho-verde, e refogue por mais 2-3 minutos, até que os legumes e o frango estejam cozidos. Para verificar o cozimento, corte um dos pedaços maiores da carne e veja se está completamente branca, sem nenhum ponto rosado.

Despeje o arroz diretamente do pacote, junto com 1 colher de sopa de água, e continue refogando por aproximadamente 1 minuto, ou até que o arroz esteja completamente aquecido.

Retire a *wok* ou a panela do fogo e adicione o molho de soja e o óleo de gergelim. Salpique as tirinhas de pimenta por cima de tudo para acrescentar um toque picante.

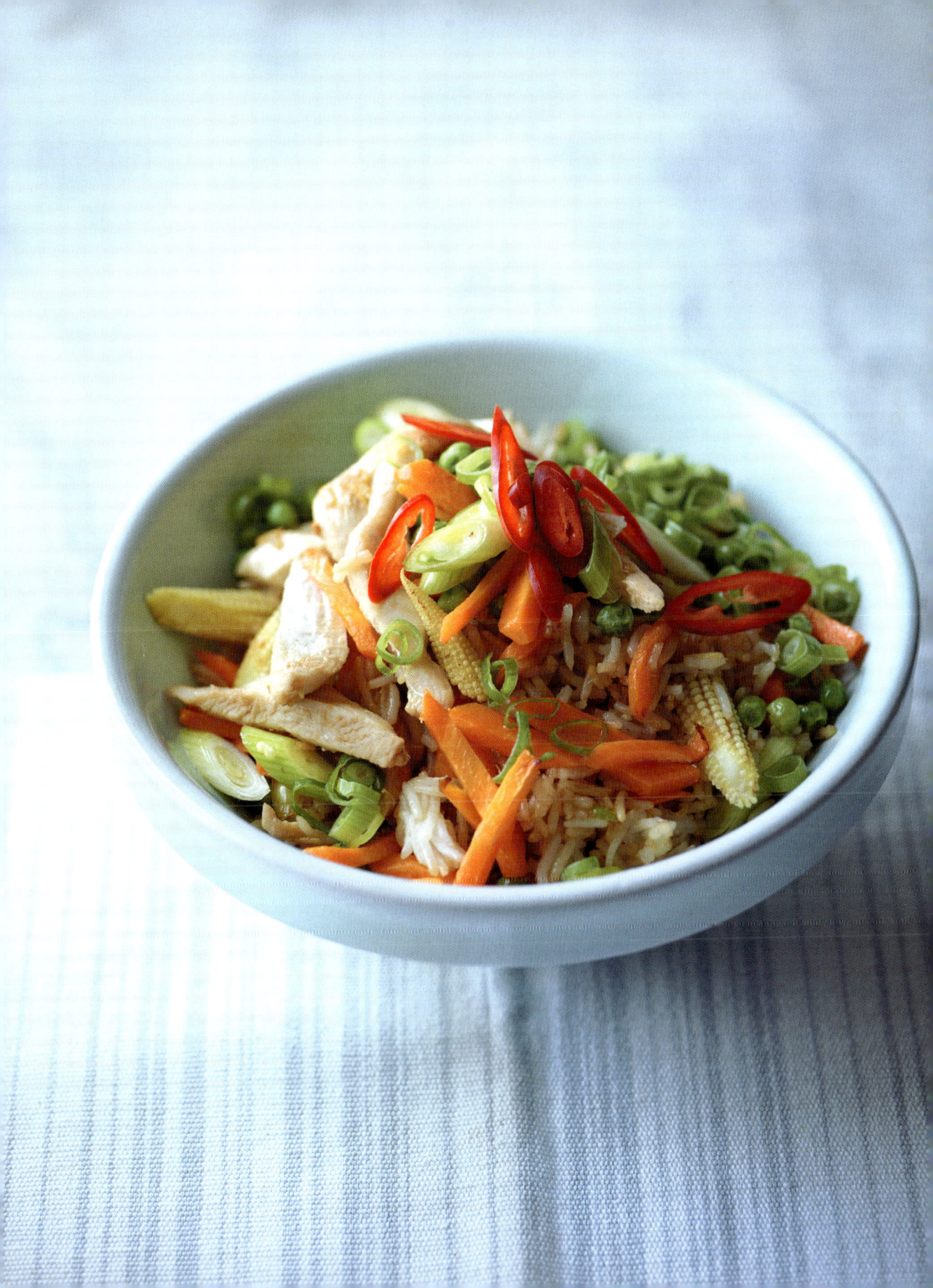

MACARRÃO COM ALMÔNDEGAS SUCULENTO

SERVE 2 PORÇÕES

Sim, isso mesmo, massa! Não tenha medo – você pode consumir massa e queimar gordura. Você vai se sentir um campeão quando "limpar" o prato dessa montanha de comida. Massas frescas diminuem o tempo de cozimento, mas isso não é essencial. E se não conseguir encontrar almôndegas congeladas de peru, as de carne de porco ou de carne bovina também funcionam bem.

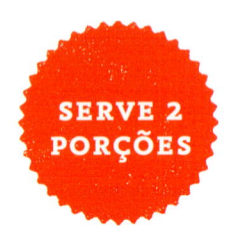

PREPARE COM ANTECEDÊNCIA
IDEAL PARA CONGELAR
(somente as almôndegas, não o macarrão)

INGREDIENTES

- 1 colher de sopa de óleo de coco
- 1 cebola roxa pequena, cortada em cubos
- 2 dentes de alho, finamente picados
- 2 ramos de tomilho fresco
- 1 lata de 400g de tomates inteiros picados
- 12 almôndegas (cerca de 400g) congeladas de peru (ver página 95 para saber como fazê-las em casa)
- 2 punhados generosos de folhas de espinafre
- sal e pimenta-do-reino a gosto
- 400g de talharim fresco
- ½ molho de manjericão, somente as folhas, picado

MODO DE FAZER

Coloque uma panela grande de água para ferver e para cozinhar o macarrão.

Esquente o óleo de coco numa frigideira ou panela grande, regulando o fogo de médio a alto. Adicione a cebola, o alho e o tomilho e refogue, mexendo regularmente por 2 minutos ou até que a cebola e o alho comecem a amolecer. Acrescente os tomates e deixe ferver. Cuidadosamente, solte as almôndegas no molho, reduza o fogo e cubra a panela com uma tampa. Se você não tiver uma tampa grande, uma bandeja grande de mesa ou uma bandeja refratária funcionam bem. Deixe as almôndegas ferverem em fogo brando por aproximadamente 6 minutos, ou até que fiquem completamente cozidas. Para verificar o ponto de cozimento, corte uma delas e veja se restou algum ponto rosado de carne. Coloque o espinafre no molho e mexa até que as folhas murchem. Tempere com sal e pimenta-do-reino, e depois retire a panela do fogo.

Solte o talharim na água fervente e cozinhe por uns 2 minutos. Escorra o macarrão e transfira-o para a panela. Com uma colher grande, pegue metade das almôndegas e do molho e misture com a massa, que deve ser dividida entre dois pratos. Recolha o molho restante e acrescente aos pratos, e depois decore com o manjericão.

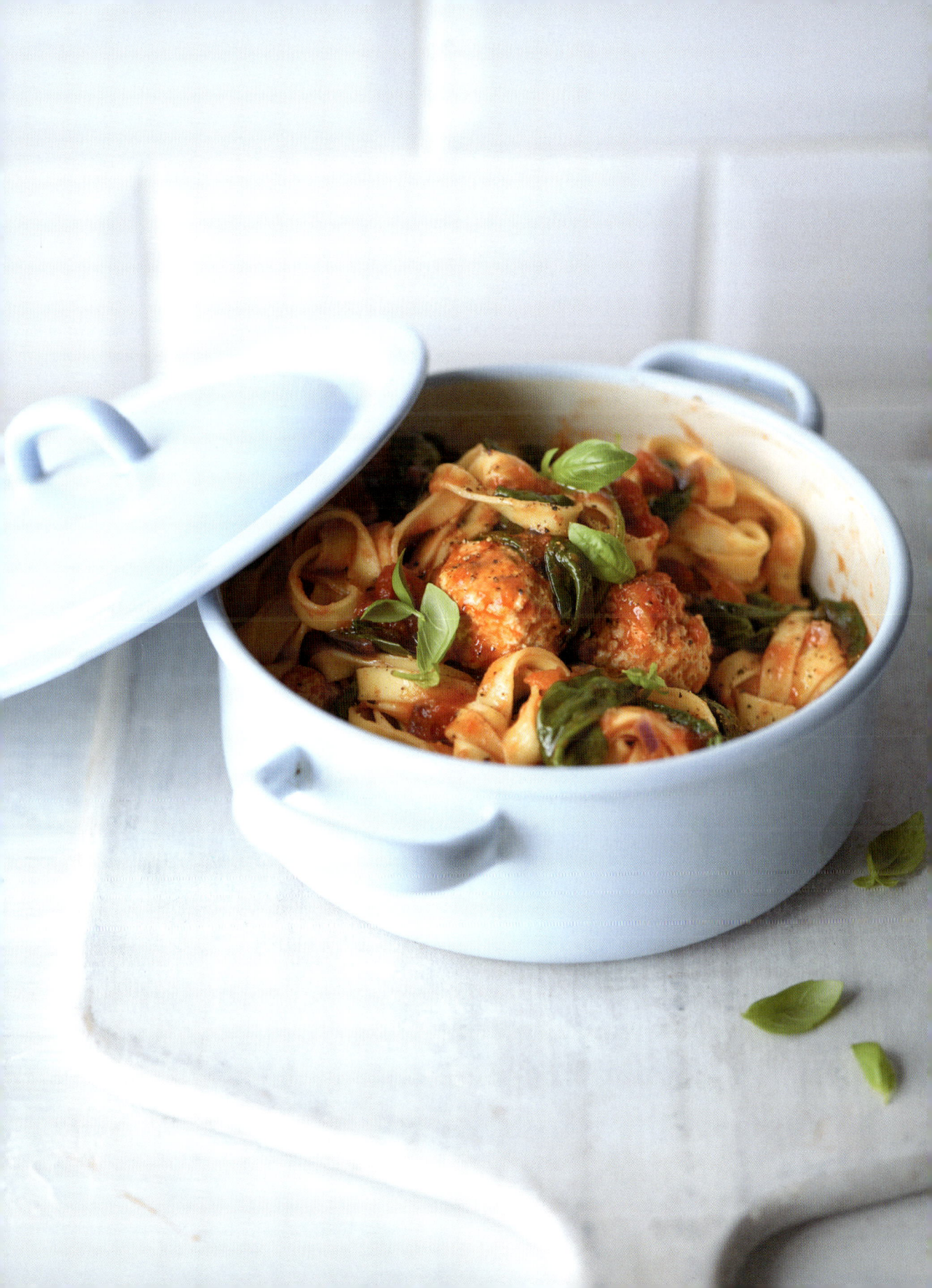

SERVE 1 PORÇÃO

KEDGEREE INDIANO

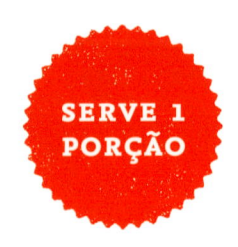

PREPARE COM ANTECEDÊNCIA
IDEAL PARA CONGELAR

INGREDIENTES

- ½ colher de sopa de óleo de coco
- 2 cebolinhas, cortadas em fatias finas
- 275g de hadoque defumado, sem pele e cortado em pedaços pequenos
- 1 abobrinha, cortada em cubos de 2cm
- 100g de ervilhas congeladas
- 1 colher de sopa de curry suave em pó
- 1 ovo
- 250g de arroz basmati pré-cozido
- 100ml de leite desnatado
- um punhado generoso de folhas de espinafre
- 1 pimenta vermelha, cortada em fatias finas – retire as sementes, caso não goste do sabor picante

Este *kedgeree* (#alertadepalavraestranha) tem um sabor incrível – depois de uma sessão de exercícios, esse prato reabastece o corpo e satisfaz o paladar.

MODO DE FAZER

Coloque água numa panela para ferver e para preparar o ovo pochê.

Esquente o óleo de coco numa frigideira grande, regulando o fogo de médio a alto. Adicione as cebolinhas, o hadoque defumado e a abobrinha, e frite por 2-3 minutos, mexendo regularmente. Junte as ervilhas e cozinhe até que descongelem, e depois acrescente o curry em pó e cozinhe por 1 minuto.

Cuidadosamente, quebre o ovo na água fervente para escaldá-lo. Cozinhe-o por aproximadamente 4 minutos, de modo que a gema não endureça, e, em seguida, retire-o com uma escumadeira e escorra em toalhas de papel.

Enquanto o ovo descansa, coloque o arroz na frigideira, separando os aglomerados de grãos entre os dedos, e depois refogue por 1 ou 2 minutos, dissolvendo os grumos de arroz com uma colher de pau. Despeje o leite e mexa, e depois deixe levantar fervura e cozinhar por aproximadamente 30 segundos. Adicione os espinafres e mexa até que murchem.

Transfira o *kedgeree* para um prato, cubra com o ovo escaldado, espalhe as tirinhas de pimenta e sirva.

SERVE 2 PORÇÕES

NHOQUE COM RAGU DE LINGUIÇA

Esse pequeno regalo italiano é garantia de prazer. O nhoque cozinha em pouco tempo e as linguiças esbanjam sabor, tornando este prato uma delícia preparada sem o menor esforço.

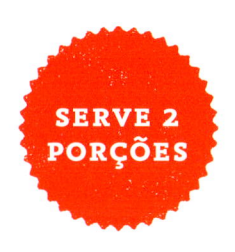

PREPARE COM ANTECEDÊNCIA
IDEAL PARA CONGELAR

INGREDIENTES

- 1 colher de sopa de azeite
- 1 cebola roxa, cortada em cubos
- 1 dente de alho picado
- 1 ramo de alecrim fresco
- 6 linguiças
- 1 colher de sopa de vinagre balsâmico
- 1 lata de 400g de tomates inteiros, picados
- 300g de nhoque fresco
- ½ molho de manjericão, somente as folhas, picado

MODO DE FAZER

Coloque água para ferver numa panela grande para cozinhar o nhoque.

Esquente o azeite numa frigideira, regulando o fogo de médio a alto. Adicione a cebola, o alho e o alecrim e cozinhe, mexendo ocasionalmente, por 2-3 minutos.

Pegue uma linguiça de cada vez e aperte-a com os dedos, de modo a forçar a carne a sair da pele que a envolve – uma pequena quantidade de linguiça deverá saltar para fora da extremidade do invólucro. Modele a carne no formato de bolas. Repita o processo até obter 18 bolas de carne de linguiça. Descarte as peles das linguiças.

Jogue as bolas de carne de linguiça na frigideira, e delicadamente refogue-as na panela junto com o óleo, a cebola e o alho. Aumente o fogo para alto e despeje o vinagre balsâmico, deixando-o ferver até se reduzir. Adicione o tomate e deixe ferver e cozinhar por 5-6 minutos.

Enquanto o ragu apura, solte os nhoques dentro da panela de água fervente e cozinhe-os por uns 2 minutos, ou de acordo com as instruções da embalagem, e depois escorra.

Corte uma das bolas de carne para ver se estão totalmente cozidas, e depois transfira o nhoque para uma travessa, cubra-o com o ragu de linguiça e arremate com o manjericão.

SAMMY, O ROBALO, COM ESPAGUETE

SERVE 1 PORÇÃO

Você deve ter notado no Instagram que gosto de nomear os alimentos – e, de alguma forma, Sammy, o robalo, parece se encaixar neste prato. Você vai cair para trás quando perceber que é muito fácil prepará-lo. E outra boa notícia é que você também poderá aproveitar as sobras de legumes e verduras que tiver na geladeira... Mas, por favor, não se esqueça de gritar: "Madeira, árvores anãs!" quando adicionar os brócolis na panela.

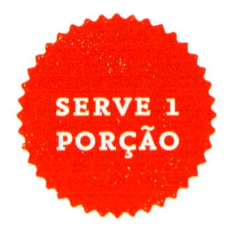

INGREDIENTES

- 80g de espaguete
- ½ colher de sopa de azeite
- 2 filés de robalo, com 125g cada e com pele
- sal e pimenta-do-reino a gosto
- 80g de talos tenros de brócolis, os maiores cortados ao meio longitudinalmente
- 80g de couve, com os talos grossos removidos
- 6 tomates cereja
- ½ pimenta vermelha, cortada em fatias – retire as sementes, caso não goste do sabor picante

MODO DE FAZER

Coloque água com sal para ferver numa panela grande. Quando a água ferver, acrescente o macarrão e deixe cozinhar por 2 minutos menos que o tempo indicado na embalagem.

Enquanto isso, esquente o óleo numa frigideira, em fogo médio. Tempere o robalo com sal e pimenta-do-reino; quando o óleo estiver bem quente, cuidadosamente deite os filés na frigideira, com o lado da pele para baixo, e frite por 2-3 minutos. Vire o robalo, tire a frigideira do fogo e deixe-o cozinhar no calor residual por uns 2 minutos. Retire o robalo da panela e depois extraia a pele dele.

A essa altura, talvez o macarrão esteja quase cozido. Adicione os vegetais e cozinhe com o macarrão durante 2 minutos. Se os tomates estiverem ligeiramente rachados, não se preocupe. Escorra a massa e os vegetais num escorredor.

Leve a frigideira que fritou o robalo de volta ao fogo, regulando o fogo de médio a alto. Devolva o espaguete e os vegetais para a frigideira, tempere generosamente com sal e pimenta e misture tudo durante 1 minuto – essa fritura final dá um sabor extra ao prato.

Transfira o macarrão e os vegetais para uma tigela rasa, salpique pedaços do robalo por cima e arremate o arranjo do prato com as rodelinhas de pimenta.

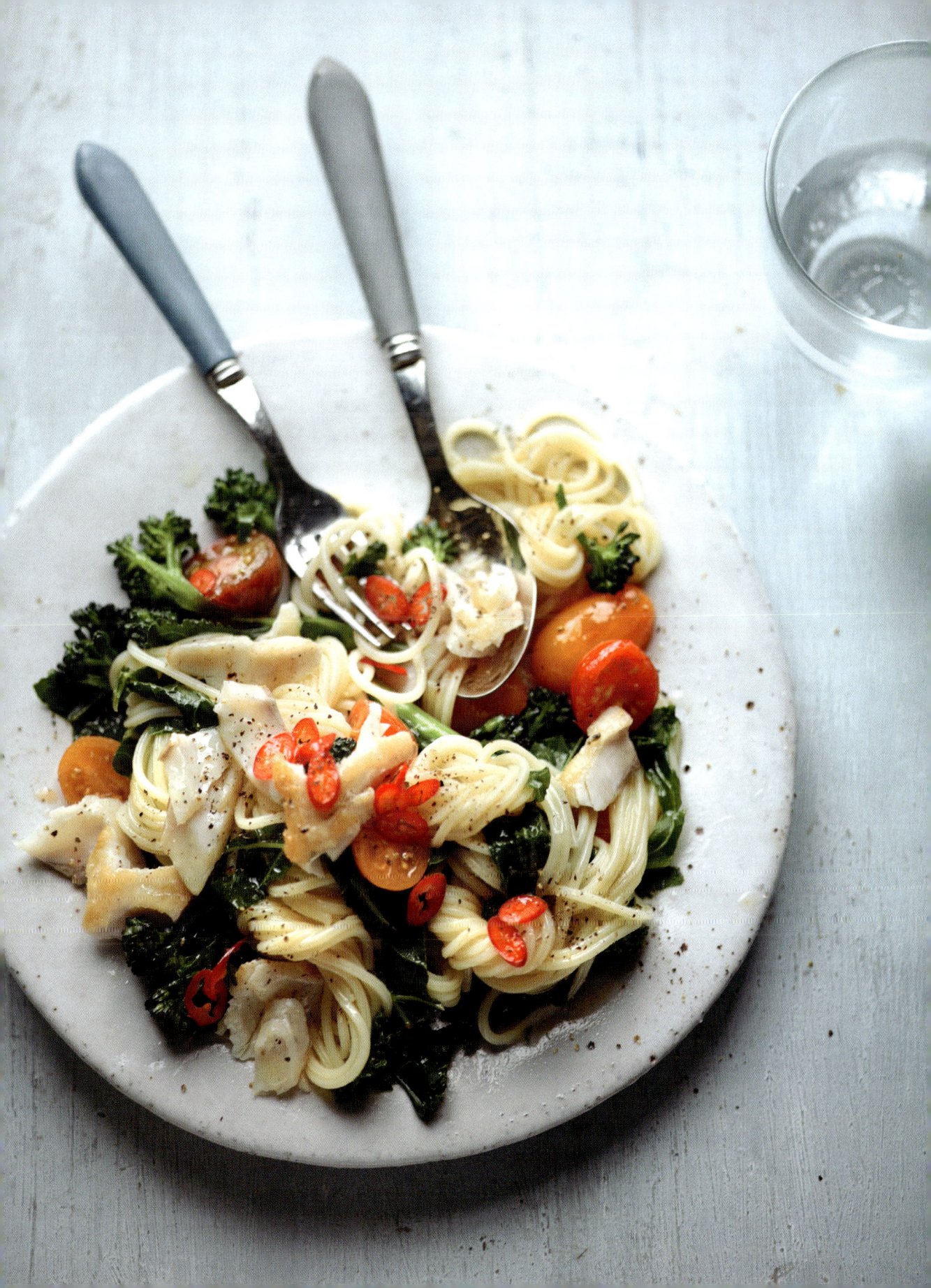

REFOGADO DE FRANGO E QUINOA

SERVE 1 PORÇÃO

Se no passado a quinoa era um dos alimentos saudáveis obscuros, atualmente ela é facilmente encontrada no mercado – e ainda bem que agora pode ser adquirida pré-cozida em pacotes, assim você não terá que esperar 20 minutos para cozinhá-la.
O alto teor de proteína contido na quinoa faz deste prato uma grande fonte para a construção de massa magra.

PREPARE COM ANTECEDÊNCIA

INGREDIENTES

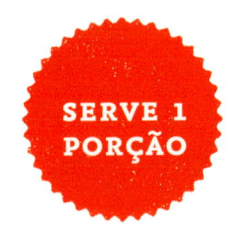

- ½ colher de sopa de óleo de coco
- 3 cebolinhas, cortadas em fatias finas
- ½ pimenta vermelha, sem sementes e cortada em fatias
- ½ abobrinha, cortada em cubos
- 1 filé de peito de frango de aproximadamente 240g, sem pele e cortado em fatias grossas de 1cm
- 2 colheres de chá de páprica defumada
- sal e pimenta-do-reino a gosto
- 225g de quinoa pré-cozida
- 25g de queijo feta esfarelado (se não encontrá-lo, substitua por outro queijo branco)
- 1 molho pequeno de salsa, somente as folhas, picado (opcional)
- suco de limão

MODO DE FAZER

Esquente o óleo de coco numa *wok* ou numa frigideira grande, regulando o fogo de médio a alto. Adicione a cebolinha, a pimenta vermelha e a abobrinha, e frite por 2-3 minutos, ou até que os vegetais comecem a amolecer.

Aumente o fogo para alto e acrescente o frango, juntamente com a páprica e um pouco de sal e pimenta-do-reino. Frite por mais 3-4 minutos, ou até que o frango esteja cozido. Para verificar o ponto de cozimento, corte um dos pedaços maiores da carne e veja se está completamente branca, sem nenhum ponto rosado.

Misture a quinoa e frite por 1 minuto ou mais, até que esteja completamente aquecida.

Sirva esse refogado de frango e quinoa coberto com nacos de queijo feta (ou qualquer outro queijo branco), salsa picada (se utilizá-la) e muitas gotas de limão por cima de tudo.

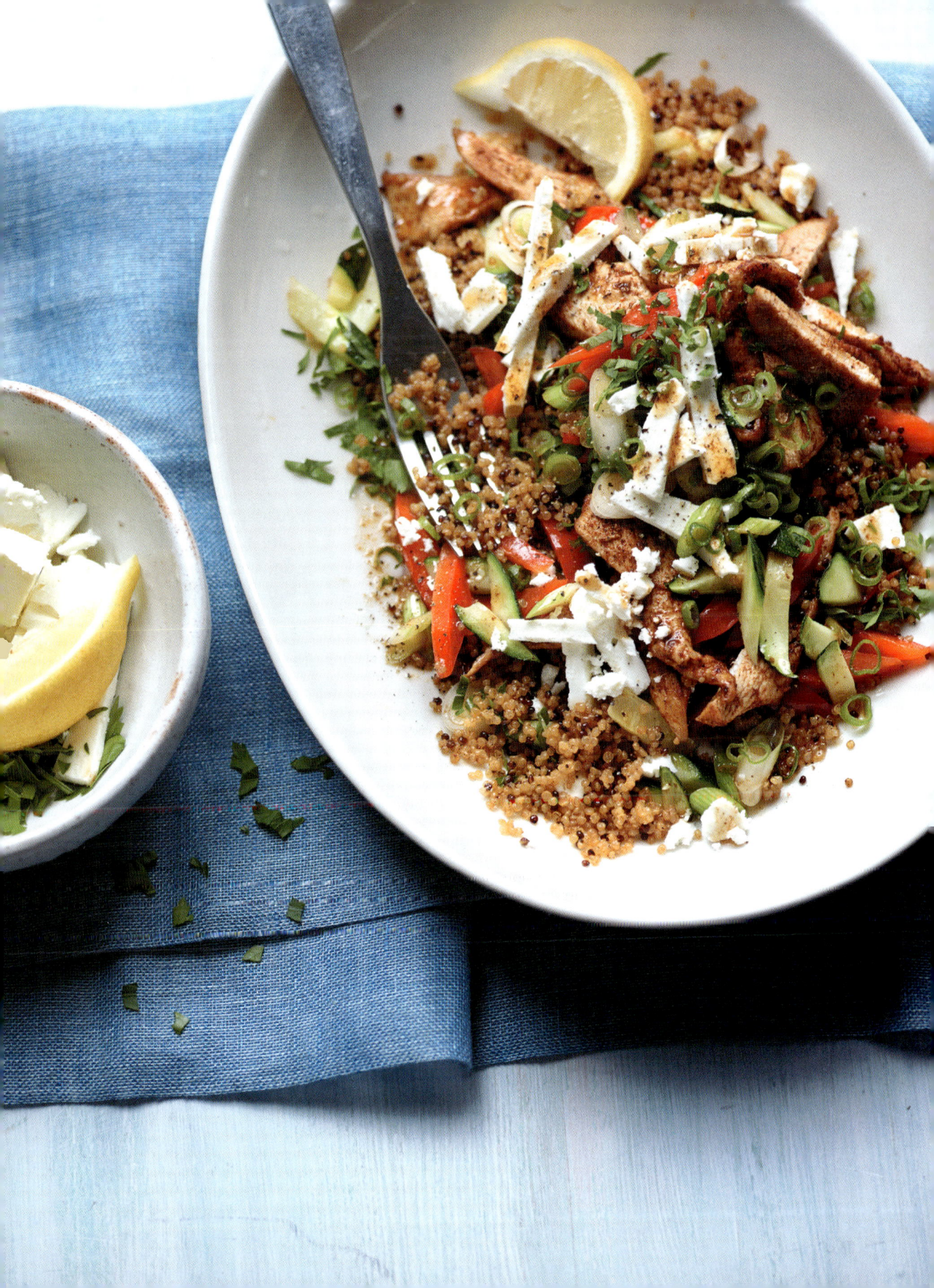

PIZZA RÁPIDA

Esta receita é destinada a todos os amantes de pizza. Não tem o mesmo sabor de uma pizza de massa recheada com queijo. Em contrapartida, é mais barata, de preparo bem rápido e muito mais leve. Fique à vontade para alterar as coberturas e elaborar a pizza dos seus sonhos.

SERVE 1 PORÇÃO

MODO DE FAZER

Coloque uma chaleira com água para ferver e preaqueça o forno a 230°C (forno com ventilador a 210°C, termostato 8).

Ponha as folhas de espinafre numa peneira grande e despeje a água fervente da chaleira em cima, até que elas murchem. Passe rapidamente a verdura debaixo de água corrente fria para esfriar, e depois esprema todo o vestígio de umidade com as próprias mãos.

Disponha as *tortillas* (ou pães árabes) numa assadeira antiaderente. Misture os tomates, o feijão e o orégano, e depois distribua a mistura por cima das *tortillas* (ou pães árabes). Arrume uniformemente as folhas de espinafre por entre as *tortillas*, e depois espalhe as azeitonas e o presunto (ou outra carne de sua preferência) por cima de tudo. Faça uma cavidade redonda no centro de cada pizza e quebre um ovo dentro. Tempere as pizzas com sal e pimenta-do-reino e asse em forno quente por 12 minutos, ou até que as bordas estejam douradas e as claras dos ovos bem definidas.

Retire as pizzas do forno e sirva com uma generosa salada verde... E saboreie com vontade.

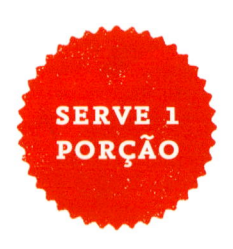

INGREDIENTES

- 4 punhados generosos de folhas de espinafre
- 2 *tortillas* grandes (se não as encontrar, pode substituí-las por pão árabe)
- 200g de tomates picados enlatados
- 200g de feijão-rajado, enlatado, lavado e escorrido
- ½ colher de chá de orégano seco
- 8 azeitonas pretas, sem caroço e cortadas ao meio
- 250g de frios em fatias – prefiro presunto ou lascas de frango assado e frio
- 2 ovos grandes
- sal e pimenta-do-reino a gosto
- salada verde, para guarnição (opcional)

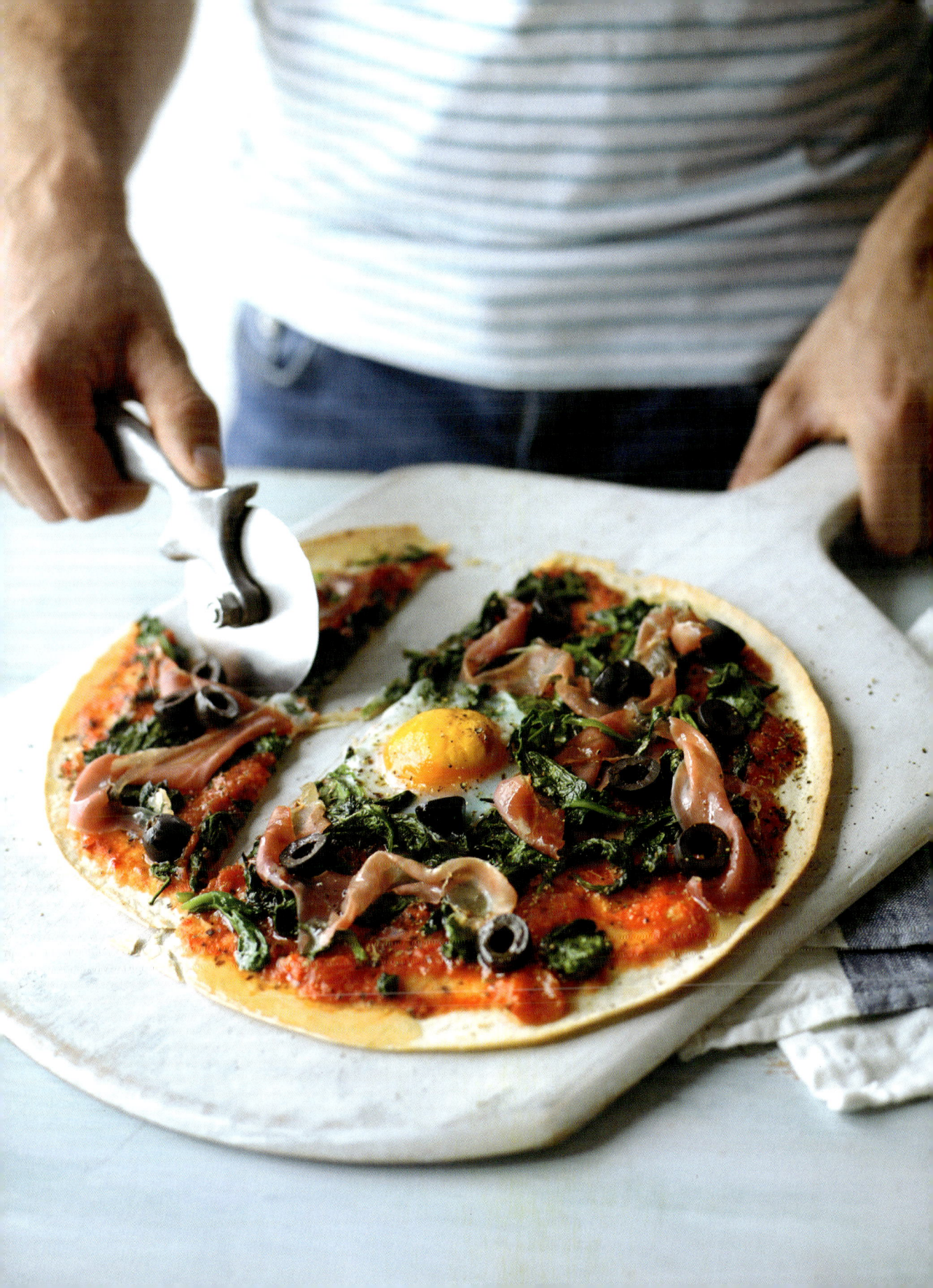

BERINJELA, GRÃO-DE-BICO E PERU À MODA INDIANA

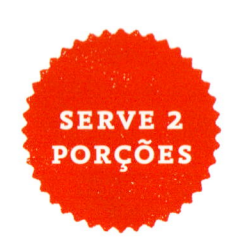

SERVE 2 PORÇÕES

PREPARE COM ANTECEDÊNCIA
IDEAL PARA CONGELAR
(o guisado de berinjela e o grão-de-bico, não o peru)

INGREDIENTES

- 1 colher de sopa de óleo de coco
- 4 cebolinhas, cortadas em fatias de 1cm
- 2 dentes de alho, cortados em fatias finas
- 1 berinjela pequena, cortada em cubinhos de 1cm
- 1 pimenta vermelha picada – retire as sementes, caso não goste do sabor picante
- 4 bifes de carne de peru com cerca de 100g cada
- sal e pimenta-do-reino a gosto
- 1 colher de chá de garam masala
- 1 colher de sopa de extrato de tomate
- 1 lata de 400g de grão-de-bico, enxaguado e escorrido
- ½ molho de coentro, somente as folhas, picado

Berinjela, grão-de-bico e especiarias indianas formam a mais perfeita e divina combinação. Esta refeição pós-treino alimenta o corpo e o coração. Se você não estiver cozinhando para dois, embale o restante e deixe na geladeira para o almoço ou o jantar do dia seguinte.

MODO DE FAZER

Preaqueça o *grill* na configuração mais alta.

Esquente o óleo de coco numa *wok* ou numa frigideira grande, regulando o fogo de médio a alto. Adicione as cebolinhas, o alho, a berinjela e a pimenta, e refogue por 3-4 minutos.

Enquanto os legumes estiverem cozinhando, tempere os bifes de peru e grelhe-os por 4-5 minutos de cada lado, até ficarem cozidos. Para verificar o ponto de cozimento, corte a parte mais espessa de um dos bifes e veja se a carne está totalmente branca, sem nenhum ponto rosado. Retire os bifes e deixe-os descansar.

Retome o cozimento dos legumes na *wok* ou na frigideira: adicione o garam masala e o extrato de tomate e cozinhe por 1 minuto, mexendo de modo que as especiarias não tostem. Despeje 200ml de água na *wok* ou na frigideira, junto com o grão-de-bico. Tempere generosamente com sal e pimenta-do-reino, coloque para ferver e cozinhe por 2 minutos.

Monte o prato numa travessa, colocando o guisado de grão-de-bico e berinjela e depois dispondo os bifes de peru por cima. E, por fim, finalize com o coentro.

CAÇAROLA DE LINGUIÇA E LENTILHA

SERVE 2 PORÇÕES

Não se preocupe, sei o que você está pensando: como fazer uma caçarola em 15 minutos? O segredo da velocidade desta receita são as linguiças sem pele e as lentilhas pré-cozidas. Este prato é tão saboroso quanto qualquer outra caçarola de quatro horas. Por isso, que tal experimentar?

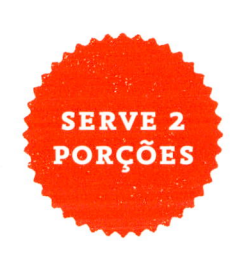

PREPARE COM ANTECEDÊNCIA
IDEAL PARA CONGELAR

INGREDIENTES

- ½ colher de sopa de óleo de coco
- 10 linguiças chipolata
- 1 pimenta vermelha, sem sementes e cortada em fatias bem finas
- ½ abobrinha, cortada em cubinhos de 1cm
- 10 tomates cereja
- 2 ramos de tomilho
- 250g de lentilhas *puy* pré-cozidas
- 150ml de caldo de galinha
- sal e pimenta-do-reino a gosto
- ½ molho de salsa, somente as folhas, picado (opcional)

MODO DE FAZER

Aqueça o óleo de coco numa frigideira grande, regulando o fogo de médio a alto. Adicione as linguiças e refogue por 3 minutos, até que adquiram uma tonalidade marrom, virando-as umas duas vezes.

Acrescente a pimenta vermelha, a abobrinha, os tomates e o tomilho, e refogue por 3-4 minutos, ou até que os legumes estejam tenros. Ponha as lentilhas, junto com o caldo de galinha, e tempere generosamente com sal e pimenta-do-reino. Misture tudo, deixe levantar fervura e cozinhe por 3-4 minutos.

Depois de ver se as lentilhas absorveram o tempero e se as linguiças estão devidamente cozidas, espalhe a salsa por cima, se utilizá-la, e sirva imediatamente.

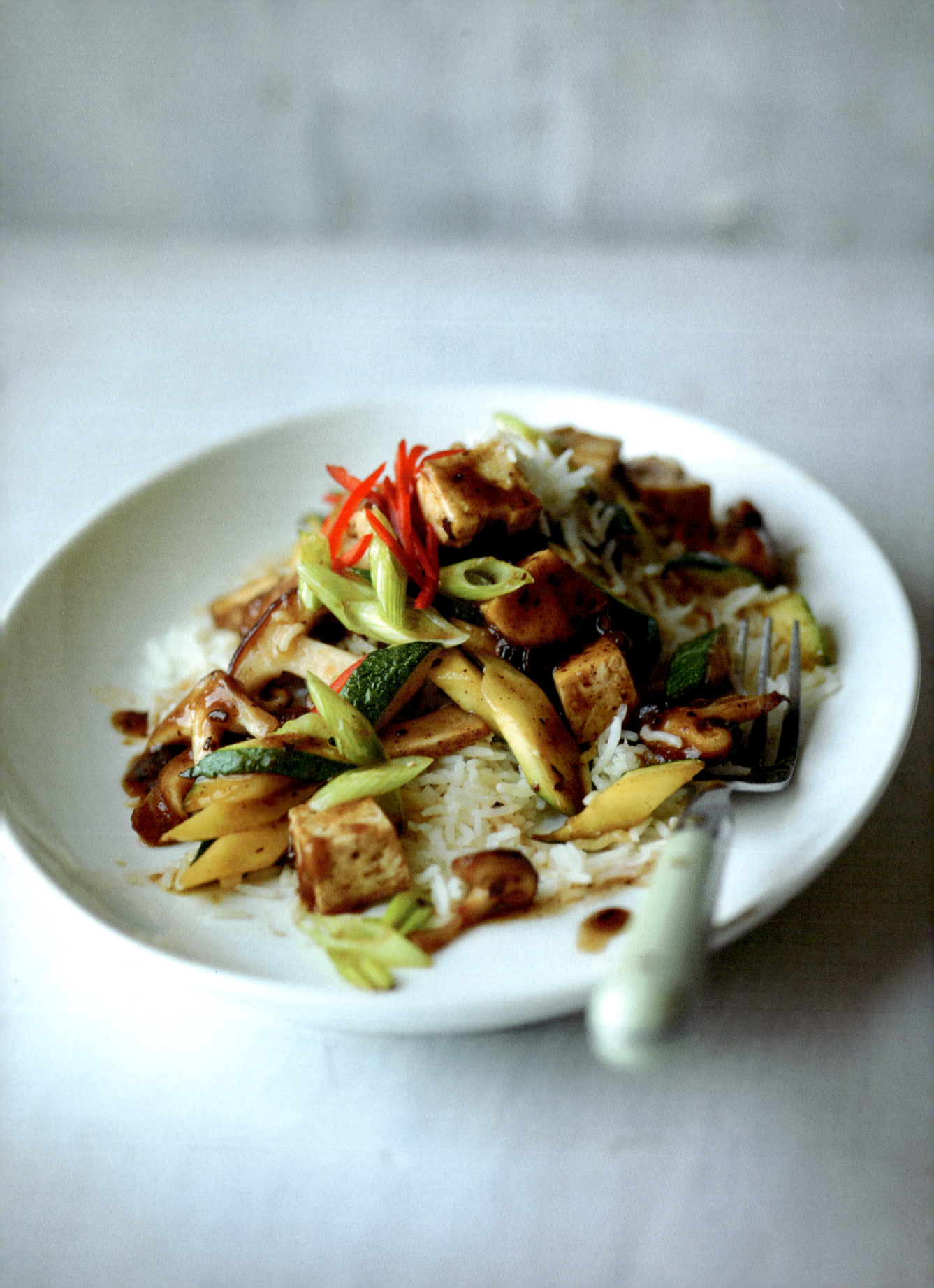

TOFU DE FEIJÃO-PRETO COM COGUMELO SHIITAKE E ARROZ

SERVE 2 PORÇÕES

Peço desculpas pela falta de receitas veganas, mas confesso que sou apaixonado por carnes! Este prato será adorado tanto pelos vegetarianos quanto pelos carnívoros. Quando cozido e com os ingredientes e temperos certos, o tofu é realmente delicioso – e se você ingerir uma grande porção, obterá um alto teor de proteína.

PREPARE COM ANTECEDÊNCIA

INGREDIENTES

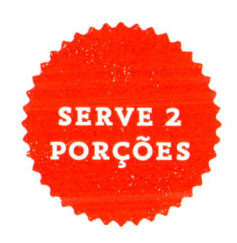

- 1 colher de sopa de óleo de coco
- 1 abobrinha, cortada em cubinhos de 1cm
- 1 pimenta vermelha picada – retire as sementes, caso não goste do sabor picante
- 2 dentes de alho picados
- 6 cebolinhas, cortadas em fatias finas de 1cm
- 8 cogumelos shiitake picados
- 2 colheres de sopa de molho de feijão-preto
- 400g de tofu firme, cortado em cubos de 2cm
- 250g de arroz jasmim ou de arroz basmati pré-cozido

MODO DE FAZER

Esquente o óleo de coco numa *wok* ou numa frigideira grande, regulando o fogo de médio a alto. Jogue a abobrinha no óleo e refogue por 1 minuto. Adicione a pimenta, o alho, as cebolinhas e os cogumelos shiitake, e refogue por 3-4 minutos, ou até que todos os vegetais comecem a ficar tenros.

Acrescente o molho de feijão-preto e 150ml de água. Deixe levantar fervura, depois acrescente o tofu e cozinhe lentamente por uns 2 minutos, ou até que o tofu esteja bem quente.

Cozinhe o arroz no micro-ondas e divida-o entre dois pratos. Em seguida, cubra-o com o suculento e aromático refogado de tofu.

REFOGADO DE FRANGO AO MOLHO TERIYAKI

SERVE 1 PORÇÃO

Este é um daqueles pratos tão amados que você vai querer prepará-lo todo dia. Simplesmente é possível elaborá-lo depois do trabalho, misturando tudo dentro de uma *wok* e deixando pouca bagunça para limpar em seguida – uma receita que representa genuinamente o programa *Afine a forma em 15 minutos*.

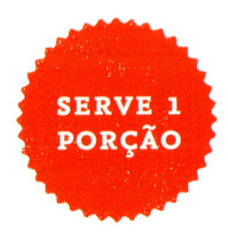

PREPARE COM ANTECEDÊNCIA
INGREDIENTES

- ½ colher de sopa de óleo de coco
- 3 cebolinhas, cortadas em fatias finas
- 2 dentes de alho, cortados em fatias finas
- 2cm de gengibre fresco, finamente picado ou ralado
- 1 filé de peito de frango de aproximadamente 240g, sem pele e cortado em tiras grossas de 1cm
- 2 cabeças de couve-chinesa, com as folhas separadas
- 225g de macarrão fresco
- um punhado generoso de folhas de espinafre
- ½ colher de sopa de mel
- 1 colher de sopa de molho de soja *light*
- 2 colheres de chá de vinagre de arroz
- 1 pimenta vermelha cortada em fatias finas – retire as sementes, caso não goste do sabor picante

MODO DE FAZER

Aqueça o óleo de coco numa *wok* ou numa frigideira grande, em fogo alto. Adicione as cebolinhas, o alho e o gengibre, refogue por 10 segundos, e depois acrescente o frango e refogue por 1 minuto.

Coloque a couve-chinesa, o macarrão, as folhas de espinafre e algumas colheres com água na *wok* – o vapor vai ajudar a cozinhar os legumes e separar o macarrão. Refogue por 2-3 minutos, quando as folhas deverão estar murchas, e o frango, bem cozido. Para verificar o ponto de cozimento, corte um dos pedaços maiores da carne e veja se está totalmente branca, sem nenhum ponto rosado.

Retire a *wok* ou a frigideira grande do fogo e despeje o mel, o molho de soja e o vinagre, misturando tudo muito bem. Coloque o refogado num prato, cubra-o com as tirinhas de pimenta e se delicie.

★ SUPERDICA

Se você não encontrar macarrão fresco, use o comum seco – mas lembre-se de que precisa hidratá-lo antes de adicioná-lo ao refogado. E, para uma refeição sem glúten, substitua o molho de soja pelo tamari, e use macarrão de arroz em vez de macarrão à base de ovos.

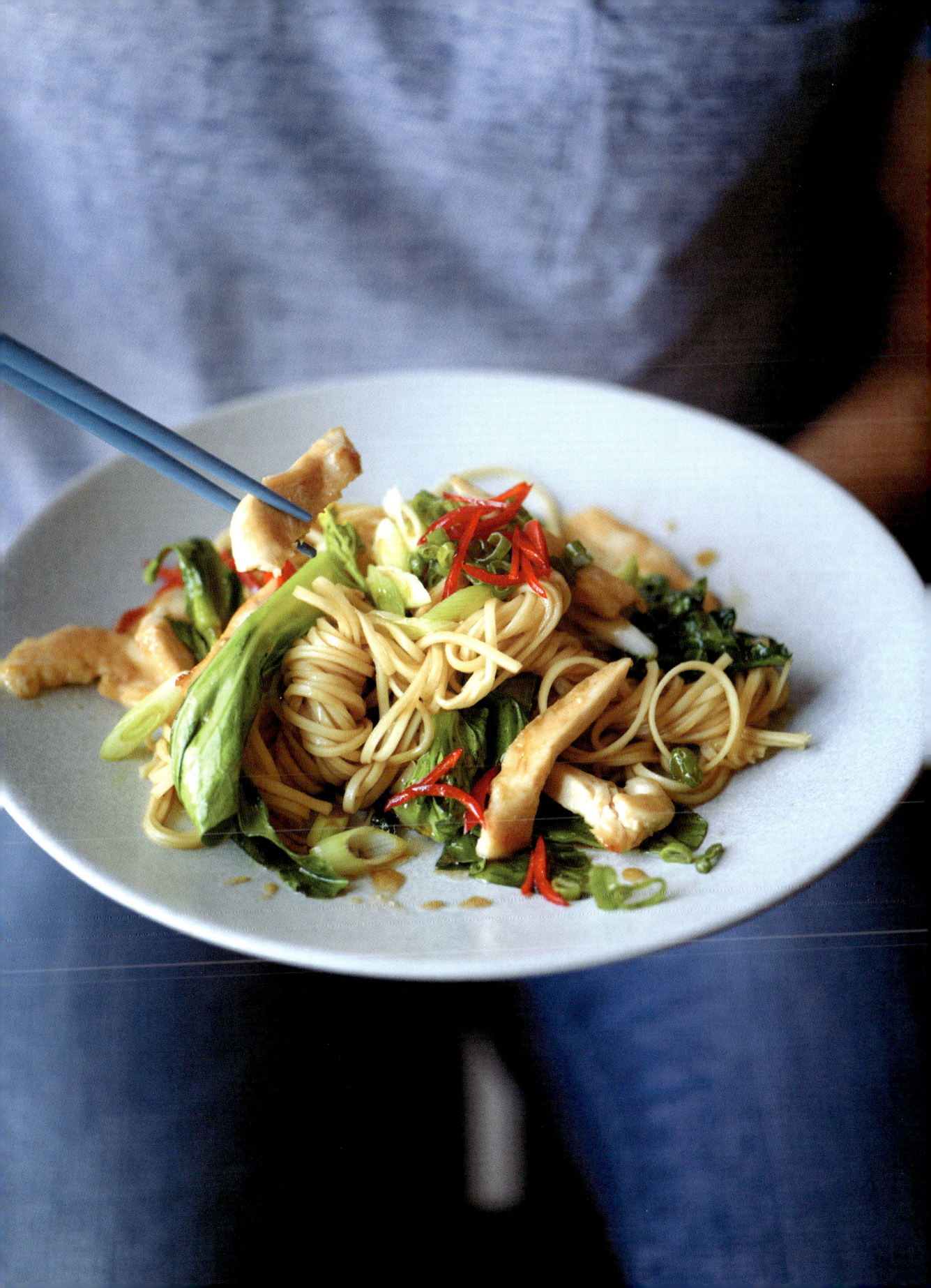

BIG ENROLADO DE FRANGO

SERVE 1 PORÇÃO

Este enrolado de frango com molho de churrasco (tipo *barbecue*), além de prático, é um deleite após uma sessão pesada na academia. Embrulhado com firmeza em folha de papel-alumínio, é ideal para se levar como almoço.

MODO DE FAZER

Preaqueça o *grill* em temperatura máxima.

Abra um pedaço grande de filme de PVC sobre a tábua de corte ou sobre a bancada da cozinha. Coloque o frango sobre a película e cubra-o com outro pedaço dela. Com um rolo de macarrão ou um batedor de carne, ou qualquer outro objeto pontiagudo, sove o filé de frango até que esteja com pelo menos a metade de sua espessura original.

Retire o filé de frango da película aderente e tempere com sal e pimenta-do-reino, e, em seguida, coloque-o na bandeja do *grill* ou na chapa do fogão (caso não tenha um *grill*) e grelhe por 4 minutos, sem virar o filé.

Enquanto o frango grelha, misture o ketchup com a páprica e o molho inglês, até obter um molho cremoso de churrasco. Vire o filé de frango e deixe grelhar por mais 2 minutos, e depois espalhe um pouco de molho em cima e grelhe por mais 3-4 minutos, ou até que a carne esteja totalmente cozida. Para verificar o ponto de cozimento, corte a carne e veja se está completamente branca, sem nenhum ponto rosado.

Corte o frango grelhado em tiras longas. Espalhe o molho de churrasco restante sobre as *tortillas*, e depois cubra com o frango, a alface, os tomates, o feijão e o queijo cottage. Enrole bem a *tortilla* e bom apetite.

PREPARE COM ANTECEDÊNCIA

INGREDIENTES

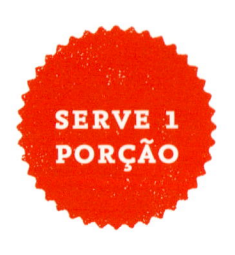

- 1 filé de peito de frango com cerca de 240g, sem pele
- sal e pimenta-do-reino a gosto
- 1 colher de sopa de ketchup
- ½ colher de chá de páprica defumada
- 1 colher de sopa de molho inglês
- 2 *tortillas* grandes e maleáveis
- 1 minialface romana, com as folhas rasgadas
- 6 tomates cereja, cortados ao meio
- 4 colheres de sopa de feijão-fradinho enlatado (pode ser cozido em casa), enxaguado e escorrido
- 2 colheres de sopa de queijo cottage

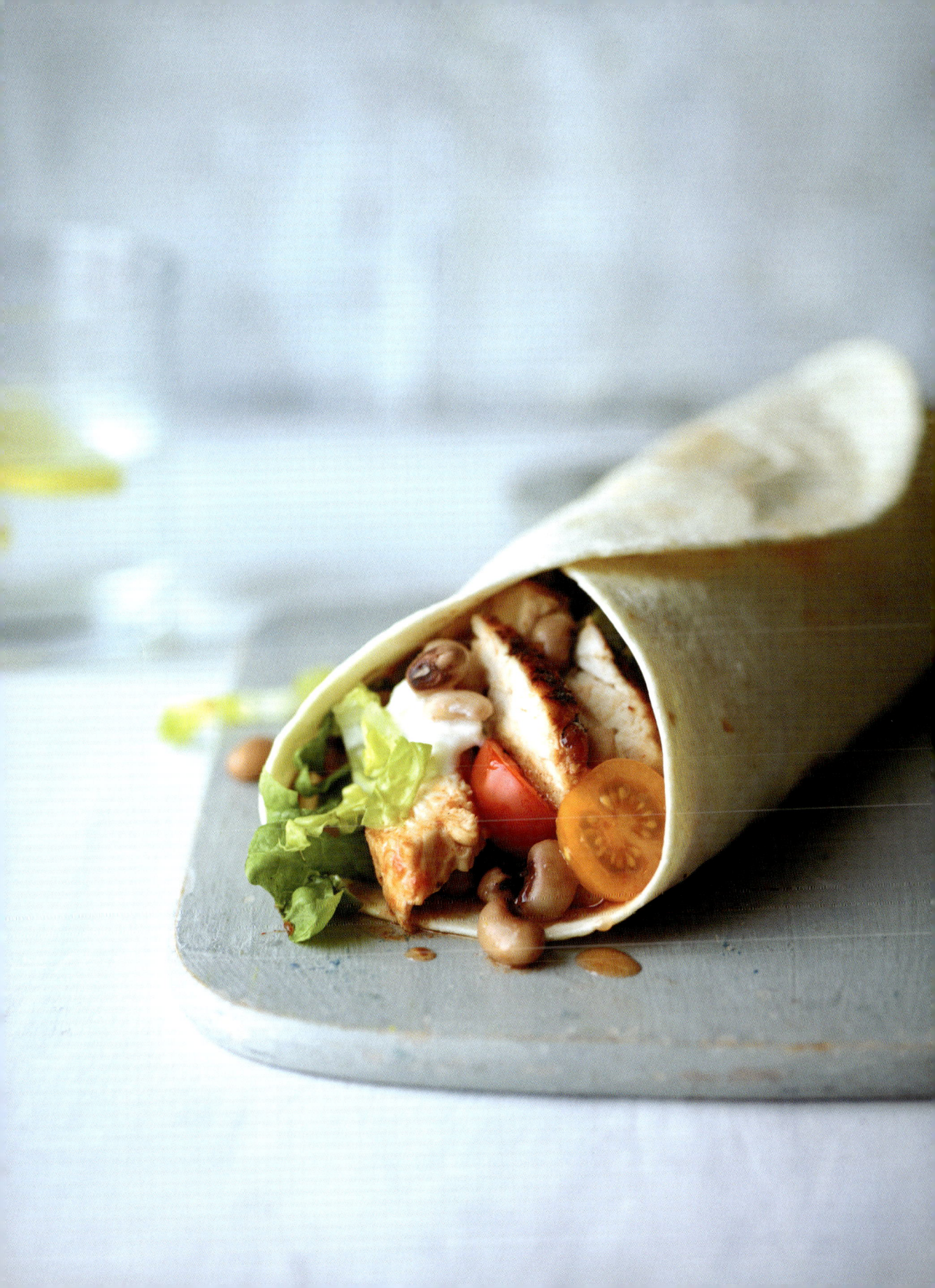

SERVE 2 PORÇÕES

DAL DE TOMATE E FRANGO

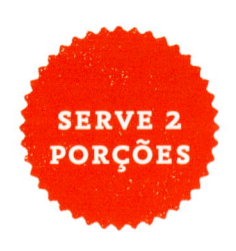

RECEITA DEMORADA
PREPARE COM ANTECEDÊNCIA
IDEAL PARA CONGELAR

INGREDIENTES

- 500g de ervilhas amarelas
- 1 ½ colher de sopa de óleo de coco
- 1 colher de chá de sementes de cominho
- 1 folha de louro fresco, ou 2 secas
- 1 cebola roxa grande, cortada em cubos
- 4 dentes de alho, finamente picados
- 2 pimentas vermelhas, cortadas em cubos – retire as sementes, caso não goste do sabor picante
- 5cm de gengibre, cortado em cubos
- ½ colher de chá de cúrcuma em pó
- 1 colher de sopa de garam masala
- 5 tomates grandes picados
- 200-250ml de caldo de galinha
- 2 filés de peito de frango de aproximadamente 260g cada, sem pele e cortados em tiras grossas de 1cm
- sal e pimenta-do-reino a gosto
- um molho de coentro, somente as folhas, picado

Com um tempo de preparo que requer aproximadamente uma hora, esta é outra receita que demora mais que 15 minutos para ficar pronta. Mas não desanime – é um prato saboroso e gratificante após uma sessão puxada de malhação; portanto, vale a pena esperar. Se quiser acelerar para uma próxima vez, prepare o dal e congele uma quantidade extra.

MODO DE FAZER

Coloque as ervilhas numa tigela grande e cubra-as com água morna, e, em seguida, deixe-as de molho por pelo menos 20 minutos.

Esquente 1 colher de sopa de óleo de coco numa panela grande, regulando o fogo de médio a alto. Adicione as sementes de cominho e a folha de louro e refogue por 30 segundos, e depois acrescente a cebola e refogue por 2-3 minutos, ou até que a cebola comece a amolecer e dourar. Acrescente o alho, a pimenta e o gengibre, e refogue por 1 minuto.

Polvilhe o açafrão e o garam masala e mexa sem parar durante 30 segundos. Coloque os tomates e o caldo de galinha, e deixe levantar fervura. Escorra e lave as ervilhas que estavam de molho e transfira-as para a panela. Cozinhe por aproximadamente 40 minutos, mexendo regularmente e acrescentando mais água se necessário, quando as ervilhas deverão estar bem cozidas e começando a se desmanchar.

Quando o dal estiver quase pronto, esquente o óleo de coco restante numa frigideira e disponha o frango, temperando-o com sal e pimenta-do-reino a gosto. Frite por uns 3 minutos, ou até que o frango esteja cozido. Para verificar o ponto de cozimento, corte um dos pedaços maiores da carne e veja se está completamente branca, sem nenhum ponto rosado.

Salpique as folhas de coentro por cima do dal cozido, cubra com as tiras de frango e sirva.

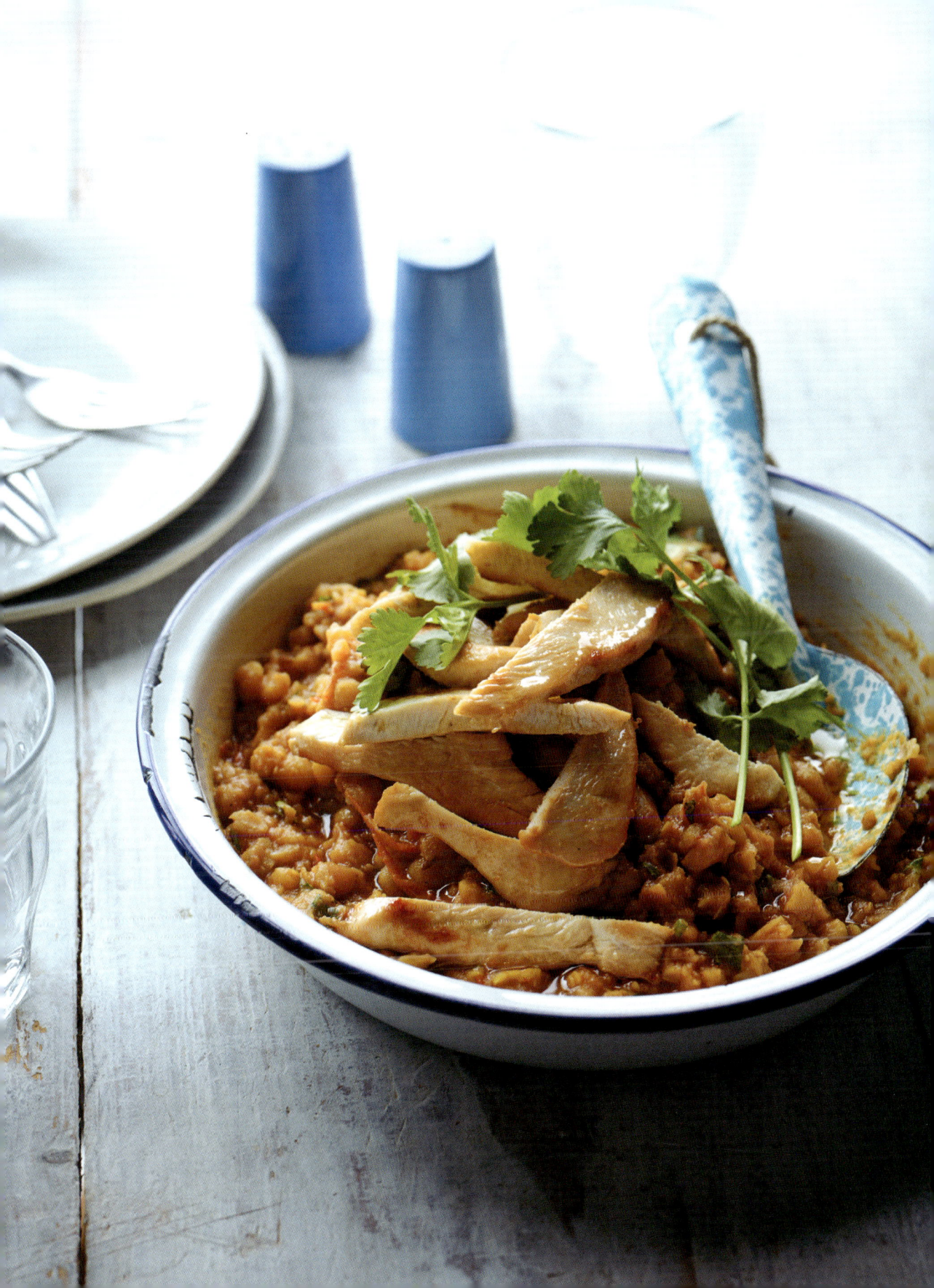

LASANHA ESPECIAL DA MAMÃE

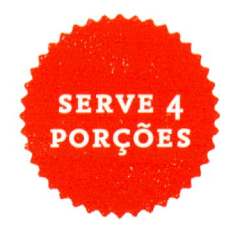

SERVE 4 PORÇÕES

RECEITA DEMORADA
PREPARE COM ANTECEDÊNCIA
IDEAL PARA CONGELAR

INGREDIENTES

- 1 ½ colher de sopa de azeite
- 1kg de carne moída, com teor de gordura reduzido (cerca de 5%)
- 1 cebola roxa grande, cortada em cubos
- 1 cenoura, cortada em cubos
- 1 abobrinha, cortada em cubos
- 2 dentes de alho, finamente picados
- 1 colher de sopa de extrato de tomate
- 400ml de caldo de carne
- 1 lata de 400g de tomates inteiros picados
- 18 folhas de lasanha
- 1 molho de manjericão, somente as folhas, rasgadas (opcional)
- pão torrado, para guarnição

Esta é a receita especial da minha mãe. Na verdade, como a própria diz, é a única refeição que consegue preparar. Ela é italiana e, enquanto crescia, fazia esse prato quase toda semana. Aprontar uma lasanha requer mais ou menos uma hora e quinze minutos do início ao fim, mas não leva muito tempo para montá-la – e depois de colocá-la no forno, você poderá sentar e relaxar. Tenho certeza de que você vai adorar esta iguaria, tanto quanto eu.

MODO DE FAZER

Esquente ½ colher de sopa de azeite numa panela grande, em fogo alto. Adicione metade da carne moída e refogue por 2-3 minutos, mexendo regularmente para desfazer os grumos. Transfira a carne refogada para um prato, e repita o processo com outra ½ colher de sopa de azeite e a carne moída restante.

Quando a carne estiver totalmente dourada, retire-a da panela e esquente a ½ colher de sopa de azeite restante, regulando o fogo de médio a alto. Acrescente a cebola, a cenoura, a abobrinha e o alho, e deixe cozinhar, mexendo regularmente por uns 5 minutos, quando os vegetais estarão amolecendo e adquirindo coloração. Ponha o extrato de tomate, o caldo de carne e os tomates, e depois recoloque a carne moída na panela. Deixe levantar fervura e cozinhe por 20 minutos.

Preaqueça o forno a 190°C (fogão com ventilador a 170°C, termostato 5).

Comece a montar a lasanha numa assadeira de 30cm por 15cm. Espalhe aproximadamente um quarto do molho de carne sobre a base da assadeira, e depois disponha 6 folhas de massa em cima (não se preocupe se não se sobrepuserem). Repita o processo até obter quatro camadas de molho de carne e três camadas de massa – lembre-se: a última deve ser de molho de carne. Cubra a assadeira com papel-alumínio e asse no forno por 40 minutos, ou até que esteja bem quente, e a massa, bem cozida – obtém-se o ponto certo quando se insere um garfo na lasanha com facilidade.

Termine salpicando as folhas rasgadas de manjericão fresco por cima da lasanha; se quiser, sirva com torrada e salada verde.

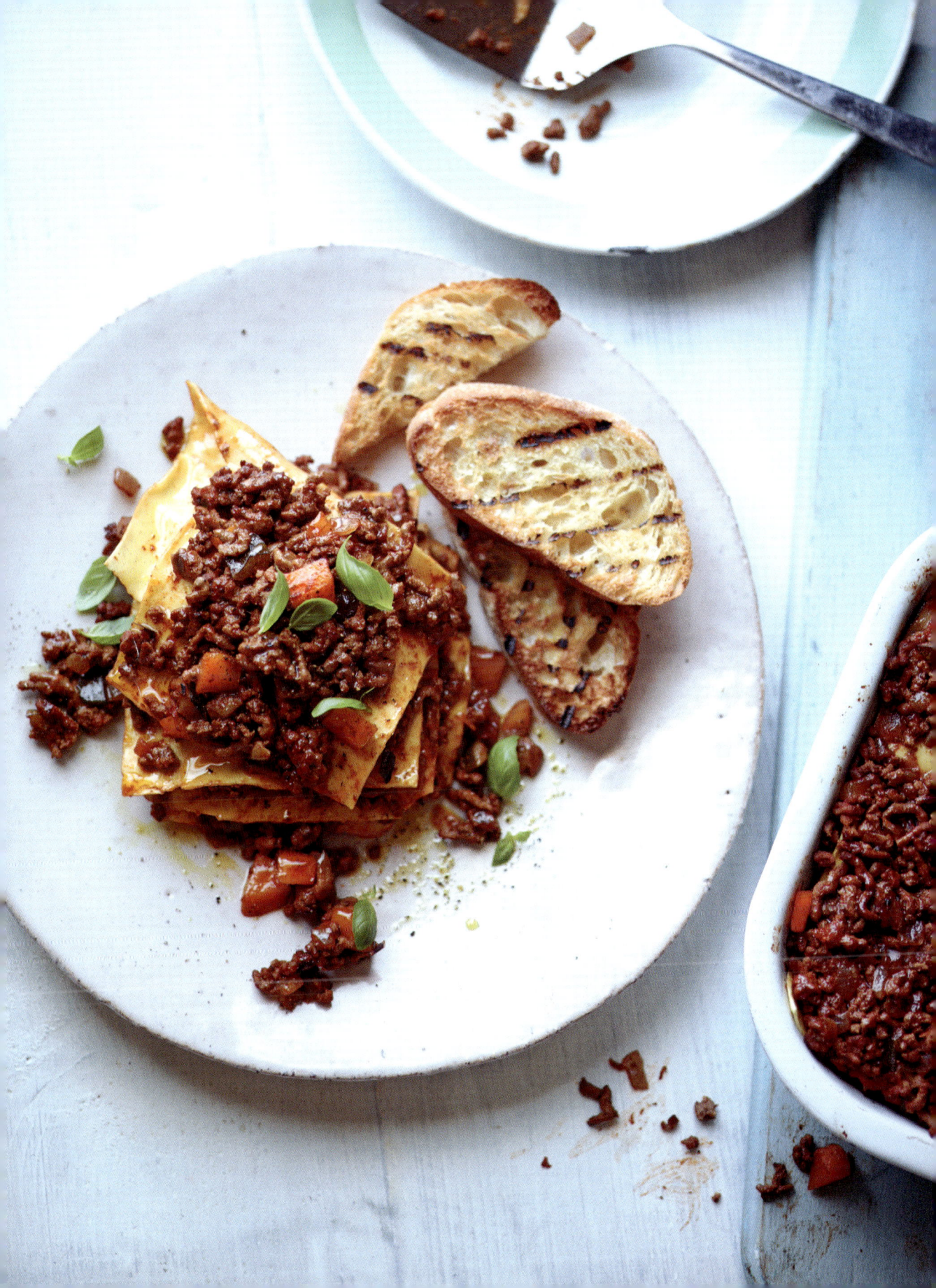

OMELETE ESPANHOLA

SERVE 2 PORÇÕES

Esta superomelete de batata requer cerca de 30 minutos do seu tempo, mas, além de ser deliciosa tanto quente como fria, é perfeita para ser levada na marmita para o trabalho, acompanhada de uma salada fresca.

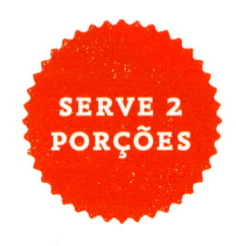

RECEITA DEMORADA
PREPARE COM ANTECEDÊNCIA

INGREDIENTES

- 12 batatas pequenas
- 1 colher de sopa de azeite
- 5 cebolinhas, cortadas em fatias
- 1 pimenta vermelha, cortada em fatias bem finas – retire as sementes, caso não goste do sabor picante
- 2 punhados de folhas de espinafre, e um pouco mais para guarnição
- 300g de fatias de frango defumado ou de presunto, rasgadas ou cortadas
- 8 ovos
- sal e pimenta-do-reino a gosto
- pão e tomates cereja, para guarnição

MODO DE FAZER

Espete as batatas com um garfo e coloque-as no micro-ondas, a 900W, por 3 minutos. Deixe-as descansar por 2 minutos, e depois leve novamente ao micro-ondas, por mais 2 minutos, quando deverão estar bem cozidas. Deixe esfriar e, em seguida, corte-as em fatias.

Preaqueça a grelha em temperatura máxima.

Aqueça o azeite numa frigideira antiaderente relativamente grande (cerca de 20cm de diâmetro), regulando o fogo de médio a alto. Adicione as batatas e frite por 2 minutos, virando-as de vez em quando. Acrescente a cebolinha e a pimenta, e refogue por mais 1 minuto. Coloque as folhas de espinafre, junto com o frango ou o presunto, e refogue por uns 30 segundos, ou até que o espinafre murche.

Bata os ovos com uma boa pitada de sal e pimenta-do-reino, e depois despeje na frigideira. Com uma colher de pau ou uma espátula, trabalhe a mistura de ovos, soltando-a da base, por 1-2 minutos, ou até que haja uma boa proporção da omelete na frigideira. Deixe-a cozinhar por mais 1 minuto, e depois transfira a frigideira para a grelha (se a frigideira tiver cabo de plástico, assegure-se de que isso não será um problema), e deixe cozinhar, até que o topo da omelete apresente textura e cor homogêneas.

Retire a omelete da frigideira e corte-a ao meio, e depois sirva com um bom pedaço de pão, uma salada de tomates cereja e o espinafre adicional.

TORTA CAMPESTRE DE BATATA-DOCE DO JOE

SERVE 4 PORÇÕES

Confie em mim. Este prato leva algum tempo para cozinhar (aproximadamente uma hora e quinze minutos), mas é fácil de preparar e, depois de colocado no forno, você só vai precisar de paciência! A cobertura de batata-doce faz desta receita uma verdadeira campeã.

MODO DE FAZER

Preaqueça o forno a 200°C (forno com ventilador a 180°C, termostato 6).

Coloque água para ferver numa panela grande. Adicione a batata-doce e deixe ferver por aproximadamente 10 minutos, ou até que as batatas fiquem tenras. Escorra-as numa peneira, deixe-as esfriar para liberar um pouco de umidade e, em seguida, recoloque-as na panela. Tempere com sal e pimenta-do-reino a gosto. Na sequência, amasse-as até que fiquem razoavelmente cremosas.

Enquanto as batatas-doces estiverem cozinhando, aqueça metade do óleo de coco numa frigideira grande ou numa caçarola pesada, em fogo alto. Acrescente a carne moída e refogue-a, desfazendo os grumos, até que esteja cozida e quase toda corada. Dependendo do tamanho da panela, talvez você precise fazer isso em dois lotes. Transfira a carne cozida para uma tigela.

Esquente o óleo de coco restante na mesma caçarola, regulando o fogo de médio a alto. Ponha a cebola, o pimentão, a cenoura e a abobrinha, e frite por 5-6 minutos, ou até que os legumes comecem a se tornar tenros. Acrescente o extrato de tomate e cozinhe, mexa por mais 30 segundos e depois recoloque a carne na panela e mexa bem. Coloque o caldo de carne, deixe levantar fervura e cozinhe em fogo baixo por 20 minutos.

Retire a panela do fogo e junte as ervilhas e o molho inglês. Em seguida, transfira o refogado de carne para uma assadeira grande e cubra com o purê de batata-doce.

Asse essa torta campestre por aproximadamente 20 minutos, quando a cobertura de batata-doce deverá estar levemente crocante.

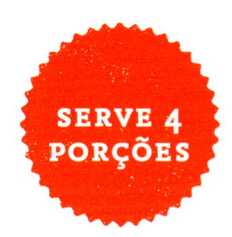

RECEITA DEMORADA
IDEAL PARA CONGELAR

INGREDIENTES

- 4 batatas-doces, descascadas e cortadas em pedaços
- sal e pimenta-do-reino a gosto
- 1 colher de sopa de óleo de coco
- 1kg de carne moída, com teor de gordura reduzido (cerca de 5%)
- 1 cebola picada
- 1 pimentão vermelho, sem sementes e cortado em cubos
- 2 cenouras raladas
- 1 abobrinha ralada
- 2 colheres de sopa de extrato de tomate
- 200ml de caldo de carne
- 75g de ervilhas congeladas
- 3 colheres de sopa de molho inglês

CANELONE DE ESPINAFRE E PERU

SERVE 4 PORÇÕES

Esta é outra receita campeã a ser preparada em diversas ocasiões. Invista uma hora e quinze minutos do seu tempo, e depois divida o canelone em quatro porções prontas para alguns dias. Se você não gosta de carne de peru moída, pode substituí-la por carne bovina moída.

MODO DE FAZER

Preaqueça o forno a 180°C (forno com ventilador a 160°C, termostato 4).

Esquente 1 colher de sopa de azeite numa frigideira grande, regulando o fogo de médio a alto. Adicione a cebola e o alho e refogue por 2 minutos, mexendo regularmente, até que as cebolas estejam tenras e com um leve tom dourado.

Aumente o fogo para alto, acrescente metade da carne moída de peru e refogue por 2-3 minutos, desfazendo os grumos com uma colher. Cozinhe-a até que não haja pontos rosados, e depois transfira o conteúdo para uma tigela. Repita o processo com o azeite e a carne de peru moída restantes. Quando essa segunda leva de carne moída dourar, acrescente o espinafre na panela, mexendo até que as folhas murchem, e, em seguida, passe tudo para a mesma tigela.

Adicione a ricota à tigela, junto com uma quantidade generosa de sal e pimenta-do-reino e metade do manjericão, e misture tudo muito bem. Com os dedos e uma colher de chá, recheie os cilindros de canelone com a combinação de carne de peru – não se preocupe em introduzir o recheio com perfeição, os transbordamentos passarão a compor o molho.

Quando todos os cilindros estiverem preenchidos, despeje uma das latas de tomate na base de uma assadeira grande (de uns 30cm por 18cm) e acrescente as sobras da mistura de peru. Em seguida, alinhe os cilindros de canelone na assadeira e despeje a segunda lata de tomates em cima, e depois cubra a assadeira com papel-alumínio.

Asse o canelone por 35-40 minutos, quando a massa deverá estar cozida. Depois retire a assadeira do forno, espalhe o manjericão restante e sirva com uma salada e pedaços de pão torrado.

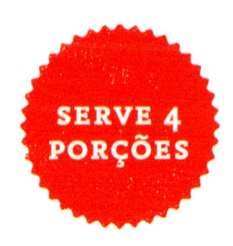

RECEITA DEMORADA
PREPARE COM ANTECEDÊNCIA
IDEAL PARA CONGELAR

INGREDIENTES

- 1 ½ colher de sopa de azeite
- 1 cebola roxa grande, cortada em cubos
- 3 dentes de alho, finamente picados
- 1kg de carne de peru moída
- 3 punhados generosos de folhas de espinafre
- 300g de ricota
- sal e pimenta-do-reino a gosto
- 1 molho de manjericão, somente as folhas, picado
- 16 cilindros de canelone pronto
- 2 latas de 400g de tomates inteiros, picados
- fatias de pão torrado e uma salada, para guarnição

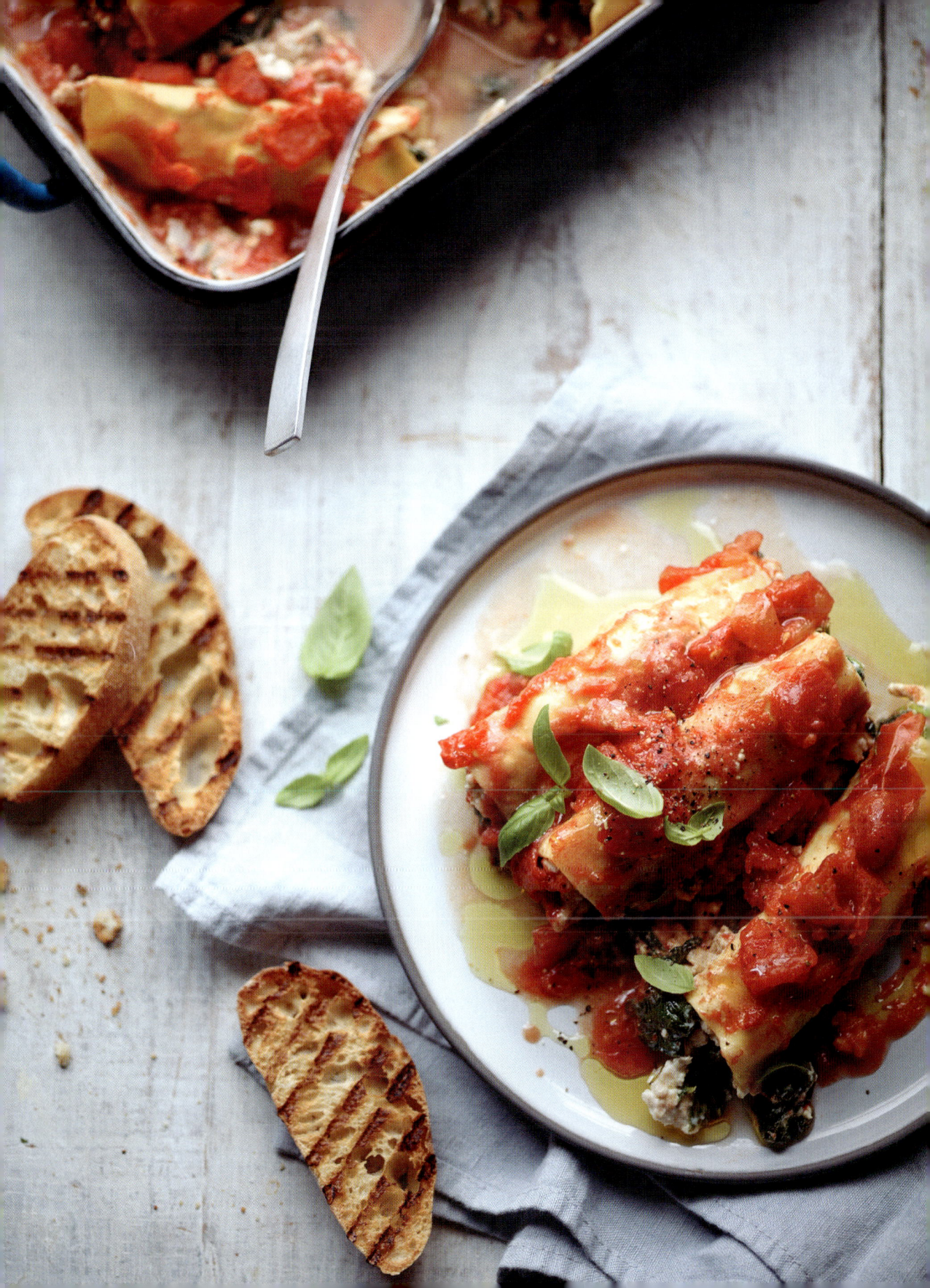

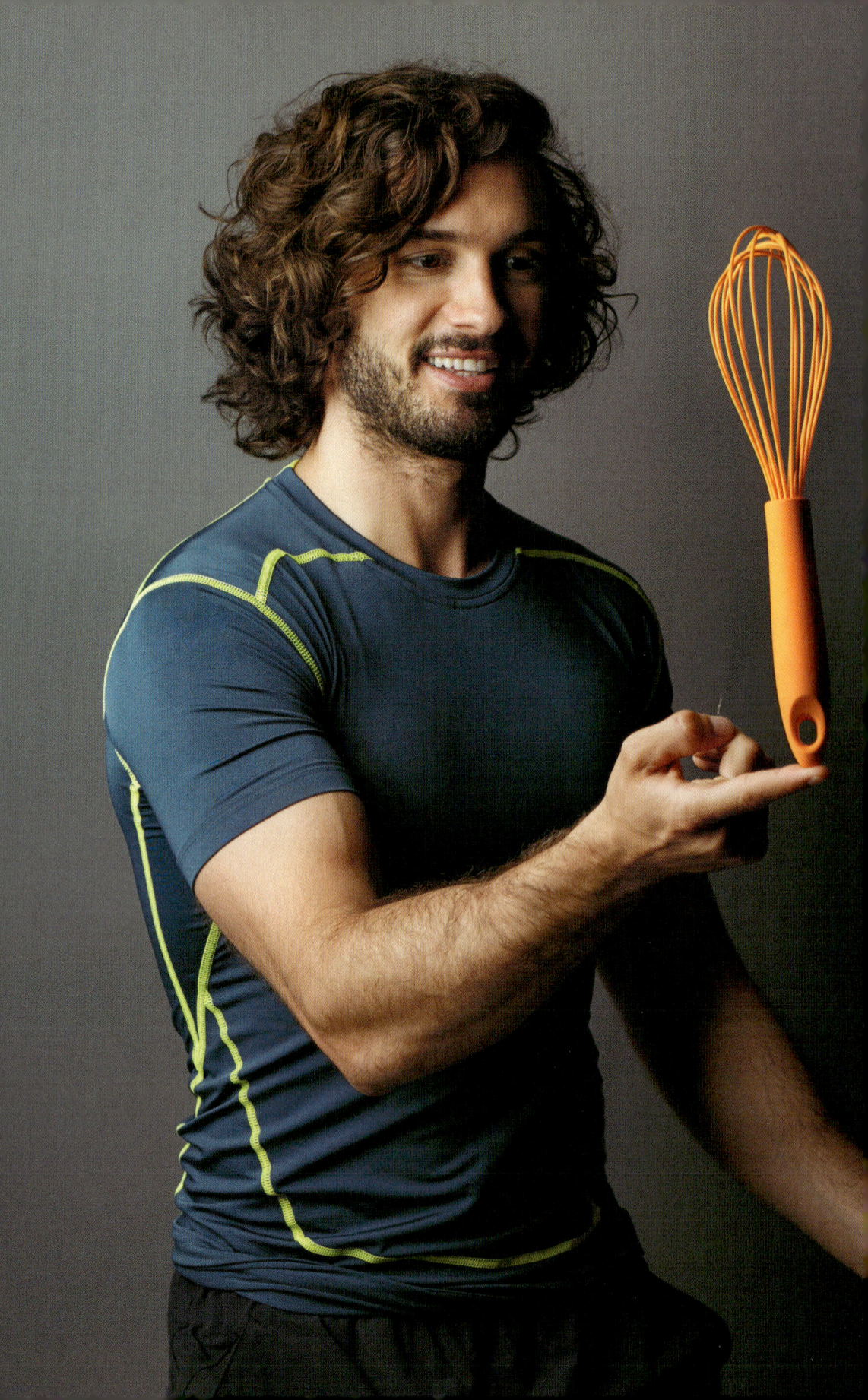

5
PETISCOS E GULOSEIMAS

TARTAR DE ATUM

Se você gosta de sushi, certamente vai adorar este *tartar*. É possível comer atum cru fresco de boa qualidade. Mas, para garantir, consulte o peixeiro ou o responsável pelo balcão da peixaria no supermercado sobre a procedência da carne, fazendo-os saber que você vai ingerir o atum cru. Definitivamente, esqueça esse prato se estiver grávida ou com o sistema imunológico debilitado.

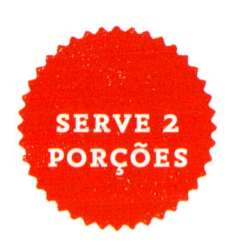

SERVE 2 PORÇÕES

INGREDIENTES

4 colheres de sopa de vinagre de arroz
1 colher de chá de sal
½ pepino, sem sementes e cortado em cubos de 1cm
400g de atum cru, cortado em cubinhos bem pequenos
bolinhos de arroz integral ou bolachas de arroz, para guarnição

MODO DE FAZER

Despeje o vinagre numa tigela pequena e mescle-o muito bem com o sal. Adicione o pepino e deixe em salmoura por 5 minutos.

Escorra o vinagre e misture o pepino, levemente em conserva, com o atum.

Sirva-se desse petisco de atum cru, acompanhado de bolinhos ou bolachas de arroz, como um lanchinho delicioso e diferente.

★ SUPERDICA

Você está trabalhando duro e malhando pesado, por que então não se permitir um dos petiscos do meu programa *Afine a forma em 15 minutos*? Como são bastante viciantes, não seja ganancioso e compartilhe-os com os amigos. Eles vão adorar se você lhes servir petiscos saudáveis!

FRITADA DE MILHO-VERDE E QUEIJO FETA

RENDE 2 FRITADAS GRANDES

Além do sabor incrível, esta fritada é muito fácil de fazer. É gostosa tanto quente como fria, de modo que você pode deixá-la pronta na véspera e levá-la para o trabalho no dia seguinte. Também é possível dobrar a receita e congelar a metade para outra ocasião.

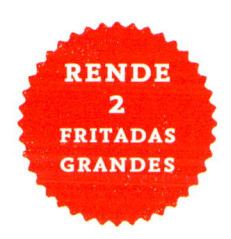

PREPARE COM ANTECEDÊNCIA
IDEAL PARA CONGELAR

INGREDIENTES

- 340g de milho-verde enlatado, escorrido
- 1 pimenta vermelha, sem sementes e cortada em fatias, e um pouco mais para guarnição (opcional)
- 3 cebolinhas, cortadas em fatias finas
- 75g de queijo feta esfarelado (pode substituir por outro)
- 75g de farinha de trigo com fermento
- 1 ovo
- sal e pimenta-do-reino a gosto
- 1 colher de sopa de óleo de coco
- 1 abacate cortado em fatias
- suco de 1 limão-galego, para servir
- óleo de gergelim (opcional)

MODO DE FAZER

Coloque o milho-verde, a pimenta (se utilizá-la), a cebolinha, o queijo feta (ou qualquer outro queijo branco), a farinha, o ovo e 50ml de água numa tigela grande. Tempere com sal e pimenta a gosto e misture até obter uma massa irregular.

Esquente metade do óleo de coco numa frigideira antiaderente, regulando o fogo de baixo a médio. Quando o óleo estiver bem quente, coloque metade da massa na frigideira e espalhe-a uniformemente, como se fosse uma panqueca. Cozinhe-a por uns 2 minutos, sem virar a massa... O tempo exato para 20 flexões!

Vire a fritada e cozinhe por mais 2 minutos. Retire-a da panela, transfira para toalhas de papel e deixe escorrer o excesso de óleo enquanto cozinha a segunda porção da massa.

Sirva as fritadas com o abacate e gotas generosas de limão; se quiser, regue com um fiozinho de óleo de gergelim e uma pitada de pimenta (veja a fotografia na p. 173).

FRITADA DE ATUM E ABOBRINHA

RENDE 12–14 PEQUENAS (ou 4 grandes)

Este é o tipo de lanche incrível e saboroso – e quase sempre há uma lata de atum disponível na despensa. Se quiser, você pode preparar várias fritadas e congelar algumas delas.

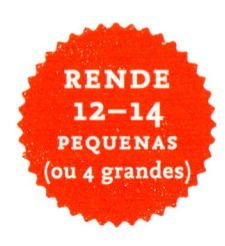

PREPARE COM ANTECEDÊNCIA
IDEAL PARA CONGELAR

INGREDIENTES

- 1 lata de 160g de atum, drenado
- 1 abobrinha ralada
- 80g de farinha de trigo com fermento
- 1 ovo
- 1 colher de sopa de óleo de coco
- molho de soja *light*, para servir

MODO DE FAZER

Esfarele o atum numa tigela e adicione a abobrinha, a farinha e o ovo. Misture tudo para obter uma massa. Se necessário, acrescente uma gota de água para dar leveza à massa, até que a mistura fique bem cremosa.

Esquente um pouco de óleo numa frigideira, em fogo médio. Com uma colher, transfira boas quantidades de massa para a frigideira, deixando espaços entre elas porque irão se espalhar e formar bolinhos em forma de panquecas. Se quiser uns doze bolinhos, faça-os com cerca de 7-8cm de diâmetro – mas fique à vontade para fazer quatro maiores de uma única vez.

Cozinhe as fritadas de 2 a 3 minutos de cada lado e, em seguida, retire-as da frigideira e deixe-as secar em toalhas de papel.

Sirva as fritadas mergulhando-as, se desejar, em uma pequena tigela de molho de soja.

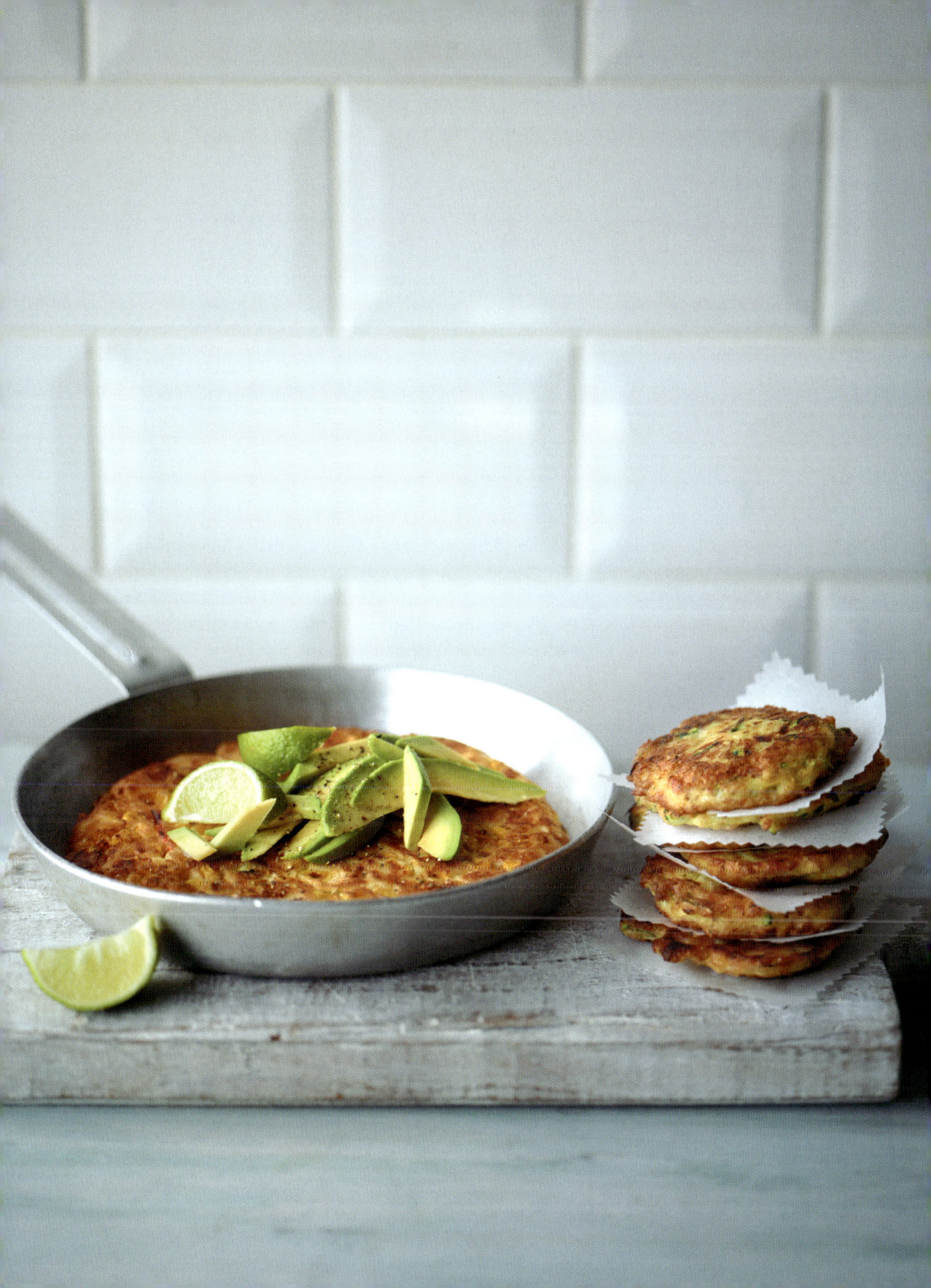

CASTANHAS-DE-CAJU CONDIMENTADAS

RENDE 400g

INGREDIENTES

- 400g de castanha-de-caju
- 2 colheres de chá de azeite ou de óleo de amendoim
- 2 colheres de chá de cominho em pó
- 1 ½ colher de chá de páprica defumada

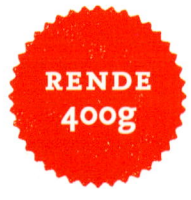

MODO DE FAZER

Preaqueça o forno a 190°C (forno com ventilador a 170°C, termostato 5).

Misture os os ingredientes e depois transfira tudo para uma assadeira. Coloque no forno por 12-15 minutos, até que as castanhas estejam crocantes e ligeiramente douradas. Retire do forno e polvilhe com sal. Essas castanhas condimentadas podem ser mantidas em recipiente hermeticamente fechado por até 5 dias.

AMENDOINS AO WASABI

RENDE 400g

INGREDIENTES

- 400g de amendoim sem sal
- 4 colheres de chá de wasabi em pó
- 2 colheres de chá de azeite

MODO DE FAZER

Preaqueça o forno a 190°C (forno com ventilador a 170°C, termostato 5).

Misture os ingredientes e depois transfira tudo para uma assadeira. Coloque no forno por 12-15 minutos, até que os amendoins estejam crocantes e ligeiramente dourados. Retire do forno e polvilhe com sal. Os amendoins ao wasabi podem ser mantidos em recipiente hermeticamente fechado por até 4 dias.

TORTILLAS CROCANTES CONDIMENTADAS

RENDE 24

INGREDIENTES

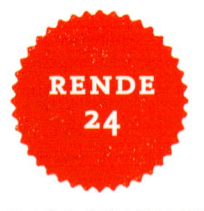

- 3 *tortillas* pequenas compradas prontas (ou feitas em casa)
- azeite de oliva
- 2 colheres de chá de cominho em pó
- 1 colher de chá de páprica defumada
- 1 colher de chá de sal de aipo

MODO DE FAZER

Preaqueça o forno a 170°C (forno com ventilador a 150°C, termostato 3).

Unte ambos os lados das *tortillas* com azeite. Corte-as em quatro e depois corte cada pedaço pela metade para obter 8 triângulos. Coloque o máximo que puder dos 24 triângulos numa assadeira (talvez você tenha que usar duas bandejas ou assar os triângulos em dois lotes).

Misture as especiarias e o sal, até que estejam bem mesclados, e depois polvilhe uniformemente sobre os triângulos. Asse no forno por 6-7 minutos, até que as *tortillas* fiquem ligeiramente douradas e crocantes.

★ SUPERDICA

Nozes, de todos os tipos, são perfeitas para festas – e bem mais saudáveis que batatas fritas, por exemplo. Mas não deixam de ser uma guloseima; portanto, não se empolgue demais. Recomendo uma porção de 20-30g, não mais do que uma vez por dia.

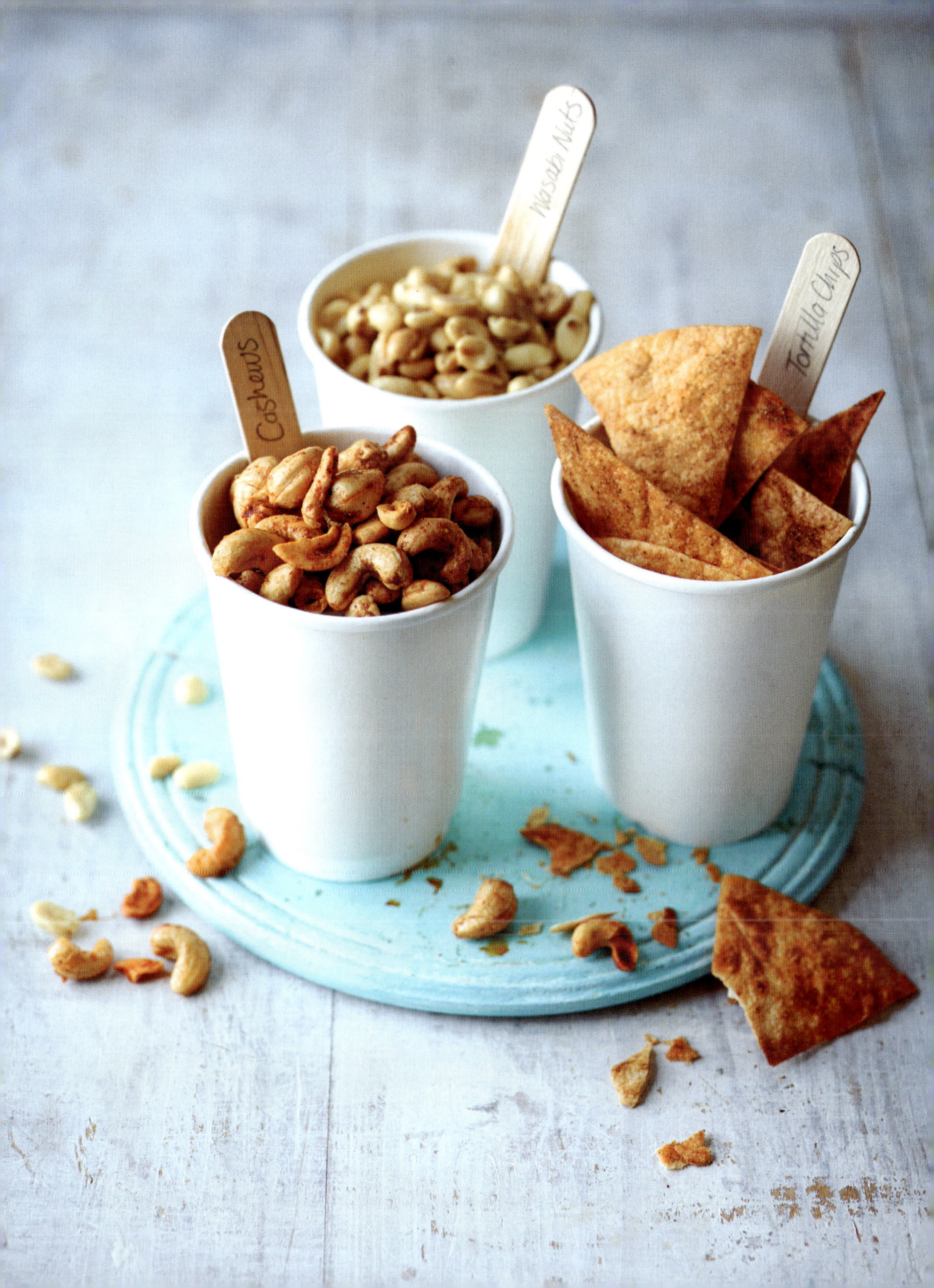
Wasabi Nuts
Cashews
Tortilla Chips

PESTO DE BRÓCOLIS E PINHÕES

SERVE 2 PORÇÕES

PREPARE COM ANTECEDÊNCIA

INGREDIENTES

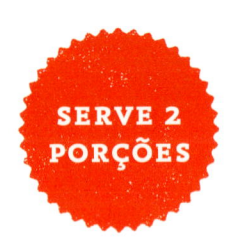

2 flores de brócolis, separadas em ramos
4 colheres de sopa de pinhões
3 colheres de sopa de queijo parmesão ralado
2 molhos de manjericão, somente as folhas
1 dente de alho picado
suco e raspas da casca de 1 limão
75ml de azeite
sal e pimenta-do-reino a gosto
vegetais crus picados, para guarnição

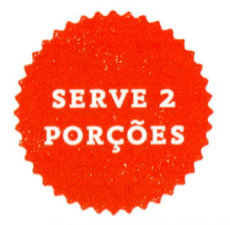

Este ótimo lanche pode ser mantido em recipiente hermético na geladeira por até 3 dias. Outras verduras como couve e espinafre também funcionam bem. Costumo saborear esse pesto mergulhando nele pedaços de couve-flor, cenoura e pepino crus.

MODO DE FAZER

Coloque uma panela de água para ferver. Quando estiver fervendo, acrescente os ramos de brócolis e cozinhe por 1 minuto. Escorra-os numa peneira ou num escorredor e, em seguida, passe-os sob água fria corrente.

Bata os brócolis no liquidificador, junto com os pinhões, o queijo parmesão, o manjericão, o alho, o suco e as raspas do limão e o azeite. Tempere generosamente com sal e pimenta-do-reino, e continue batendo até obter uma mistura cremosa e homogênea.

Sirva o pesto com vegetais crus picados.

MOLHO DE ERVAS À BASE DE *CREAM CHEESE*

SERVE 2 PORÇÕES

INGREDIENTES

180g de *cream cheese*
2 colheres de sopa de cebolinha picada
2 colheres de sopa de estragão picado
2 colheres de sopa de manjericão picado
1 dente de alho pequeno, cortado em fatias finas
6 tomates secos, picados
50g de nozes, semitrituradas
palitos de aipo, cenoura e pepino, para guarnição

É um lanche perfeito para os amantes de queijo, e as ervas frescas imprimem um toque excepcional à combinação de sabores. O molho pode ser feito manualmente, caso você não tenha um processador de alimentos – só que será preciso um pouco mais de tempo.

MODO DE FAZER

Coloque todos os ingredientes, exceto as nozes e os palitos de vegetais, num processador de alimentos, junto com umas 2 colheres de sopa de água morna. Bata bem, até obter uma mistura cremosa.

Transfira o molho para uma tigela, cubra com as nozes, e depois mergulhe nele os palitos de aipo, cenoura e pepino.

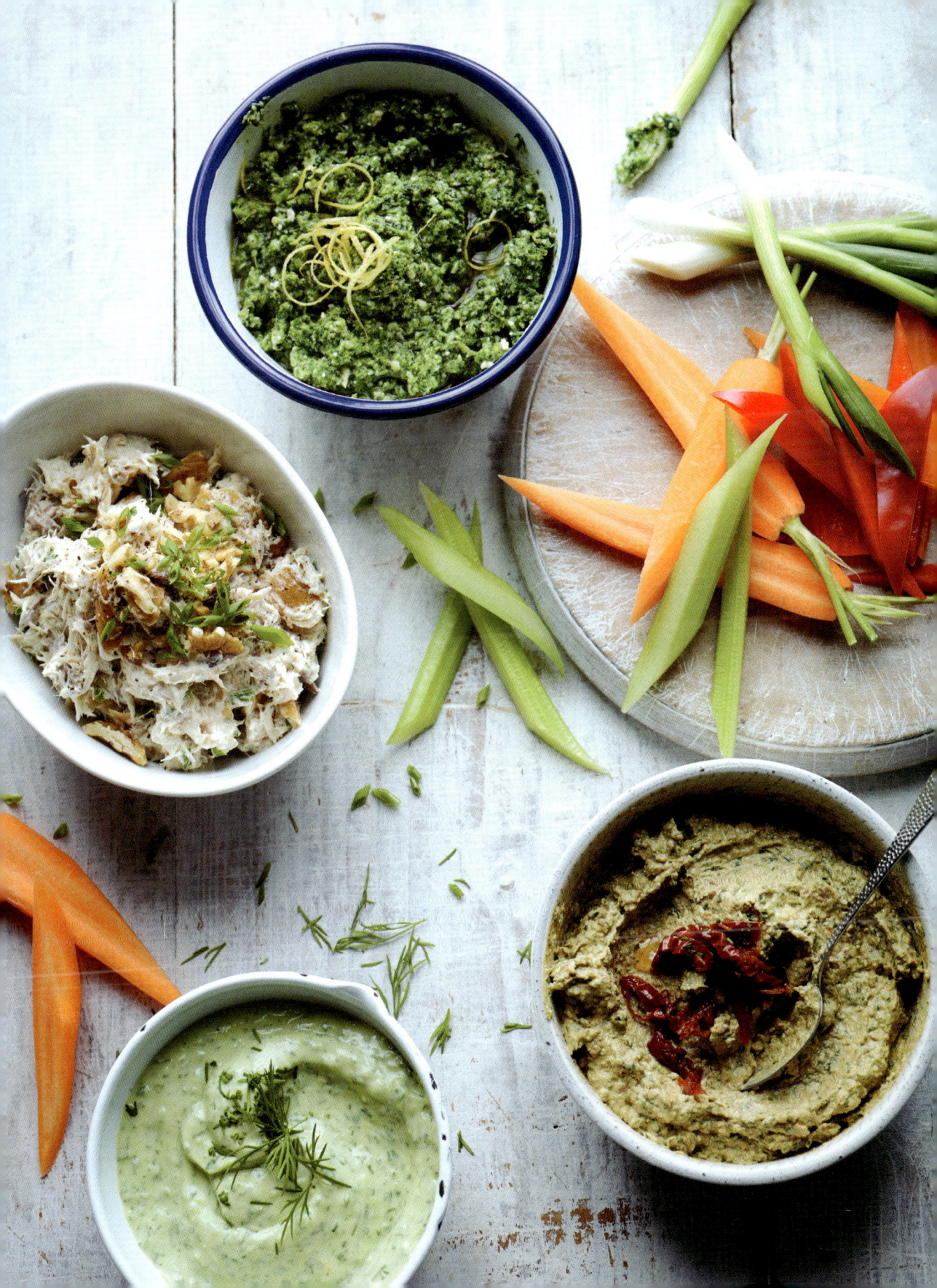

PATÊ DE CAVALA DEFUMADA

Ramos de couve-flor crua combinam maravilhosamente com este patê que pode ser mantido em recipiente hermético na geladeira por até 4 dias.

MODO DE FAZER

Retire a pele da cavala e, com os dedos, desfaça a carne em pedaços pequenos. Adicione o creme de leite fresco e o suco de limão, junto com uma pitada generosa de pimenta-do-reino moída na hora. Com um garfo, misture e triture tudo, até que o patê pareça consistente – prefiro com um pouco de textura.

Coloque as cebolinhas e depois cubra o patê com as nozes. Sirva com as cenouras, a couve-flor e o pimentão vermelho.

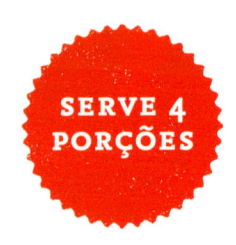

SERVE 4 PORÇÕES

INGREDIENTES

- 300g de cavala defumada
- 75g de creme de leite fresco
- suco de 1 limão
- pimenta-do-reino moída na hora
- 1 molho pequeno de cebolinha, cortado em fatias finas
- 35g de nozes picadas
- cenoura picada, ramos de couve-flor e rodelas de pimentão vermelho, para guarnição

CREME DE ABACATE COM TALOS DE AIPO

SERVE 2 PORÇÕES

Se você gosta de abacate, este creme cabe como uma luva. Só leva uns 5 minutos para fazer e contém gorduras saudáveis que mantêm o nível de energia lá no alto.

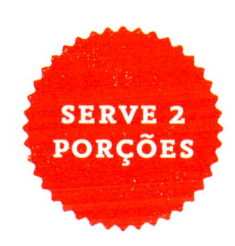

INGREDIENTES

- 1 abacate grande picado
- 245g de iogurte grego integral
- suco de 1 limão
- 1 dente de alho, ralado ou finamente picado
- 1 molho pequeno de cebolinha, finamente picado
- 1 ramo de dill (endro), finamente picado
- 1 ramo de salsa, finamente picado
- sal e pimenta-do-reino a gosto
- 6 talos de aipo grandes, para guarnição

MODO DE FAZER

Coloque o abacate num processador de alimentos. Adicione o iogurte, o suco de limão, o alho, a cebolinha, o endro e a salsinha. Tempere com sal e pimenta-do-reino, e depois processe até obter uma mistura cremosa e homogênea.

Sirva o molho de abacate com os talos de aipo.

★ SUPERDICA
IDEIAS PARA PETISCOS

Se você não tem tempo para fazer lanches, aqui estão algumas ideias para você.

- ★ Dissolva proteína whey com água
- ★ 20-30g de nozes
- ★ 85g de carne-seca
- ★ Ovo pochê
- ★ 75-100g de frutas (melão, mirtilo, morango, framboesa, maçã, pera). Por favor, limite as frutas para um lanche por dia e tente consumi-las apenas algumas vezes por semana, pois do contrário dificultarão sua queima de gordura.

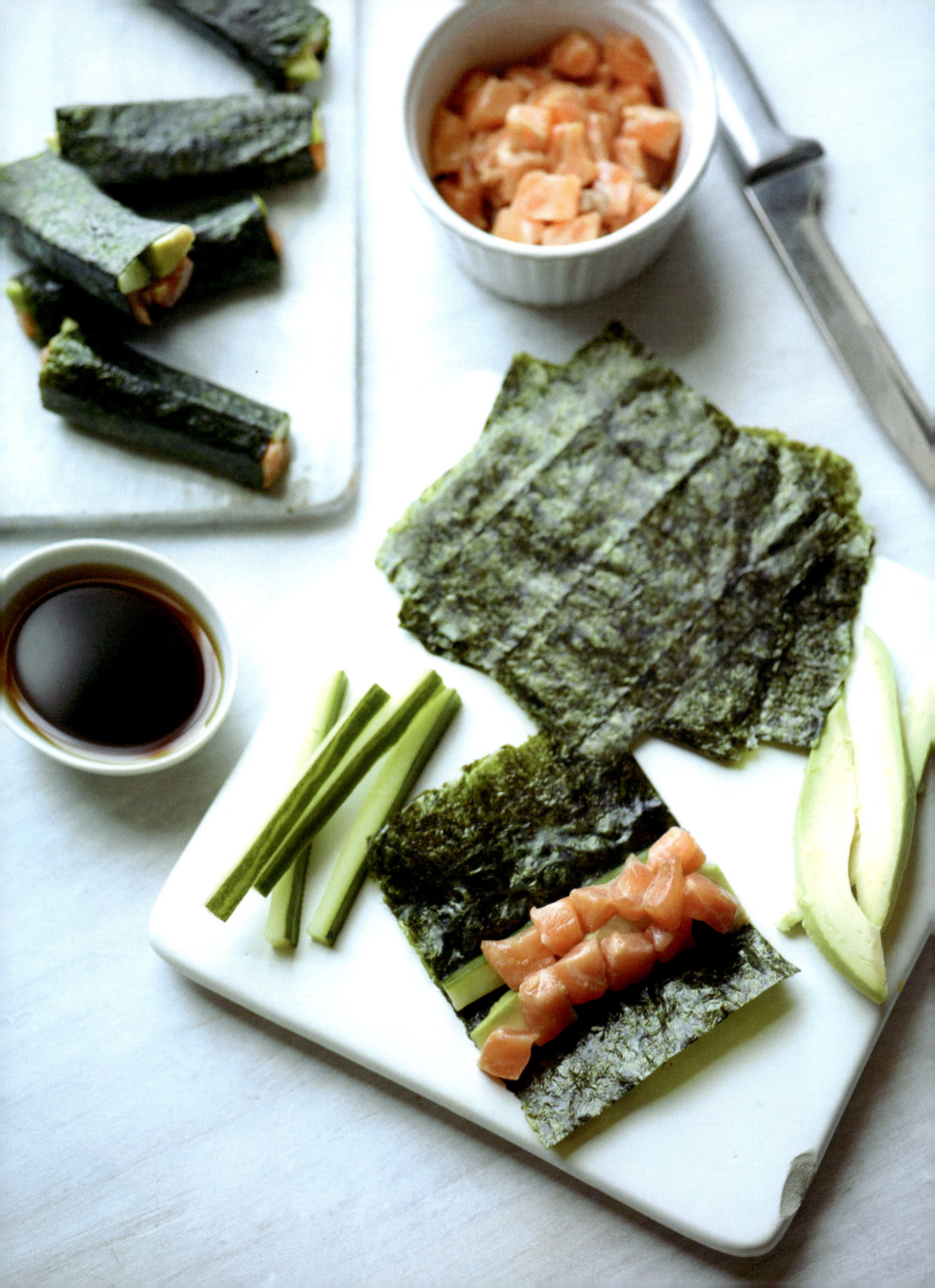

ROLINHOS DE SALMÃO E ABACATE

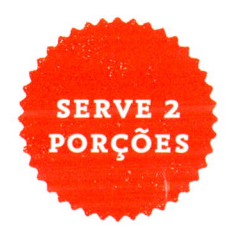

SERVE 2 PORÇÕES

É outra grande opção de lanche rica em gorduras saudáveis. É um prato tão impressionante que pode servir como entrada de um jantar. Mas certifique-se com o peixeiro de que se trata de um peixe fresquíssimo – e faça-o saber que você o servirá cru. Aquele que está com o sistema imunológico comprometido, bem como as mulheres grávidas, deve evitar carne de peixe cru.

INGREDIENTES

- 400g de salmão cru, cortado em cubinhos
- um pedacinho de gengibre fresco e ralado, com aproximadamente 1cm
- 1 ½ colher de sopa de molho de soja *light*
- 2 colheres de chá de óleo de gergelim
- 2 colheres de chá de vinagre de arroz
- 1 abacate, cortado pela metade e descascado
- 2 folhas grandes de alga nori (cerca de 20cm por 20cm)
- ¼ de pepino, sem sementes e cortado em 8 bastões

MODO DE FAZER

Coloque o salmão, o gengibre, o molho de soja, o óleo de gergelim e o vinagre numa tigela e misture tudo muito bem.

Corte longitudinalmente cada metade de abacate em 4 fatias, de modo a obter 8 delas.

Corte cada folha de alga nori em 4 quadrados iguais.

Abra cada quadrado de alga nori e coloque uma fatia de abacate no centro, e depois ajeite uma tira de pepino ao lado. Distribua uniformemente a mistura de salmão entre os quadrados de nori e ao lado do abacate e do pepino.

Passe um dedo umedecido de água na borda dos quadrados de nori para que possam grudar.

Faça os rolinhos com as mãos e prepare-se para desfrutar de uma experiência bem próxima do zen.

BROWNIES PROTEICOS DE BETERRABA

RENDE UNS 16 QUADRADINHOS

Eu não queria lançar um livro de culinária sem algumas receitas de guloseimas doces. Além de delicioso, este *brownie* é mais saudável que o tradicional com sabor de chocolate. Mas deve ser degustado ocasionalmente e não todo dia. Uma fatia, uma vez por semana, após o treino, está bem? Nesta receita serão necessários mais 30 minutos além dos 15 habituais – mas é preciso ralar um pouco mais para ganhar uma guloseima!

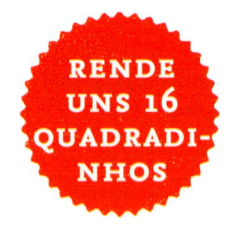

RECEITA DEMORADA
INGREDIENTES

- 2 beterrabas cozidas (com cerca de 140g), descascadas e picadas
- 175g de amêndoas moídas
- 120g de purê de castanhas portuguesas
- 30g de cacau em pó
- 45g de mel
- 1 colherada (30g) de proteína em pó, sabor baunilha
- 2 colheres de chá de extrato de baunilha
- 4 ovos

MODO DE FAZER

Preaqueça o forno a 180°C (forno com ventilador a 160°C, termostato 4).

Coloque todos os ingredientes num processador de alimentos e bata até obter uma massa cremosa e homogênea.

Transfira a massa para um tabuleiro pequeno (cerca de 28cm por 15cm) e asse por 18 minutos.

Retire o *brownie* do forno e deixe esfriar um pouco antes de cortar em quadrados e devorá-lo.

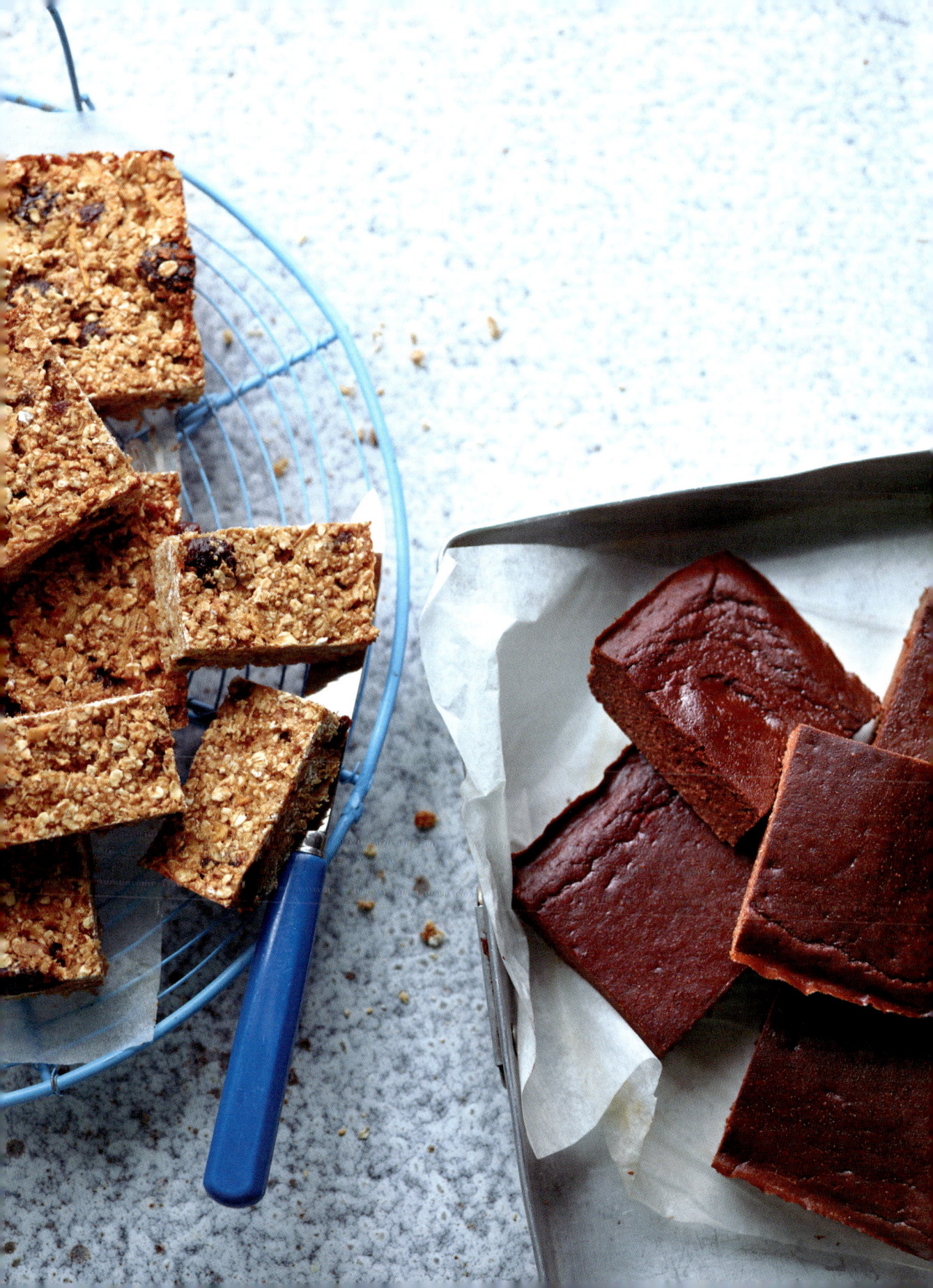

BARRAS PARA DEPOIS DA MALHAÇÃO

Eis outra guloseima cujo tempo de preparo ultrapassa os 15 minutos habituais. Mas não se esqueça de que essas barras não são para se degustar todo dia. Faça isso não mais que uma vez por semana e compartilhe-as com os amigos, senão você vai devorar sozinho todas as 24! Não invente desculpas clássicas como "vou comê-las para que não parem no lixo", porque perduram por 5 dias em recipiente hermético.

MODO DE FAZER

Preaqueça o forno a 160°C (forno com ventilador a 140°C, termostato 3).

Coloque água para ferver numa chaleira. Cubra as tâmaras com água fervente e deixe-as de molho por 5 minutos.

Triture as bolachas de arroz num processador de alimentos, até que estejam totalmente esmigalhadas. Transfira as migalhas para uma tigela grande.

Escorra as tâmaras e coloque-as no processador até obter um creme homogêneo, e depois adicione esse creme à tigela com as migalhas de arroz, junto com os ingredientes restantes. Misture tudo muito bem – se a combinação não ficar totalmente elástica, trabalhe-a com as mãos.

Coloque a mistura num tabuleiro próprio para *brownies* (cerca de 28cm por 15cm) e asse por 25 minutos. Deixe esfriar antes de cortar em quadrados.

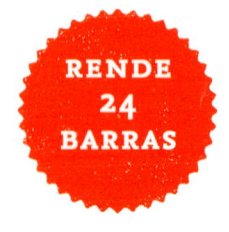

RENDE 24 BARRAS

RECEITA DEMORADA
PREPARE COM ANTECEDÊNCIA

INGREDIENTES

12 tâmaras sem caroço
100g de bolachas de arroz
220g de aveia em flocos
1 colherada (30g) de proteína em pó, sabor baunilha
2 maçãs, sem miolo e raladas
½ colher de chá de fermento em pó
100g de cerejas secas, cortadas ao meio

GRANOLA DO JOE

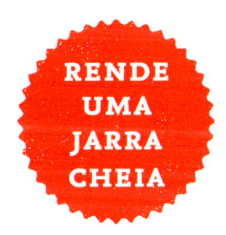

RENDE UMA JARRA CHEIA

RECEITA DEMORADA
PREPARE COM ANTECEDÊNCIA

INGREDIENTES

- 175g de nozes variadas – quanto a mim, adoro castanha-de-caju, pecãs, nozes e amêndoas
- 1 colher de chá de canela em pó
- 1 maçã sem casca, sem miolo e ralada
- 150g de aveia em flocos
- 20g de mel
- 40g de passas

Por que comprar granolas açucaradas e processadas, se com meia hora de sobra você pode fazer sua própria versão saudável em casa? Esta granola cai muito bem no café da manhã, combinada com iogurte grego e frutas vermelhas frescas. Mas tente não consumi-la todo dia. Nada supera os ovos mexidos no café da manhã.

MODO DE FAZER

Preaqueça o forno a 180°C (forno com ventilador a 160°C, termostato 4).

Misture todos os ingredientes, exceto as passas, numa tigela grande, e depois coloque tudo num tabuleiro grande, espalhando os itens em uma única camada.

Asse por 25 minutos, puxando o tabuleiro do forno umas duas vezes e misturando tudo até a granola dourar.

Retire do forno e deixe esfriar antes de acrescentar as passas. A granola se conserva em frasco hermeticamente fechado por pelo menos 2 dias – mas aposto que não vai durar tanto tempo!

ARROZ-DOCE PROTEICO DO JOE

SERVE 1 PORÇÃO

Se você não resiste a um doce, este é um bom lanche para desfrutar após a malhação, especialmente com frutas vermelhas frescas. Permita-se investir cerca de meia hora para fazer esta receita.

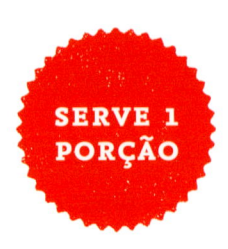

RECEITA DEMORADA
INGREDIENTES

- 100g de arroz próprio para arroz-doce
- 500ml de leite de amêndoa
- 1 colher de sopa de mel
- 1 colherada (30g) de proteína em pó, sabor baunilha

MODO DE FAZER

Coloque o arroz, o leite de amêndoa, o mel e 150ml de água numa panela. Deixe ferver e cozinhe por 20-25 minutos, mexendo regularmente, sobretudo no final, quando a mistura se tornará cremosa e encorpada.

Retire a panela do fogo e deixe esfriar um pouco antes de adicionar a proteína em pó. Nunca faça isso com a panela ainda no fogo, para que a proteína em pó não cozinhe e encaroce.

Consuma o arroz-doce de imediato. Para um acabamento mais caprichado, despeje numa travessa refratária e coloque no forno até formar uma casca dourada e ligeiramente crocante.

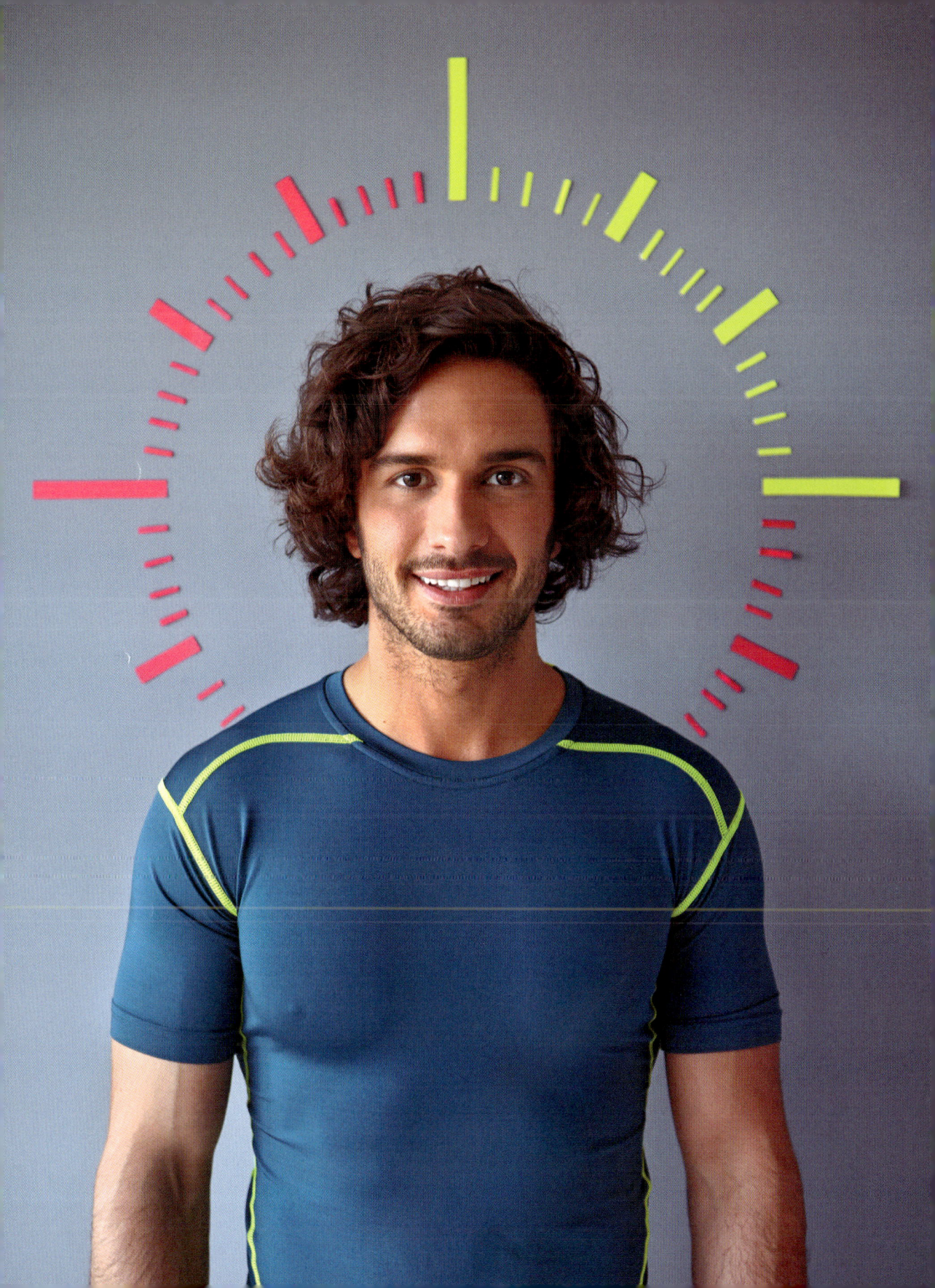

CUPCAKES DE BANANA E PECÃ

RENDE 12 PORÇÕES

Prontinhos em 20 minutos, estes *cupcakes* extremamente viciantes são minhas guloseimas favoritas; por isso, pegue leve com eles. Você não vai queimar gordura se comê-los todo dia; portanto, reserve-os para quando tiver vontade de comer um doce especial ou para uma festa com amigos. Quanto mais escura a banana, melhor; sério, as bananas mais escuras são ideais.

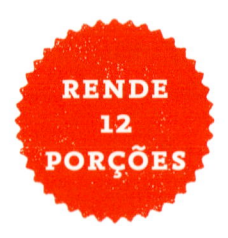

RECEITA DEMORADA
PREPARE COM ANTECEDÊNCIA

INGREDIENTES

- 100g de pecãs, além de 12 extras para decorar
- 70g de purê de castanhas portuguesas
- 3 bananas bem maduras, descascadas e cortadas em fatias (aproximadamente 190g)
- 30g de mel
- 1 colherada (30g) de proteína em pó, sabor baunilha
- 2 colheres de chá de extrato de baunilha
- 50g de amêndoas moídas
- 4 ovos
- 12 colheres de chá de creme de leite fresco

MODO DE FAZER

Preaqueça o forno a 190°C (forno com ventilador a 170°C, termostato 5) e coloque 12 forminhas de papel no tabuleiro próprio para *cupcakes*.

Coloque todos os ingredientes, exceto as pecãs extras e o creme de leite fresco, num processador e bata até obter uma massa cremosa e homogênea.

Distribua uniformemente a massa entre as forminhas de *cupcake* e leve ao forno por 18 minutos, ou até que cresçam e se mostrem ligeiramente dourados por cima.

Deixar esfriar e depois decore os *cupcakes* com uma colher de chá de creme de leite fresco e uma pecã.

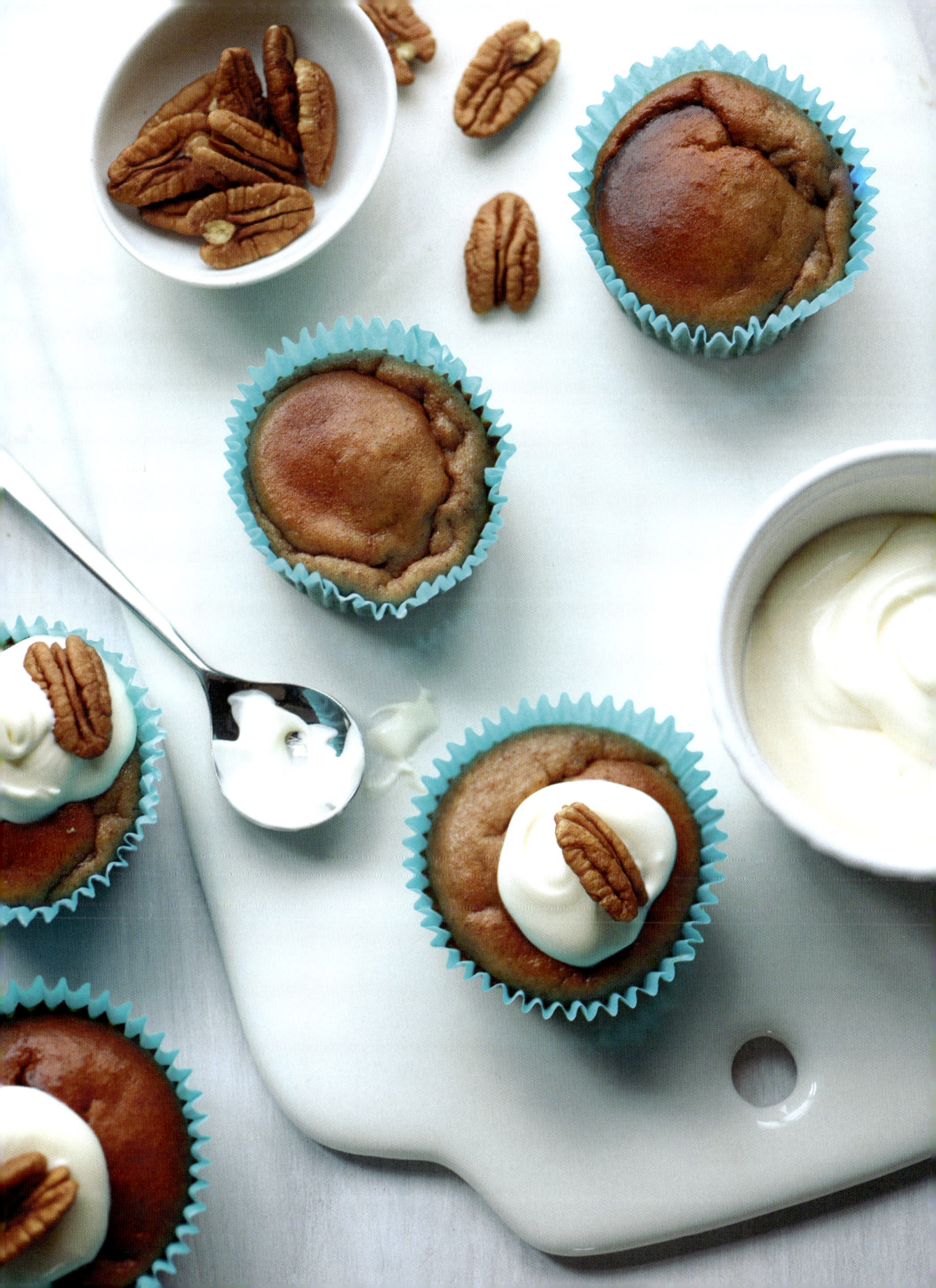

SORVETE DE BANANA COM AMÊNDOAS

Adoro sorvete e por isso pensei em partilhar esta receita saudável com você. Fique à vontade para incrementar o sabor, acrescentando outras frutas congeladas como morangos ou framboesas.

MODO DE FAZER

Forre uma travessa com papel-manteiga e espalhe os pedaços de banana por cima em uma única camada. Coloque a bandeja no freezer e deixe congelar por no mínimo 4 horas, ou até que os pedaços de banana estejam completamente congelados.

Transfira os pedaços congelados de banana para um processador de alimentos, junto com a manteiga de amêndoa, o leite de amêndoa e a proteína em pó, e deixe os ingredientes pulsando até obter uma massa homogênea.

Sirva o sorvete coberto com as amêndoas tostadas, caso as utilize.

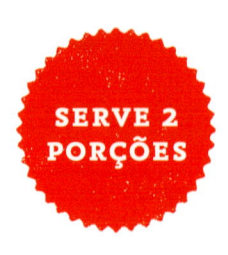

SERVE 2 PORÇÕES

RECEITA DEMORADA
(de preparo rápido, porém requer 4 horas no congelador)

PREPARE COM ANTECEDÊNCIA

INGREDIENTES

- 4 bananas, descascadas e cortadas em pedaços de mesmo tamanho
- 1 colher de sopa de manteiga de amêndoa
- 50ml de leite de amêndoa
- 1 colherada (30g) de proteína em pó, sabor baunilha
- amêndoas tostadas em lâminas, para guarnição (opcional)

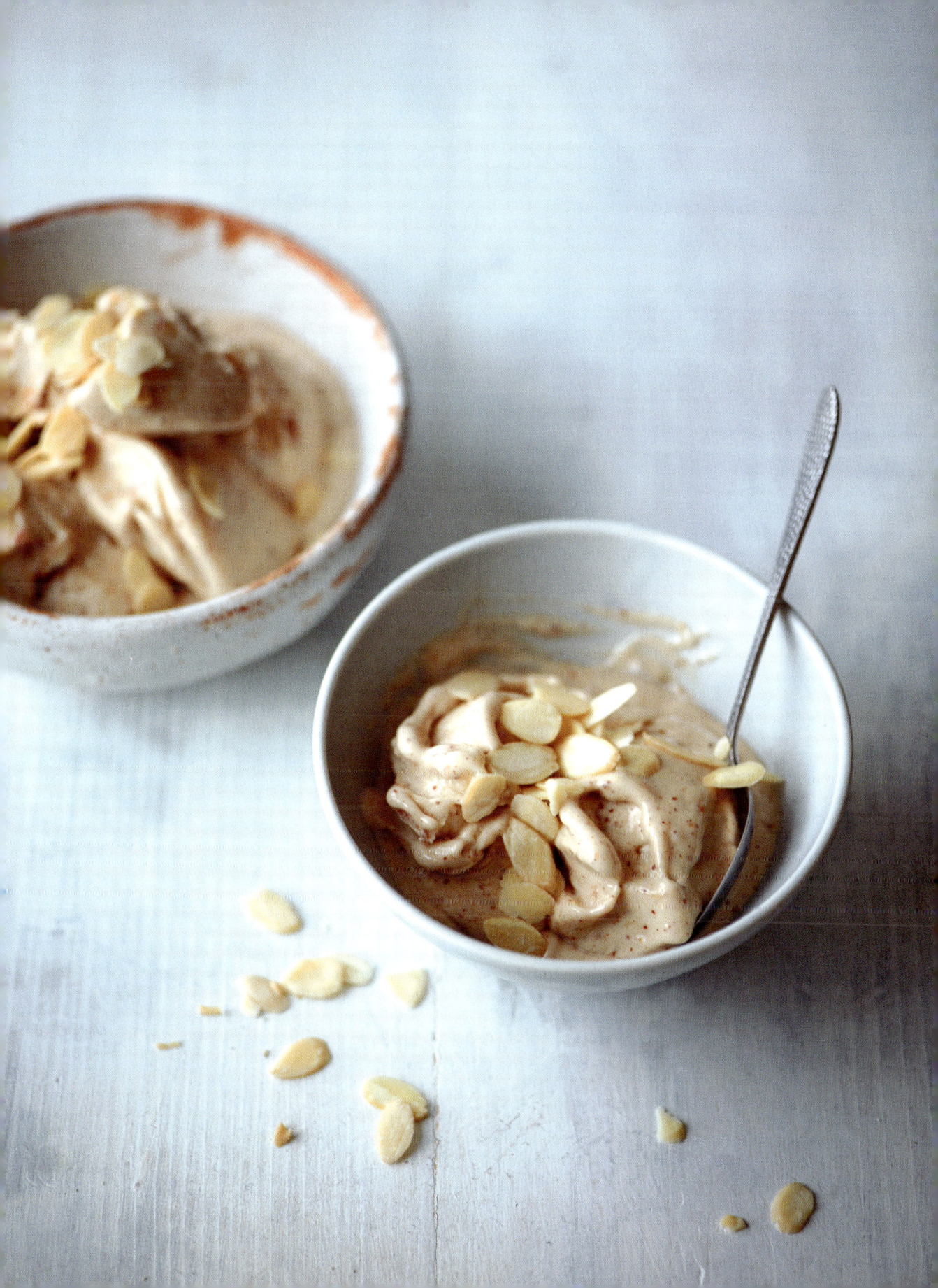

BOLO PROTEICO DE CHOCOLATE E AMÊNDOAS

SERVE 6 PORÇÕES

Bem, não posso fingir que este bolo é particularmente saudável, mas de vez em quando todos precisam de uma guloseima – e como todas as guloseimas, esta é repleta de nutrição gostosa! Quanto mais elevada é a proporção de cacau no chocolate, melhor para você – o chocolate que utilizo tem 85%. E se não tiver à mão purê de castanhas portuguesas, fique à vontade para substituir por manteiga de amêndoa. Serão necessários 30 minutos para preparar esta receita.

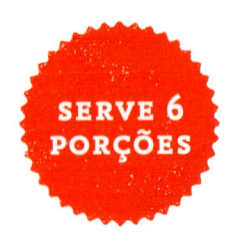

RECEITA DEMORADA
PREPARE COM ANTECEDÊNCIA

INGREDIENTES

- 120g de tâmaras sem caroço
- 125g de purê de castanhas portuguesas
- 10g de cacau em pó, e mais um pouco para polvilhar
- 100g de amêndoas moídas
- 100g de chocolate (85% de cacau) derretido
- 2 colheradas (60g) de proteína em pó, sabor baunilha
- 4 ovos
- suco e raspas da casca de uma laranja

MODO DE FAZER

Preaqueça o forno a 180°C (forno com ventilador a 160°C, termostato 4) e, com papel vegetal, cubra uma forma de bolo redonda de 23cm.

Coloque água para ferver numa chaleira. Despeje 150ml de água fervente sobre as tâmaras e deixe-as de molho por 5 minutos.

Transfira as tâmaras, junto com a água de maceração, para um processador de alimentos e bata até obter uma mistura cremosa e homogênea. Depois adicione os ingredientes restantes e bata até obter uma massa fofa.

Despeje a massa na forma preparada e leve ao forno por 20 minutos. O bolo vai subir no forno, mas vai murchar um pouco quando esfriar.

Retire o bolo da forma, polvilhe com o cacau extra… E saia correndo até a academia para malhar, para poder apreciar a guloseima quando voltar.

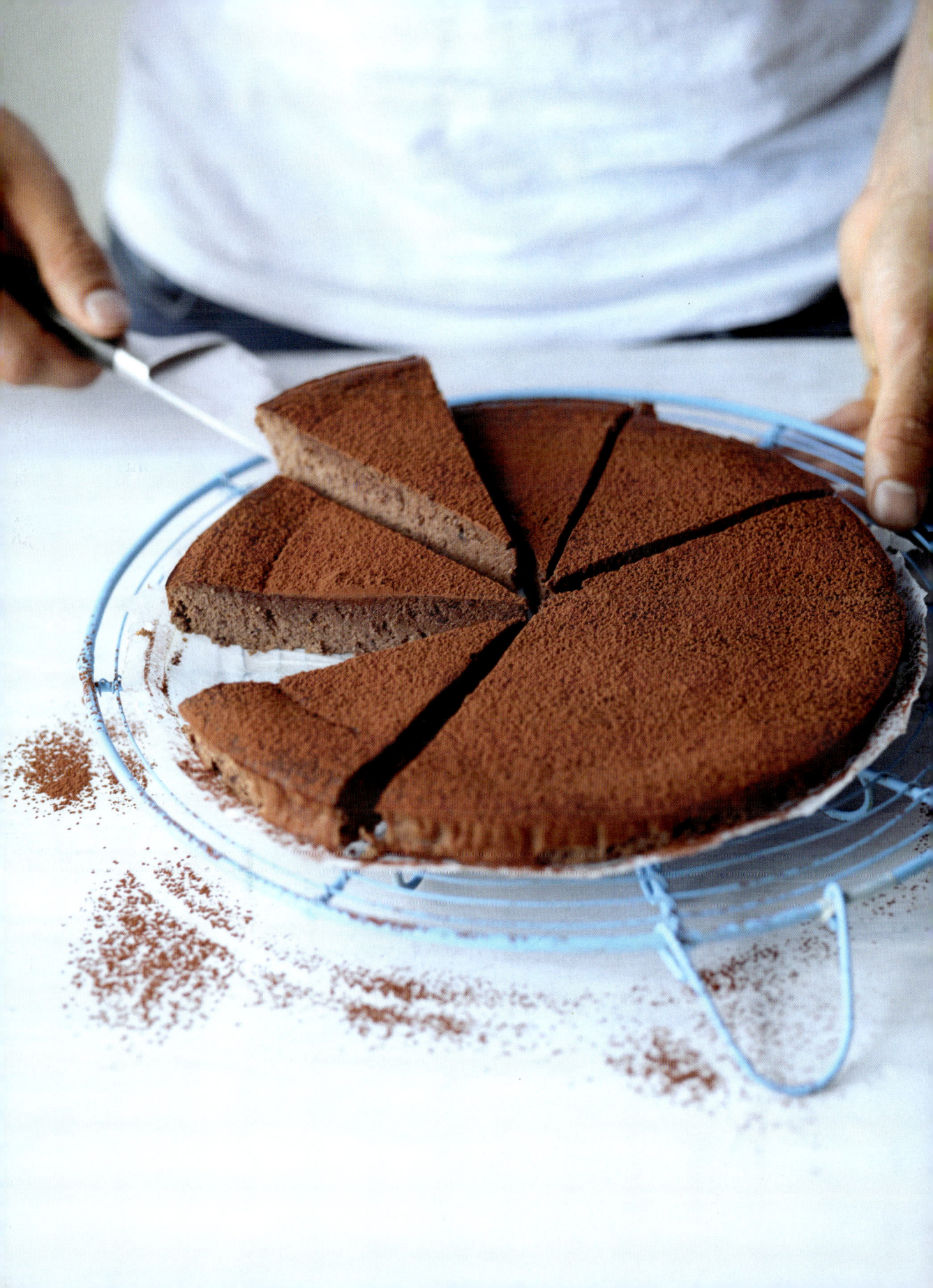

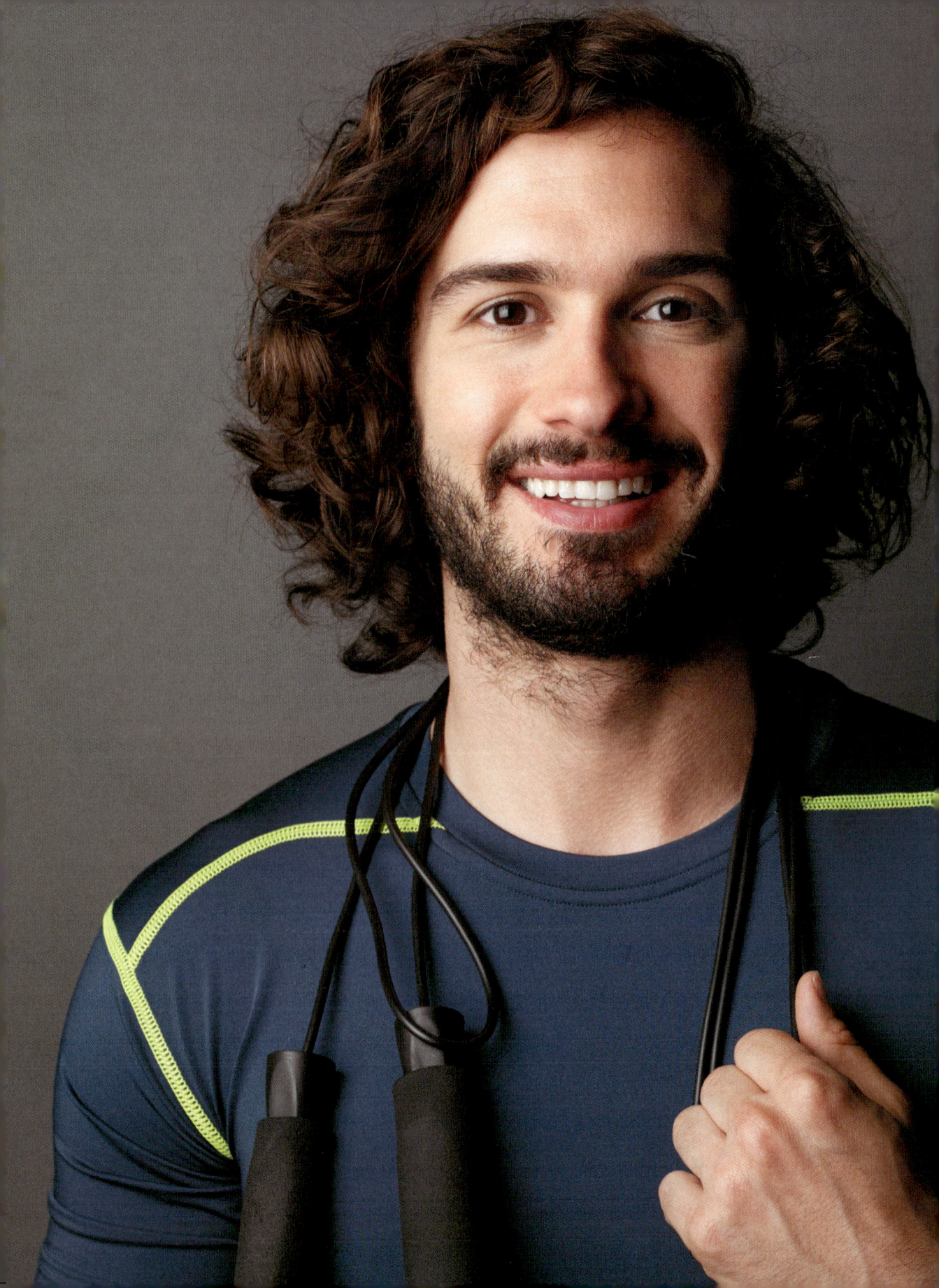

6

QUEIME GORDURA E GANHE MASSA MUSCULAR MAGRA COM O HIIT

TREINAMENTO DE ALTA INTENSIDADE (HIIT)

HIIT é um dos métodos mais eficazes para queimar gordura. Isso pode parecer um pouco assustador, mas não é, depende apenas de sua forma e de suas habilidades físicas. Todos os que participam do meu programa *90 dias para mudar e se manter em forma* praticam esses exercícios, independentemente de aptidão e faixa etária – com excelentes resultados. Não se trata apenas de queimar gordura com rapidez, mas também de se sentir extremamente bem, melhorando de modo substancial o sistema cardiovascular. Cada sessão demanda um trabalho árduo, mas a boa notícia é que tudo acaba em menos de 20 minutos e você vai se sentir como um campeão absoluto após o treinamento. E quando sua gordura corporal for embora, verá que tudo valeu a pena.

O QUE É ISSO?

O método HIIT envolve breves explosões de máximo esforço, seguidas por períodos de recuperação (ou descanso) de baixa intensidade; ou seja: 20 segundos de trabalho, acompanhados por 40 segundos de descanso. É só repetir a sequência por 15-20 minutos e pronto. Tarefa concluída. Adeus, gordura corporal!

Como já disse, tudo depende de seus níveis de aptidão; por isso, vamos pegar a esteira, por exemplo: se você é iniciante, HIIT pode significar uma caminhada de inclinação ou uma corrida; se você é bem mais apto, isso pode significar um *sprint*, ou uma corrida acelerada. O objetivo é elevar sua frequência cardíaca até quase o máximo, durante as intensas séries de trabalho, antes da recuperação nos períodos de descanso.

Ao contrário das atividades aeróbicas de baixa intensidade, como a corrida constante que só elimina calorias durante o treino real, o HIIT queima calorias por até 18 horas depois. Isso é conhecido como efeito pós-queima, em que seu corpo trabalha duro para pagar a dívida de oxigênio no seu sistema, restaurando-se em estado de repouso. Durante esse tempo, sua taxa metabólica é elevada, de modo que seu corpo queima mais calorias e, portanto, mais gordura. Quanto mais intenso o exercício, maior o débito de oxigênio; por isso, você sempre deve exigir de si o máximo de esforço possível. Mas, antes de tudo, verifique com um médico se você tem algum problema de saúde. Se consegue conversar, enviar mensagem de texto ou postar alguma coisa no Twitter durante uma sessão de HIIT, você não está trabalhando duro o bastante – portanto, entre no pique, mantenha o foco e treine como um super-herói!

> **'Entre no pique, mantenha o foco e treine como um super-herói!'**

COMO EU FAÇO ISSO?

Os princípios do HIIT podem ser aplicados em qualquer aparelho de exercício aeróbico, como esteira, *cross-trainer*, aparelho de remo, bicicleta ergométrica, ou nas atividades que utilizam o próprio peso corporal, como *burpees*, abdominais (*mountain climbers*), *skipping* ou *sprints*.

Escolha um exercício ou uma combinação de exercícios que lhe seja adequada e desafiadora. Você pode fazer o mesmo tipo de HIIT de cada vez, ou pode alterná-lo, ou seja: um dia faz aparelho de remo e no outro dia, *cross-trainer*. O que mais importa é que você trabalhe árduo e tenha prazer em se exercitar.

AQUECIMENTO

Nunca se esqueça de fazer um exercício específico de aquecimento antes de iniciar a sessão de HIIT. Por exemplo, se você pretende fazer *sprints* na esteira, recomendo uma caminhada forte ou uma corrida lenta antes de começá-los. O objetivo do aquecimento é preparar os músculos e as articulações para a atividade que está prestes a executar. Isso é realmente importante para evitar lesões e garantir que você obtenha o máximo proveito dos treinos; por isso, não seja negligente, não pule o aquecimento!

EXERCÍCIO

Inicie a sessão HIIT após o aquecimento. Acho que o protocolo mais eficaz é trabalho-descanso na proporção de 1:2, o que significa que você deve descansar duas vezes durante a série de exercícios. Isso lhe permite fixar o esforço feito e ter uma boa recuperação.

POR EXEMPLO

> Trabalhar uma série durante 20 segundos com um período de descanso de 40 segundos

OU

> Trabalhar uma série durante 30 segundos com um período de descanso de 45 ou 60 segundos

> 'QUANDO FIZER UMA SÉRIE, PROCURE FAZÊ-LA DE MANEIRA CORRETA, SENÃO TERÁ QUE FAZÊ-LA NOVAMENTE!'

O esforço ocorre nas sessões de trabalho; por isso, escolha os horários mais apropriados para você. Durante os períodos de descanso, você pode querer ser mais lento ou parar de vez. Você vai repetir isso por 15-20 minutos. Talvez não pareça muito – mas pode levar fé, isso é o suficiente para gerar um déficit calórico. E se você se alimentar com os macronutrientes corretos, irá testemunhar a transformação do seu corpo. Lembre-se: o excesso de treinamento NÃO é necessário; portanto, não se aventure a fazer duas séries de HIIT por dia. Isso será contraproducente para a perda de gordura. Quando fizer uma série, procure fazê-la de maneira correta, senão terá que fazê-la novamente!

A seguir, apresento dois exercícios para você experimentar em casa. Recomendo que os faça duas vezes por semana (ou seja: quatro no total); se quiser, acrescente um HIIT extra.

EXERCÍCIO 1: *HIIT AERÓBICO*

Este treino envolve três exercícios de peso corporal que garantem uma boa taxa cardíaca e a queima de gordura. Você não precisa de equipamento, só precisa de um pequeno espaço, de modo que poderá fazer isso no jardim ou na sala de estar.

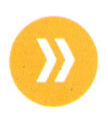

1. *High knees*
2. *Abdominais (Mountain climbers)*
3. *Burpees*

1. *20 segundos de high knees*
   40 segundos de descanso

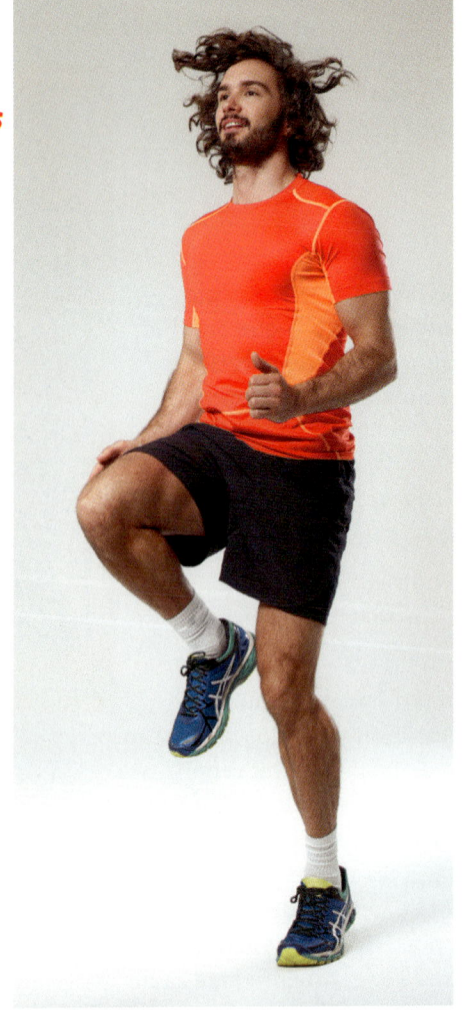

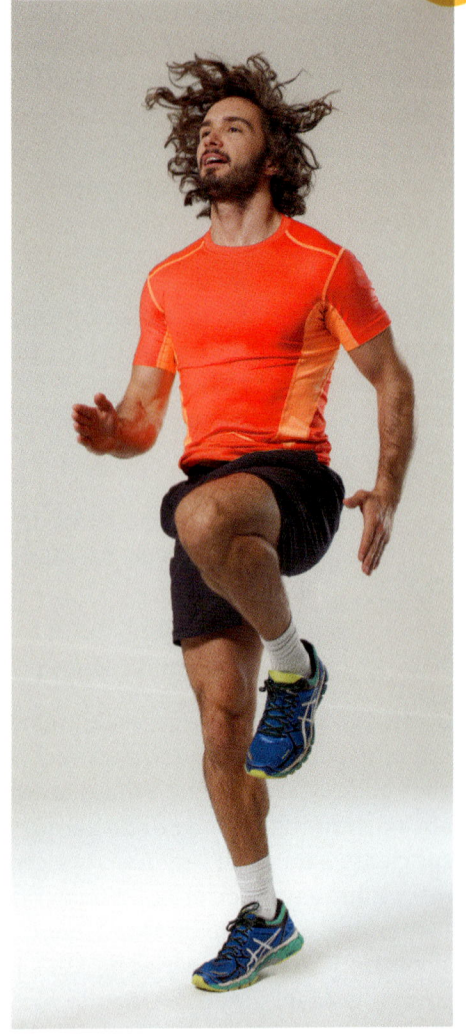

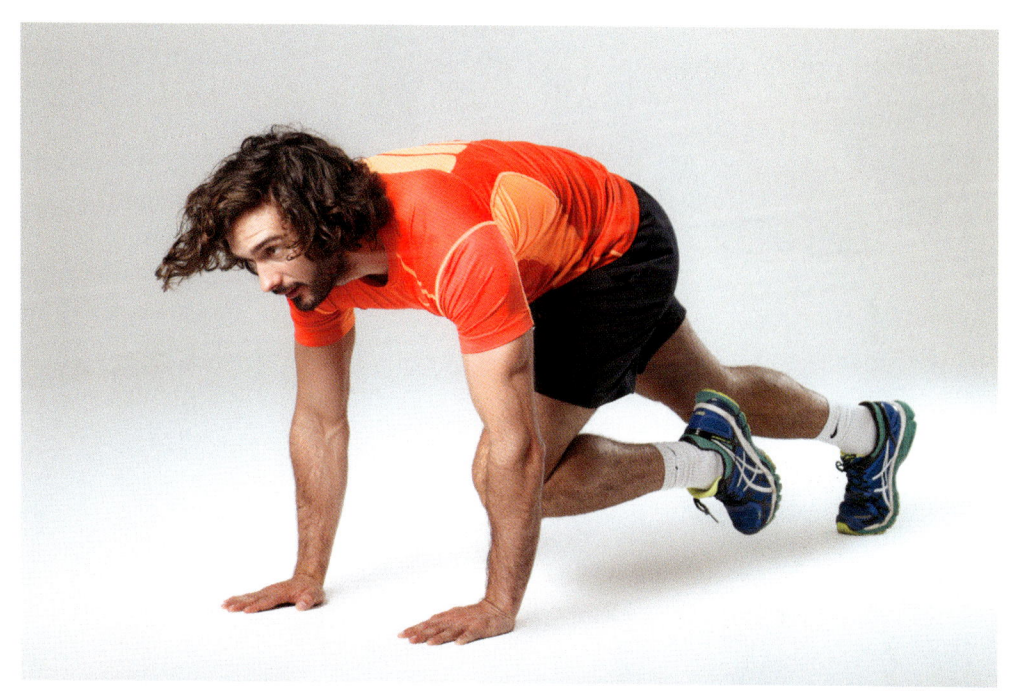

2. **20 segundos de abdominais (*Mountain climbers*)**
   40 segundos de descanso

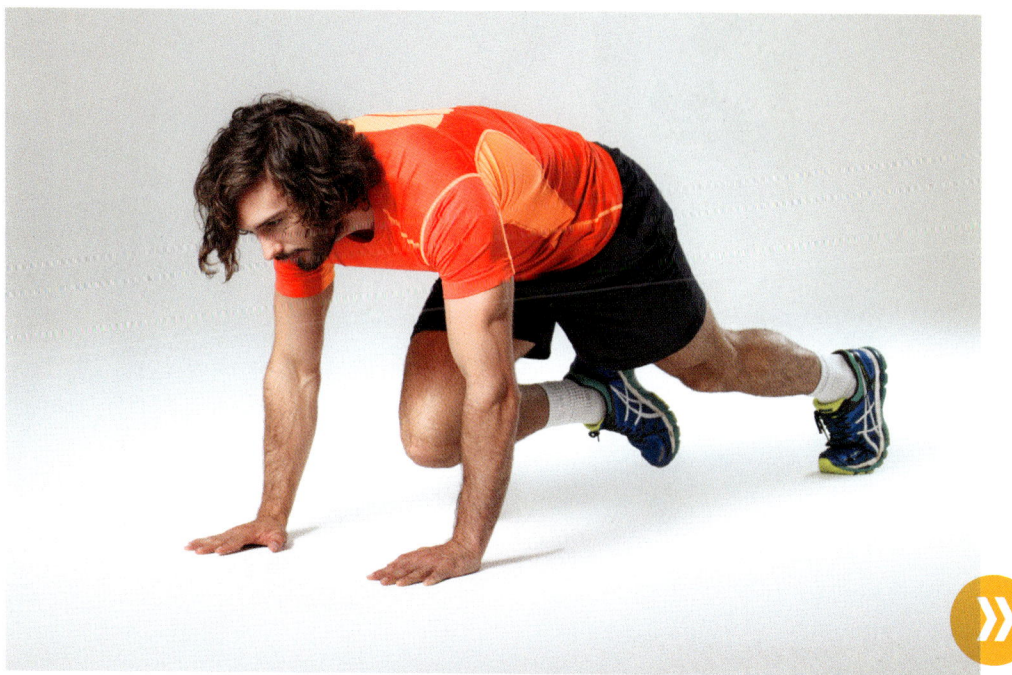

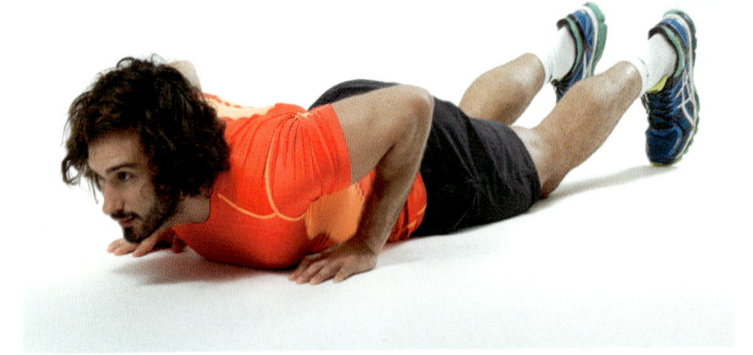

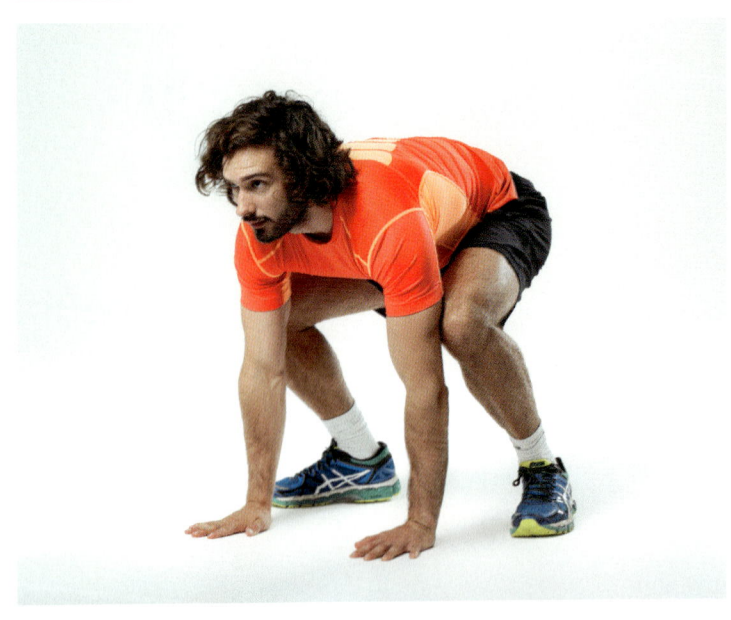

3. **20 segundos de *burpees***

40 segundos de descanso

Repita esse circuito 5 vezes, perfazendo um total de 15 minutos. Se achar que está muito fácil, trabalhe por 30 segundos e descanse por 30 segundos.

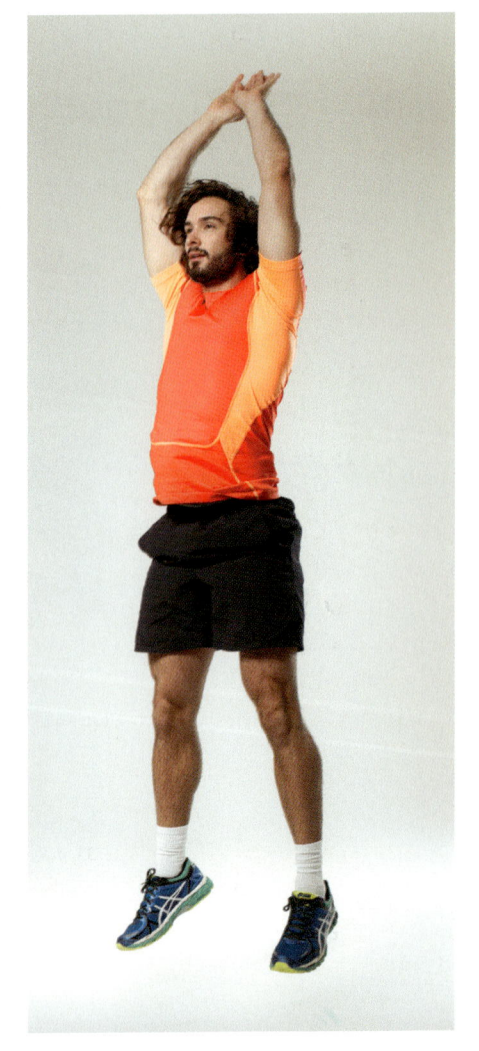

Alongamento

O alongamento é realmente importante para os músculos e as articulações. Faça uma caminhada lenta na esteira ou utilize a bicicleta para que seus batimentos cardíacos retomem os níveis normais. O alongamento estático ou na espuma de rolagem realmente ajuda a reduzir a dor muscular. Você poderá vivenciar a dor muscular tardia (DOMS) após as primeiras sessões. Isso é totalmente normal e dura entre 24 e 72 horas. Não se preocupe, o desconforto vai passar. É apenas a forma que seu corpo encontra para avisá-lo de que você trabalhou árduo, e que será recompensado tornando-se cada vez mais forte e mais magro.

Quando fazer?

O HIIT aeróbico é eficaz a qualquer hora do dia, de modo que recomendo que o faça quando você tiver mais energia. Isso significa que tanto pode ser na parte da manhã, antes do trabalho, como no final da noite. Lembre-se: essa é sua hora para "ganhar" os carboidratos pós-malhação.

Quantas vezes eu devo fazer?

Você pode fazer o HIIT 4 ou 5 dias por semana para resultados máximos. Se não puder lidar com tantos exercícios por semana, tudo bem – faça apenas o que conseguir e mantenha uma boa rotina. Lembre-se, no entanto, de que nos dias de descanso você estará consumindo três refeições do menu reduzidas em carboidratos; por isso, se quiser absorvê-los, tente encontrar tempo para malhar uma série rápida de HIIT.

Boa sorte nos seus treinos. Lembre-se de exigir o máximo de si e de progredir a cada semana: isso pode significar ir 0,5 km/h com mais rapidez a cada semana na esteira ou aumentar o peso dos halteres para 1kg por semana. A força chega com a progressão, e um corpo forte e magro é exatamente o que você ganhará. Seja paciente e perseverante. Roma não foi construída em um dia.

> **Seja paciente e perseverante**

EXERCÍCIO 2: *HIIT DE RESISTÊNCIA*

Esta série de resistência vai demorar um pouco mais que a de HIIT aeróbico, uma vez que irá se concentrar não apenas em elevar sua taxa cardíaca, mas também em aumentar sua massa magra com o treino de resistência. Ao aumentar sua massa magra, você incrementará sua taxa metabólica; ou seja, queimará mais gordura e poderá desfrutar de mais alimentos à medida que emagrecer.

Tudo o que você precisa para isso é de um conjunto de halteres para desenvolver resistência e um tapete de exercícios. Se você é iniciante, comece com pesos leves e tenha o objetivo de intensificá-los à medida que se tornar mais forte. Nesta série você fará os próximos exercícios em um circuito, executando tantas repetições quanto possível em 30 segundos. E descansará por 45 segundos entre cada exercício. À medida que se tornar mais apto e mais forte, você poderá reduzir o tempo de descanso para 30 segundos ou ampliar o número total de rodadas de 5 circuitos completos.

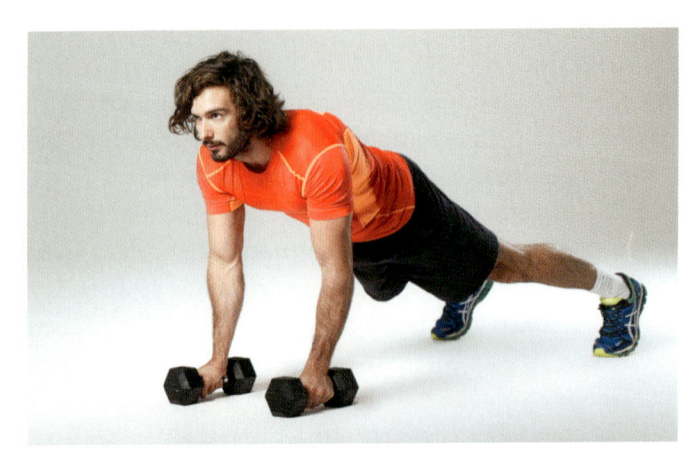

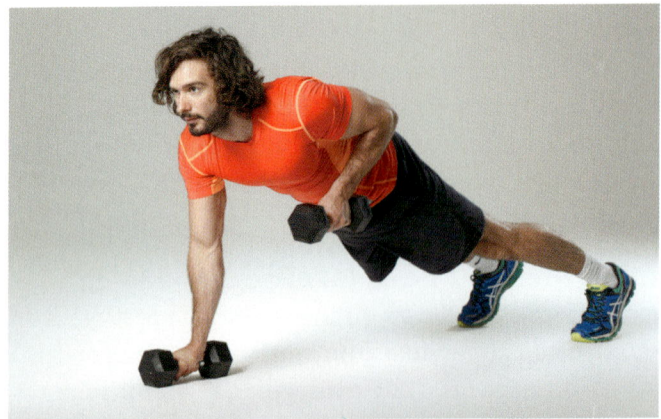

1. **Flexões com halteres**
2. **Agachamento com halteres**
3. **Desenvolvimento frontal**
4. ***Lunges* com halteres**
5. ***Curl* em pé com halteres**

1. **30 segundos de flexões com halteres**
   (Você pode fazer de joelhos, se preferir.)
   45 segundos de descanso

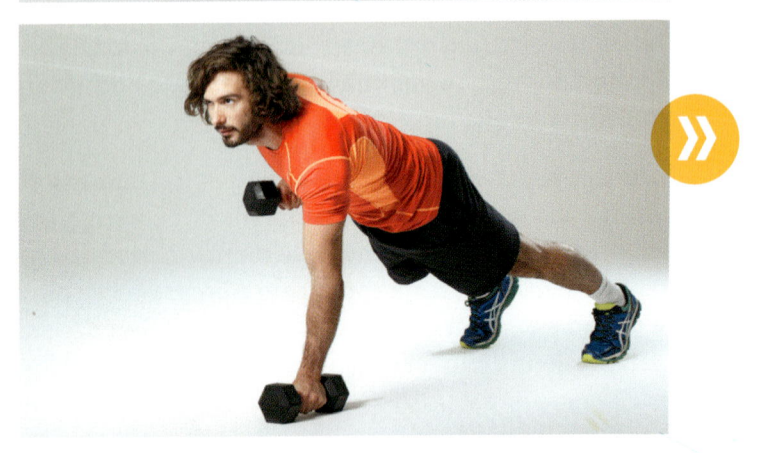

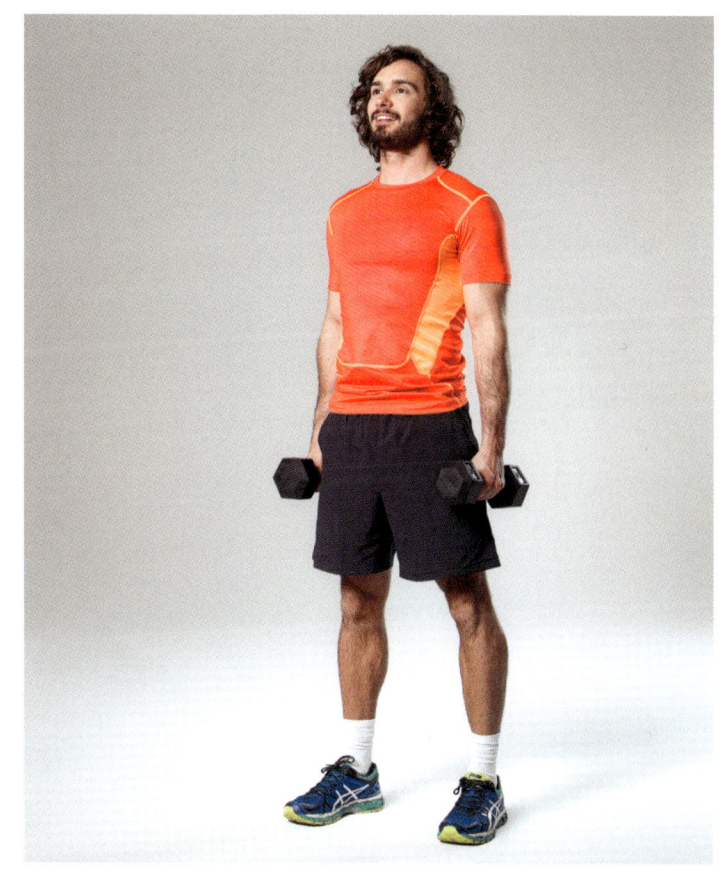

2. 30 segundos de agachamento com halteres

45 segundos de descanso

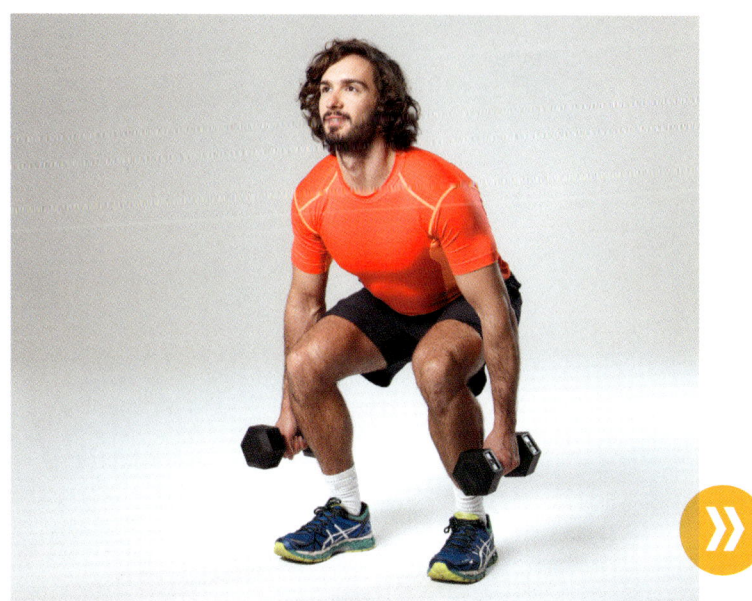

3. **30 segundos de desenvolvimento frontal**
45 segundos de descanso

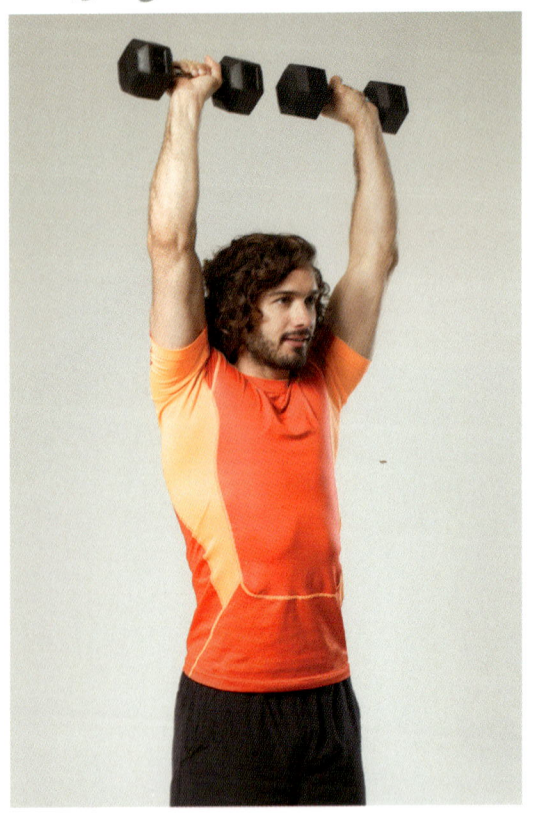

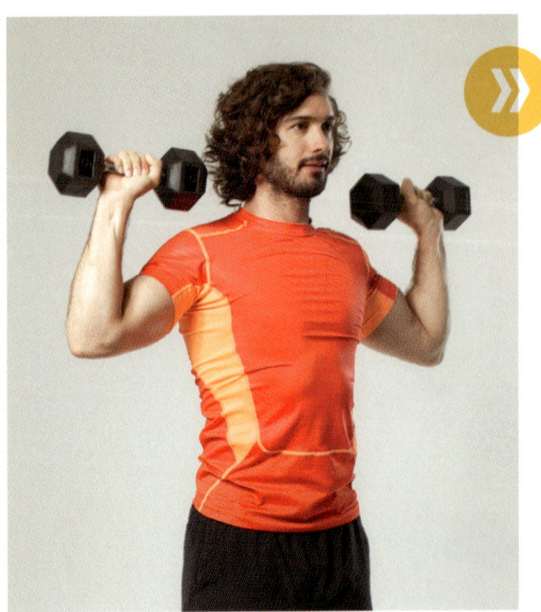

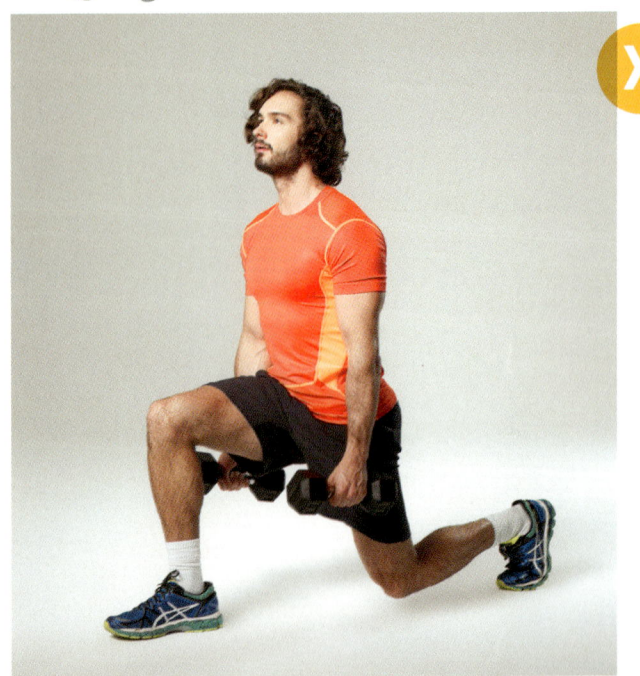

4. **30 segundos de *lunges* com halteres**
45 segundos de descanso

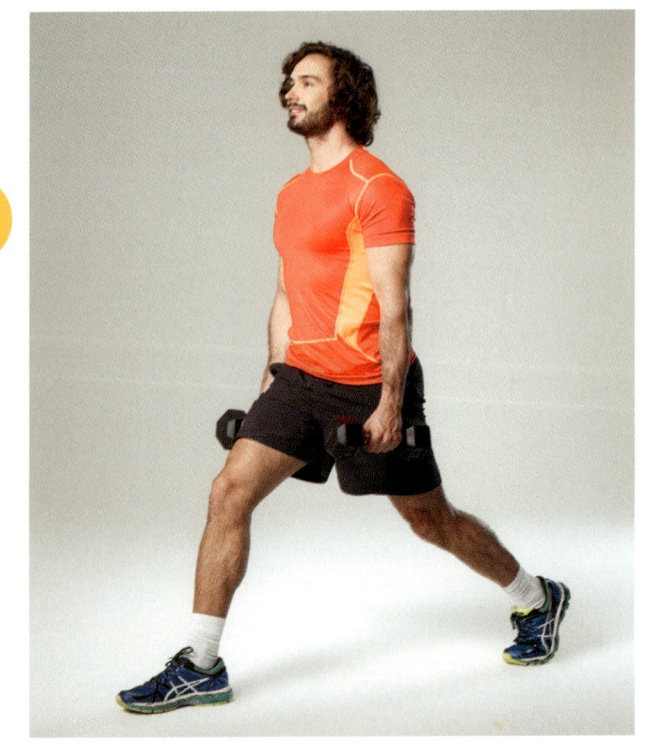

5. **30 segundos de *curl* em pé com halteres**

   45 segundos de descanso

   Repita esse circuito 3-5 vezes, dependendo do seu nível de aptidão (aproximadamente 30 minutos).

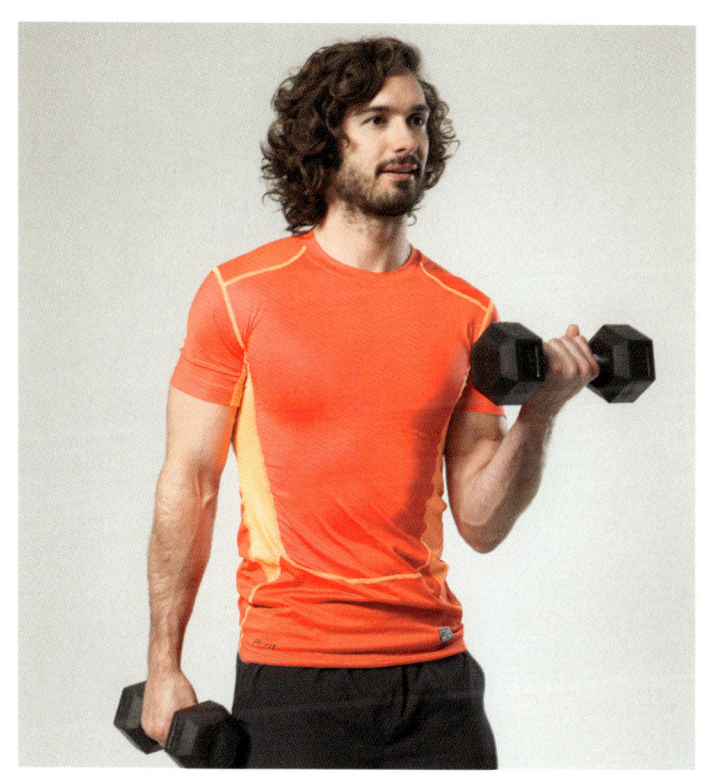

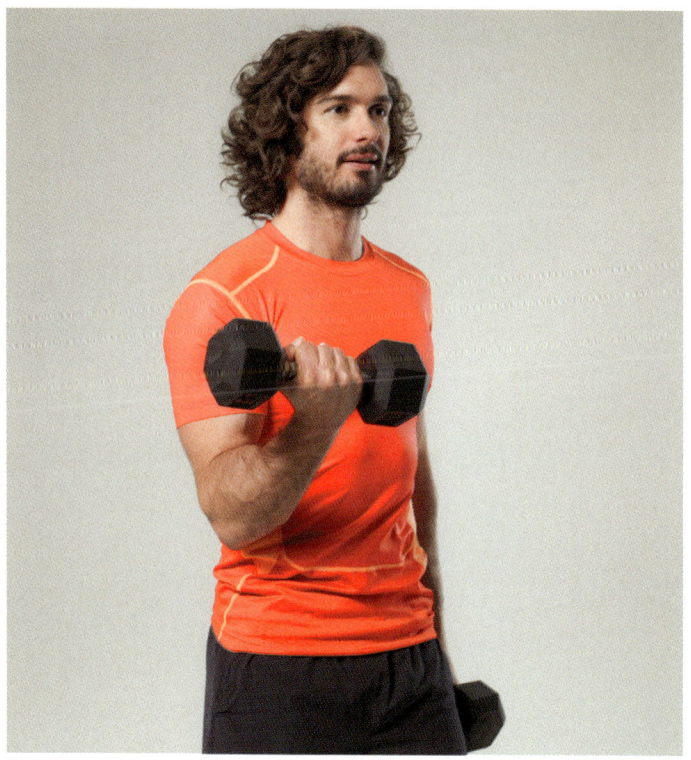

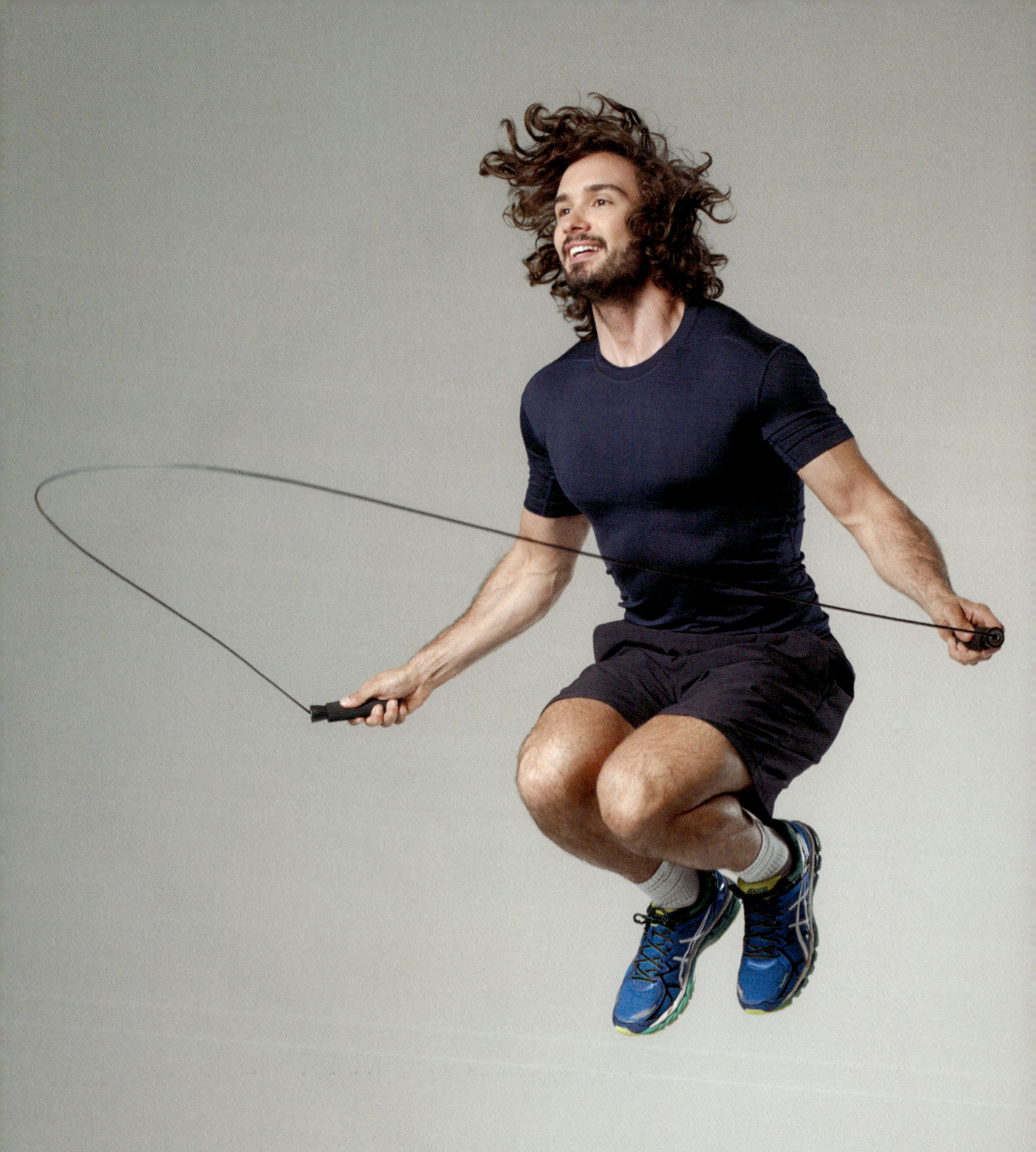

MINHA SEMANA TÍPICA

Pensei que seria útil apresentar como me alimento em uma semana típica. Isso para que você tenha uma ideia do meu planejamento alimentar. Observe que repito algumas refeições na mesma semana porque prefiro prepará-las em boa quantidade e conservá-las no congelador para quando estou ocupado. Dessa maneira, mantenho-me fiel ao programa e fico menos propenso à *junk food* na rua, uma vez que tenho refeições à minha espera quando chegar em casa.

Você também vai notar que sempre me reservo um shake de proteína com mel para depois dos treinamentos. No pós-treino, a glicose eleva os níveis de açúcar no sangue, liberando insulina, que envia proteínas para reparar os músculos. Quando bebo um shake de proteína, um petisco para qualquer momento do dia, não adiciono mel, e só misturo uma colherada de proteína sintética com gelo e água.

No pós-treino, costumo me alimentar aproximadamente uma hora após os exercícios, mas você pode fazer isso mais cedo ou mais tarde, se preferir. No entanto, independentemente do seu horário de treino, opte por uma refeição que reabasteça os carboidratos após as atividades físicas. Esse é um momento em que os músculos precisam ser complementados com glicogênio e proteína para estruturar e reparar o tecido muscular.

Talvez você pense que sou um cara estranho porque consumo hambúrgueres ou refogados no café da manhã, mas o meu corpo recebe exatamente o que precisa para queimar gordura e construir massa muscular. Depois que você deixar de pensar na caixa de cereal e acabar com a ideia de que seu café da manhã mais parece um jantar, irá se acostumar com isso. Embora seus colegas de trabalho possam pensar que você está louco por encarar um frango refogado às nove da manhã, enquanto eles estiverem comendo o típico cereal açucarado e ganhando gordura corporal, você estará vencendo e queimando gordura corporal.

O mais importante é possibilitar que o plano de refeições se adapte ao seu estilo de vida; portanto, seja flexível na sua abordagem. Mesmo que faça três refeições e dois lanches em algum momento do dia, você pode queimar gordura e construir massa muscular.

SHAKE DE PROTEÍNA DO JOE

1 colherada (30g) de proteína em pó, sabor baunilha
15g de mel
100g de folhas de espinafre
cubos de gelo

MODO DE FAZER

Jogue tudo dentro do processador com um pouco de água e bata até obter uma mistura cremosa.

	Segunda-feira	**Terça-feira**	**Quarta-feira**	**Quinta-feira**	**Sexta-feira**	**Sábado**	**Domingo**
Treino da manhã	7 da manhã: HIIT aeróbico		7 da manhã: HIIT de resistência		7 da manhã: HIIT de resistência	Dia de descanso	Dia de descanso
Pós-exercícios	Shake de proteína do Joe		Shake de proteína do Joe		Shake de proteína do Joe		
Refeição 1	Superbagel	Salmão escaldado com bacon	Panquecas de proteína	Brócolis e aspargos com ovos	Burrito *bad-boy*	Brócolis e aspargos com ovos	Mingau de aveia e canela
Lanche	30g de nozes	Maçã	Creme de abacate com talos de aipo	75g de mirtilo	Molho de ervas à base de *cream cheese*	Filé-mignon ao creme de espinafre	Shake de proteína
Refeição 2	Koftas de cordeiro com salada grega	Almôndegas de peru com queijo feta	Curry de peixe à moda de Goa	Salada asiática de pato	Barquetes de peru	Torta de frango do Joe	Curry tailandês
Lanche	Shake de proteína	Fritada de atum e abobrinha	30g de nozes	Shake de proteína	30g de nozes	Molho de ervas à base de *cream cheese*	Cupcakes de proteína
Treino da noite		6 da noite: HIIT aeróbico		6 da noite: HIIT aeróbico		Dia de descanso	Dia de descanso
Pós-exercícios		Shake de proteína do Joe		Shake de proteína do Joe			
Refeição 3	Salmão ao teriyaki com espaguete de abobrinha	Carne tailandesa	Robalo com couve-flor, ervilhas e queijo panir	Arroz ao curry	Torta de frango do Joe	Comer fora*	Koftas de cordeiro com salada grega

*Mantenha-se magro quando comer fora

Uma das minhas coisas favoritas no mundo é comer fora com a família e os amigos. Minha filosofia é muito simples quando quero "enganar" as refeições. Se for engordativa, antes providencio uma rápida sessão de 20 minutos de HIIT, de modo que possa desfrutar de carboidratos e guloseimas adicionais para me reabastecer.

Quando como fora sem ter malhado antes, atenho-me apenas a gorduras e proteínas, deixando de lado os carboidratos e optando por um bife grelhado ou por um peixe com muitos vegetais e um generoso fio de azeite. Essas pequenas escolhas de alimentos fazem uma grande diferença ao longo do tempo e nos mantêm em forma.

	Segunda-feira	Terça-feira	Quarta-feira	Quinta-feira	Sexta-feira	Sábado	Domingo
Treino da manhã							
Pós-exercícios							
Refeição 1							
Lanche							
Refeição 2							
Lanche							
Treino da noite							
Pós-exercícios							
Refeição 3							

USE ESTA TABELA PARA PLANEJAR SEUS EXERCÍCIOS E SUAS REFEIÇÕES DA SEMANA

Prepare como um chef

Espero que você goste dos pratos apresentados neste livro tanto quanto eu, e que se inspire a cozinhar mais, preparando as receitas como um chef para obter o corpo saudável que deseja. Mas lembre-se: perder gordura exige tempo, dedicação e perseverança. Você pode e vai emagrecer – é só trabalhar árduo e se alimentar à maneira do programa *Afine a forma em 15 minutos*.

ÍNDICE

A
abacate 36, 59-0, 64, 82, 85, 171
　bacalhau grelhado com manteiga ao molho de soja 216
　chilli com abacate 70-1
　creme de abacate com talos de aipo 179
　ovos assados no abacate 52-3
　rolinhos de salmão e abacate 180-1
abobrinha
　curry de camarão, abobrinha e lentilha 135
　fritada de atum e abobrinha 172-3
　salmão ao teriyaki com espaguete de abobrinha 84
agachamento com halteres 203
alface 59, 122, 126, 158
alimentos com baixo teor de gordura 17-18
almôndegas 95, 142-3
alongamento 201
amêndoa
　bolo proteico de chocolate e amêndoas 192-3
　filé de frango com páprica e amêndoas 56
　sorvete de banana com amêndoas 190-1
amendoim 59
　amendoins ao wasabi 174-5
aminoácidos 18-9
aquecimento 197
arroz
　arroz ao curry 120-1
　arroz atrevido de frango 140-1
　arroz com ervilhas e camarão ao alho e pimenta piripiri 130-1
　arroz-doce proteico do Joe 186
　arroz indiano com frango 219
　kedgeree indiano 144
　tofu de feijão-preto com cogumelo shiitake e arroz 154-5
atum
　atum ao molho 60-1
　fritada de atum e abobrinha 172-3
　salada *niçoise* 44-5
　tartar de atum 170
aveia 107-8, 184-5, 222
　frango com aveia 85
　mingau de aveia com canela 38
　mingau de banana, mirtilo e aveia 104-5
azeitonas pretas 50, 96, 150

B
bacalhau com azeitonas pretas à francesa 50-1
bacalhau grelhado com manteiga de abacate ao molho de soja 216
brócolis e aspargos com ovos 92-3
bacon 50, 52, 93
　ovos *coddled* com espinafre e bacon 81
　salmão escaldado com bacon 78-9
Bahn mi (sanduíche vietnamita de carne de porco) 126-7
balança de pesagem 29-0
banana 107, 214
　cupcakes de banana e pecã 188-9
　mingau de banana, mirtilo e aveia 104-5
　shake de proteína, banana e mirtilo 108-9
　sorvete de banana com amêndoas 190-1

barras para depois da malhação 184
batata
　frango e batata assada 218
　frango e batatinhas crocantes 112-3
　omelete espanhola 164
　peixe saudável com batatas fritas 221
　sag aloo de frango 128
batata-doce
　#meuhambúrguer com batatas-doces fritas 134
　batata-doce picante 116
　torta campestre de batata-doce do Joe 165
berinjela 48, 62, 99
　berinjela, grão-de-bico e peru à moda indiana 152
bolos 192
brócolis
　pesto de brócolis e pinhões 176-7
　ver também talos tenros de brócolis 47, 78, 90, 118, 136, 146
brownies proteicos de beterraba 182-3
burpees 200
burrito *bad-boy* 114-5

C
caçarola de linguiça e lentilha 153
camarão
　arroz com ervilhas e camarão ao alho e pimenta piripiri 130-1
　camarão e macarrão oriental 118-9
　macarrão instantâneo ao estilo de Singapura 132-3
　omelete de camarão e broto de feijão 76-7
canelone de espinafre e peru 166-7
carboidratos 19-20
carne
　#meuhambúrguer com batatas-doces fritas 134
　batata-doce picante 116
　carne à moda coreana e quinoa 220
　carne tailandesa 124-5
　carne-seca 179
　chilli com abacate 70-1
　estrogonofe de carne super-rápido 43
　lasanha especial da mamãe 162-3
　salada tailandesa de filé-mignon 58-9
　superbagel 110-1
　torta campestre de batata-doce do Joe 165
　ver também filé-mignon
castanha-de-caju 76
　castanhas-de-caju condimentadas 174-5
　dal de castanha-de-caju e coco 98
chia 38, 108, 214
chilli
　batata-doce picante 116
　chilli com abacate 70-1
chocolate
　bolo proteico de chocolate e amêndoas 192-3
　brownies proteicos de beterraba 182-3
　musse de proteína sabor chocolate 223
chouriço
　bife com chouriço, tomates e couve 88
　frango com espinafre, chouriço e queijo 40-1
　tomates, ovos e chouriço 74-5

cogumelos 68, 155
    frango com cogumelos selvagens ao molho de estragão 42
colesterol 16-18
comer fora 208
consumo de álcool 22-3
cordeiro
    cordeiro indiano 54-5
    kaftas de cordeiro com salada grega 96-7
couve 88, 90, 146
couve-flor
    robalo com couve-flor, ervilhas e queijo panir 80
    salada de frango e cuscuz de couve-flor 39
creme de abacate com talos de aipo 179
cupcakes de banana e pecã 188-9
curl em pé com halteres 205
curry 72-3, 120-1
    curry de camarão, abobrinha e lentilha 135
    curry tailandês 48-9

D
dal 98, 160
demanda de calorias 14-5
desenvolvimento frontal 204
dívida de oxigênio 196
dor muscular tardia (DOMS) 201

E
edamame 57
efeito pós-queima 196
espinafre
    canelone de espinafre e peru 166-7
    filé-mignon ao creme de espinafre 68-9
    frango com espinafre, chouriço e queijo 40-1
    ovos *coddled* com espinafre e bacon 81
    sag aloo de frango 128

F
filé-mignon
    bife com chouriço, tomates e couve 88
    burrito *bad-boy* 114-5
    carne tailandesa 124-5
    filé-mignon ao creme de espinafre 68-9
flexões com halteres 202
frango
    arroz atrevido de frango 140-1
    arroz indiano com frango 219
    big enrolado de frango 158-9
    dal de tomate e frango 160-1
    filé de frango com páprica e amêndoas 56
    frango com aveia 85
    frango com cogumelos selvagens ao molho de estragão 42
    frango com espinafre, chouriço e queijo 40-1
    frango e batata assada 218
    frango e batatinhas crocantes 112-3
    frango picante com feijão 215
    omelete espanhola 164
    pimentões recheados do Joe 217
    pizza rápida 150
    refogado de frango ao molho teriyaki 156-7
    refogado de frango e quinoa 148-9
    sag aloo de frango 128
    salada de frango e cuscuz de couve-flor 39
    superbagel 110-1
    torta de frango do Joe 100-1
fritada de milho-verde e queijo feta 171-2

G
glicogênio 21, 207
gorduras 15-18
granola do Joe 185
grão-de-bico
    berinjela, grão-de-bico e peru à moda indiana 152
    pita de peru e grão-de-bico 129

H
hadoque
    curry de peixe à moda de Goa 72-3
    kedgeree indiano 144
hambúrgueres 134, 138-9
hidratação 23
high knees 198
HIIT (treinamento de alta intensidade) 196
    HIIT aeróbico 198
    HIIT de resistência 202
    frequência 201

I
índice glicêmico (IC) 20
ingredientes essenciais 29
insulina 21, 207
iogurte grego 34-8, 71, 107, 110, 116, 138, 179, 222

K
kaftas de cordeiro com salada grega 96-7
kedgeree indiano 144

L
lasanha especial da mamãe 162-3
leite de amêndoa 34, 36, 104, 108, 186, 190, 223
leite de coco 72, 86, 98
lentilha 44, 93
    caçarola de linguiça e lentilha 153
    curry de camarão, abobrinha e lentilha 135
linguiça
    caçarola de linguiça e lentilha 153
    linguiças italianas 66-7
    nhoque com ragu de linguiça 145
    ver também linguiça chipolata 66, 153
linhaça 38, 214
lista de compras 28
lunges com halteres 204

M
macarrão 84, 124, 136-7, 146-7, 157-8
    macarrão com almôndegas suculento 142-3
    macarrão instantâneo ao estilo de Singapura 132-3
macronutrientes 14
manteiga 18

mexilhões ao leite de coco 86-7
mingau de aveia com canela 38
mirtilo
  mingau de banana, mirtilo e aveia 104-5
  shake de proteína, banana e mirtilo 108-9
molho de ervas à base de *cream cheese* 176-7
mountain climbers 199
muçarela 40, 50, 82, 99
muffin Big McEmagrecedor 106
mussaca de peru 99
musse de proteína sabor chocolate 223

N
nhoque com ragu de linguiça 145
nozes 178, 185
  vitamina de nozes e manga 34-5

O
óleo de coco 18
omeletes
  omelete de camarão e broto de feijão 76-7
  omelete espanhola 164
ovos 106-7, 110, 122-3, 150-1
  brócolis e aspargos com ovos 92-3
  ovos assados no abacate 52-3
  ovos *coddled* com espinafre e bacon 81
  ovo pochê 144
  salmão defumado e ovos mexidos 89
  tomates, ovos e chouriço 74-5

P
pato
  pato, vagens e nozes 94
  poderoso macarrão com pato 136-7
  presunto 106, 122, 150, 164
  salada asiática de pato 46-7
peixe
  curry de peixe à moda de goa 72-3
  panqueca de proteína dos campeões 107
  patê de cavala defumada 178
  peixe saudável com batatas fritas 221
  pera com chocolate e aveia 222
  pimentões recheados do Joe 217
  pizza rápida 150-1
  robalo com couve-flor, ervilhas e queijo panir 80
peru
  almôndegas de peru com queijo feta 95
  barquetes de peru 64-5
  berinjela, grão-de-bico e peru à moda indiana 152
  canelone de espinafre e peru 166-7
  hambúrguer McEmagrecedor do Joe 138-9
  mussaca de peru 99
  pita de peru e grão-de-bico 129
  sanduíche do clube da malhação 122-3
  superbagel 110-1
planejamento 27
programa *90 dias para mudar e se manter em forma* 8, proteína 18-19
proteína em pó 19, 34, 38, 104 107-8, 182, 184, 186, 188, 190, 192, 207, 214, 222

proteína whey 19
purê de castanhas portuguesas 182, 188, 192

Q
queijo feta 148, 217
  almôndegas de peru com queijo feta 95
  fritada de milho-verde e queijo feta 171
quinoa 47, 198-9, 220

R
refogados 118-9, 124-5, 148-9, 156-7
robalo
  robalo com castanha-do-pará, couve e romã 90-1
  robalo com couve-flor, ervilhas e queijo panir 80
  Sammy, o robalo, com espaguete 146-7

S
sag aloo de frango 128
saladas 39, 44, 47 59, 82, 96
salmão
  salmão ao teriyaki com espaguete de abobrinha 84
  salmão com alcaparras e salada caprese 82-3
  salmão com edamame 57
  salmão defumado e ovos mexidos 89
  salmão escaldado com bacon 78-9
  salmão escaldado com ratatouille rapidinho 62-3
  rolinhos de salmão e abacate 180-1
sanduíches 122-3, 126-7
shakes de proteína 108-9, 207
sorvete de banana com amêndoas 190-1
superbagel 110-1

T
taxa metabólica 196
tofu de feijão-preto com cogumelo shiitake e arroz 154-5
tomate 50, 56, 64, 66, 72, 78, 82, 85, 95-6, 106, 115, 122, 131, 146, 153, 158, 215, 218
  atum ao molho 60-1
  bife com chouriço, tomates e couve 88
  canelone de espinafre e peru 166-7
  curry de camarão, abobrinha e lentilha 135
  dal de tomate e frango 160-1
  lasanha especial da mamãe 162-3
  macarrão com almôndegas suculento 142-3
  nhoque com ragu de linguiça 145
  pizza rápida 150-1
  tomates, ovos e chouriço 74-5
torta campestre de batata-doce do Joe 165
torta de frango do Joe 100-1
tortilhas crocantes condimentadas 174-5

V
vitaminas
  vitamina das supersementes 214
  vitamina de nozes e manga 34-5
  vitamina do incrível Hulk 108-9
  vitamina que anima 36-7
  vitamina verde 38
vitaminas lipossolúveis 15

AGRADECIMENTOS

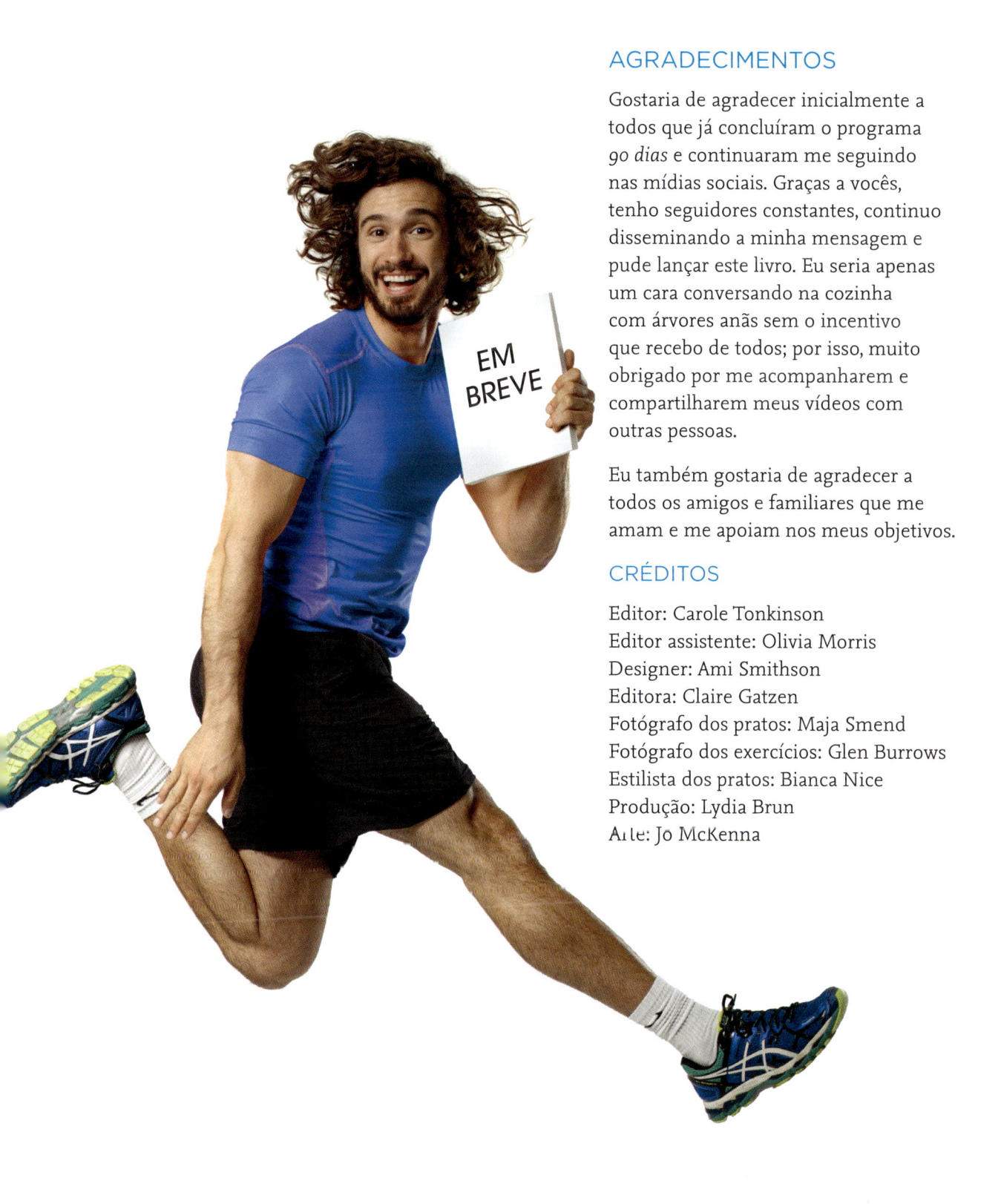

Gostaria de agradecer inicialmente a todos que já concluíram o programa *90 dias* e continuaram me seguindo nas mídias sociais. Graças a vocês, tenho seguidores constantes, continuo disseminando a minha mensagem e pude lançar este livro. Eu seria apenas um cara conversando na cozinha com árvores anãs sem o incentivo que recebo de todos; por isso, muito obrigado por me acompanharem e compartilharem meus vídeos com outras pessoas.

Eu também gostaria de agradecer a todos os amigos e familiares que me amam e me apoiam nos meus objetivos.

CRÉDITOS

Editor: Carole Tonkinson
Editor assistente: Olivia Morris
Designer: Ami Smithson
Editora: Claire Gatzen
Fotógrafo dos pratos: Maja Smend
Fotógrafo dos exercícios: Glen Burrows
Estilista dos pratos: Bianca Nice
Produção: Lydia Brun
Arte: Jo McKenna

CONTEÚDO EXCLUSIVO

★ RECEITAS DE BAIXO TEOR DE CARBOIDRATOS

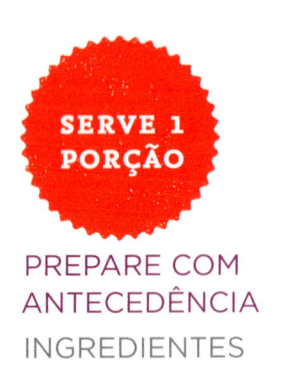

VITAMINA DE SUPERSEMENTES

Se você é louco por vitaminas saudáveis, essa é especial. Além de saborosa, contém uma grande quantidade de ômega-3, de modo que será excelente para você.

SERVE 1 PORÇÃO

PREPARE COM ANTECEDÊNCIA

INGREDIENTES

300ml de água de coco
1 banana descascada e picada
um punhado de framboesas congeladas
1 colher de sopa de sementes de chia
1 colher de sopa de sementes de linhaça
1 colher de sopa de amêndoas
1 colherada (30g) de proteína em pó, sabor baunilha

MODO DE FAZER

Bata todos os ingredientes no liquidificador, até obter uma mistura cremosa e homogênea.

★ RECEITAS DE BAIXO TEOR DE CARBOIDRATOS

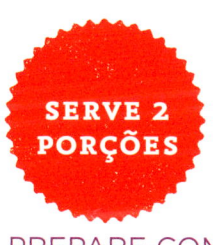

FRANGO PICANTE COM FEIJÃO

SERVE 2 PORÇÕES

Este prato é uma ótima opção para quem precisa almoçar fora de casa, pois é delicioso tanto quente quanto frio. Se você não encontrar azeite de alho, pode substituí-lo por azeite de oliva.

PREPARE COM ANTECEDÊNCIA

INGREDIENTES

- manteiga
- azeite de alho (ou de oliva)
- 1 molho de coentro fresco
- 1 pimenta-malagueta vermelha, sem sementes e picada
- 1 lata de 400g de feijão-preto, lavado e escorrido (pode substituir pelo natural, mas cozinhe-o al dente)
- 400g de filé de peito de frango, sem pele, cortado em fatias bem finas
- 1 colher de sopa de tempero piripiri (se não encontrar, substitua por páprica picante)
- sal e pimenta-do-reino a gosto
- 1 tomate picado
- 1 limão-galego, para regar

MODO DE FAZER

Aqueça um pouco de manteiga e azeite de alho numa panela, regulando o fogo de médio a alto. Pique o coentro e adicione-o à panela, junto com a pimenta. Refogue por 1 minuto e acrescente os feijões. Misture tudo muito bem, acrescente um pouco de água (não muita) e deixe ferver enquanto prepara o frango.

Despeje um pouco mais de azeite de alho numa frigideira, em fogo alto. Deixe ficar bem quente e depois coloque as tirinhas de frango, mexendo constantemente para não queimar. Acrescente o tempero de piripiri, junto com sal e pimenta-do-reino a gosto. Deixe no fogo até que o frango esteja completamente cozido, sem pontos rosados.

Transfira o feijão para um prato e cubra-o com o frango, os tomates picados, as folhas de coentro e gotas generosas de limão.

CONTEÚDO EXCLUSIVO

★ RECEITAS DE BAIXO TEOR DE CARBOIDRATOS

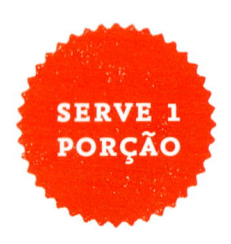

BACALHAU GRELHADO COM MANTEIGA DE ABACATE AO MOLHO DE SOJA

SERVE 1 PORÇÃO

Uau! Prepare-se para a explosão de sabores detonada por este prato. A pele crocante do bacalhau e a manteiga resultam em uma combinação estonteante. Se você não tiver um processador, utilize um pilão.

INGREDIENTES

- 1 posta de bacalhau com pele
- sal a gosto
- 1 abacate, descascado e sem caroço
- 15g de manteiga amolecida
- suco de 1 limão
- suco de 1 limão-galego
- um pedaço (2cm) de gengibre picado
- 2 colheres de sopa de molho de soja *light*
- 2 punhados generosos de folhas de espinafre
- 15g de nozes picadas

MODO DE FAZER

Preaqueça o *grill* em temperatura máxima.

Coloque a posta de bacalhau na bandeja do *grill*, com a pele para cima, e polvilhe sal generosamente sobre ela. Deixe grelhar por aproximadamente 6 minutos. Em seguida, vire a posta com a pele para baixo e deixe grelhar por uns 2 minutos. Depois, apague o fogo e deixe a posta descansar dentro do *grill* até o momento de saboreá-la.

Ponha uma chaleira de água para ferver.

Coloque o abacate, a manteiga, o suco dos limões, o gengibre e o molho de soja no processador, até obter uma mistura cremosa e macia. Reserve.

Disponha as folhas de espinafre num passador de aço inoxidável e despeje água fervente em cima, até ficarem encolhidas. Tempere bem, retire o excesso de água e depois transfira para um prato.

Cubra o espinafre com o bacalhau morno. Espalhe a manteiga de abacate por cima, e arremate o prato com as nozes picadas.

★ RECEITAS DE BAIXO TEOR DE CARBOIDRATOS

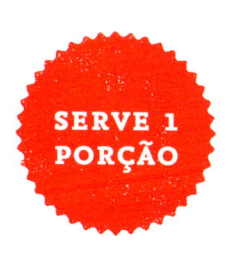

PIMENTÕES RECHEADOS DO JOE

SERVE 1 PORÇÃO

PREPARE COM ANTECEDÊNCIA

INGREDIENTES

- 1 pimentão romano
- 1 ¼ de colher de sopa de azeite
- sal e pimenta-do-reino a gosto
- 50g de chouriço curado
- ½ cebola roxa, cortada em cubos
- um filé de peito de frango de aproximadamente 240g, sem pele e cortado em tiras grossas de 1cm
- 2 punhados generosos de folhas de espinafre
- 75g de queijo feta (se não encontrar, pode substituir por queijo branco)
- 1 colher de chá de sementes de cominho
- suco de 1 limão
- 25g de nozes picadas

Eu não tenho medo de tomar um atalho para reduzir o tempo de preparo de uma refeição saborosa. Esta receita está no programa *15 minutos* porque cozinho o pimentão, recheio cada banda e, no final, empilho tudo no prato. Embora não pareça uma composição bonita, acredite em mim, é deliciosa.

MODO DE FAZER

Preaqueça o *grill* em temperatura máxima.

Corte o pimentão em duas bandas e retire com uma colher de sopa as sementes e o máximo de membrana que puder. Coloque as bandas na bandeja do *grill*. Regue-as com uma colher de sopa de azeite, tempere-as com sal e pimenta-do-reino a gosto e grelhe por 7 minutos sem virar.

Enquanto o pimentão estiver grelhando, aqueça o restante do azeite numa frigideira, controlando o fogo de médio a alto. Adicione o chouriço e frite por 1 minuto, e depois acrescente a cebola roxa e as tirinhas de frango. Refogue por uns 2-3 minutos, ou até que o frango esteja completamente cozido. De qualquer forma, certifique-se de que a carne esteja completamente branca, sem pontos rosados.

Retire a frigideira do fogo e disponha as folhas de espinafre para que cozinhem no calor da frigideira.

Remova as bandas de pimentão do *grill* e coloque-as num prato. Preencha-as com o refogado de frango. Cubra-as com pedacinhos do queijo e sementes de cominho, e arremate o prato com generosas gotas de limão e nozes picadas.

CONTEÚDO EXCLUSIVO

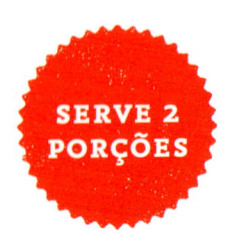

★ RECEITAS PARA REABASTECER OS CARBOIDRATOS APÓS MALHAÇÃO

FRANGO E BATATA ASSADA

SERVE 2 PORÇÕES

Esta receita requer mais de 15 minutos (na verdade, uns 45 minutos), mas esse tempo vale a pena porque o manterá em forma. É ideal para um domingo de preguiça, quando você não quiser encarar o preparo de um farto jantar, embora precise de uma refeição substancial.

MODO DE FAZER

Preaqueça o forno a 200°C (forno com ventilador a 180°C, termostato 6).

Corte as batatas em fatias longitudinais, relativamente grossas, sem retirar a casca. Despeje-as numa travessa refratária, regue-as com azeite e tempere-as generosamente com sal e pimenta-do-reino. Coloque a travessa no forno por 15 minutos.

Retire-a do forno, vire as batatas e acrescente as fatias de cebola roxa. Posicione as coxas de frango junto aos outros ingredientes e recoloque a travessa no forno. Asse por mais 10 minutos.

Depois desse período, retire novamente a travessa do forno e espalhe a abobrinha, o tomilho e o alho por toda a combinação. Remexa os ingredientes com cuidado e recoloque a travessa no forno por mais 10 minutos.

Retire a travessa do forno mais uma vez e distribua os tomates cereja por cima de tudo. Recoloque a travessa no forno por mais 8 ou 10 minutos, o suficiente para que todo o conteúdo esteja bem cozido.

Transfira porções generosas da travessa para o prato e sirva com folhas de espinafre.

RECEITA DEMORADA
INGREDIENTES

- 2 batatas lavadas
- 1 colher de sopa de azeite
- sal e pimenta-do-reino a gosto
- 1 cebola roxa grande, cortada em fatias grossas
- 6 coxas de frango, desossadas e sem pele
- 1 abobrinha grande, cortada em meias rodelas de 2cm de espessura
- 4 ramos de tomilho fresco
- 4 dentes de alho amassados, mas não triturados
- 12 tomates cereja – ótimos quando tirados do pé, mas isso não é necessário
- um punhado de folhas de espinafre, para guarnição

✦ RECEITAS PARA REABASTECER OS CARBOIDRATOS APÓS MALHAÇÃO

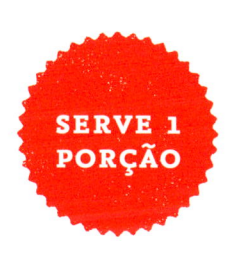

ARROZ INDIANO COM FRANGO

SERVE 1 PORÇÃO

Se você é como eu que, às vezes, morre de vontade de comer um curry, esta receita será ideal. Não é complicada e, além de ser saborosa, é perfeita para depois da malhação.

MODO DE FAZER

Aqueça o óleo de coco numa frigideira grande, regulando o fogo de médio a alto. Adicione as tirinhas de frango, mexendo ocasionalmente por uns 2 minutos, até que a carne fique totalmente branca, sem pontos rosados.

Acrescente a cebolinha, o alho, a pimenta e o pimentão vermelho. Continue refogando por mais 2 minutos. Salpique garam masala e gengibre em pó sobre o refogado, mexendo continuamente por uns 30 segundos.

Retire a frigideira do fogo e adicione o arroz pré-cozido. Acrescente 2 colheres de sopa de água e recoloque a panela no fogo. Refogue os ingredientes, utilizando uma colher de pau. Quando o arroz estiver totalmente cozido, acrescente as ervilhas congeladas e refogue por mais 1 ou 2 minutos, até que estejam aquecidas. Retire a frigideira do fogo, regue o refogado com o molho de soja e misture.

Transfira o refogado para um prato e arremate com folhinhas de coentro e sumo de limão.

INGREDIENTES

- 1 colher de sopa de óleo de coco
- 1 filé de peito de frango de aproximadamente 240g, sem pele e cortado em tiras grossas de 1cm
- 4 cebolinhas, cortadas em fatias finas
- 2 dentes de alho, cortados em fatias finas
- 1 pimenta-verde (dedo-de--moça ou malagueta), sem sementes e finamente picada
- ½ pimentão vermelho, sem sementes e cortado em tiras
- 1 colher de sopa de garam masala
- 2 colheres de chá de gengibre em pó
- 250g de arroz pré-cozido
- 50g de ervilhas congeladas
- 1 colher de chá de molho de soja *light*
- 1 molho pequeno de coentro, somente as folhas, picado
- suco de 1 limão-galego

CONTEÚDO EXCLUSIVO

★ RECEITAS PARA REABASTECER OS CARBOIDRATOS APÓS A MALHAÇÃO

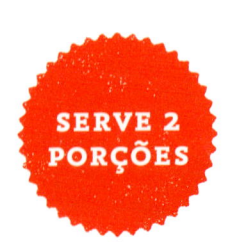

CARNE À MODA COREANA E QUINOA

SERVE 2 PORÇÕES

Outra receita fácil de fazer, repleta de sabores e de ingredientes que reabastecerão os seus músculos após a malhação. Aproveite e desfrute essa delícia com vontade.

INGREDIENTES

- 200g de quinoa crua
- 4 colheres de sopa de molho de soja *light*
- 2 dentes de alho picados
- 1 pedaço de gengibre (2cm), finamente picado
- 2 colheres de sopa de mel de manuka (se não encontrar, utilize um mel de excelente qualidade)
- 300g de filé-mignon, à temperatura ambiente, sem gordura visível
- 1 colher de sopa de óleo de coco
- 1 cabeça de brócolis, sem as hastes
- 2 pimentões vermelhos, sem sementes e cortado em fatias bem finas
- 100g de espinafre
- 1 colher de sopa de vinagre de cidra, ou vinagre de vinho branco
- 1 colher de sopa de óleo de gergelim torrado
- sal e pimenta-do-reino a gosto

MODO DE FAZER

Coloque uma panela grande com água no fogo para ferver, e adicione a quinoa quando a água levantar fervura.

Enquanto a quinoa estiver cozinhando, misture o molho de soja, o alho, o gengibre e o mel numa tigela. Adicione o bife à mistura e deixe-o marinar por algum tempo, totalmente coberto pelo molho.

Aqueça o óleo de coco numa frigideira, em fogo alto. Disponha o bife marinado e frite-o de cada lado em fogo médio por uns 3 ou 4 minutos para dourar. Retire-o da frigideira e deixe-o descansar.

Quando a quinoa já tiver cozinhado por uns 5 minutos, acrescente os brócolis e continue cozinhando por mais 3 minutos. Escorra a quinoa e o brócolis num passador com furos pequenos, e regue-os com água fria para esfriar. Em seguida, transfira-os para uma saladeira.

Adicione o pimentão vermelho, a cebolinha, o espinafre, o vinagre e o óleo de gergelim. Misture tudo junto com sal e pimenta-do-reino a gosto.

Sirva a salada de quinoa debaixo de fatias do delicioso bife.

★ RECEITAS PARA REABASTECER OS CARBOIDRATOS APÓS A MALHAÇÃO

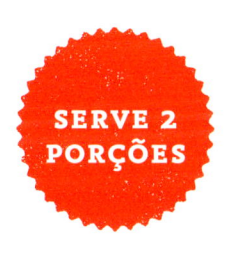

PEIXE SAUDÁVEL COM BATATAS FRITAS

SERVE 2 PORÇÕES

Ser magro não significa que você não possa desfrutar das refeições que adora, como panquecas, hambúrgueres e peixe com batatas fritas. Mas evite as batatas fritas engorduradas das lanchonetes. Experimente, então, esta versão saudável e não engordativa que pode ser feita em casa.

INGREDIENTES

- 2 batatas-doces descascadas
- 2 filés de hadoque, cada um de aproximadamente 225g
- ½ colher de sopa de azeite
- sal e pimenta-do-reino a gosto
- 1 ½ colher de sopa de óleo de coco
- 250g de ervilhas congeladas
- manteiga
- 1 pimenta-malagueta vermelha sem sementes e finamente picada
- suco de 1 limão
- ketchup, ou molho tártaro (opcional)

MODO DE FAZER

Preaqueça o *grill* em temperatura máxima, e coloque uma panela de água no fogo para ferver.

Corte as batatas-doces em fatias longitudinais, relativamente grossas – cada batata-doce deve render umas 8 fatias. Transfira-as para uma tigela, cubra-as com um pouco de água e regule o forno micro-ondas em 900W por 5 minutos, tempo suficiente para que fiquem tenras. Reserve-as.

Coloque os filés de peixe na bandeja do *grill*, com a pele para cima, e pincele-os com azeite. Tempere-os com sal e pimenta-do-reino a gosto e recoloque a bandeja no *grill*. Grelhe os filés, sem virar, por 5 minutos, tempo suficiente para que a pele fique crocante. Cuidadosamente, vire os filés, deixe grelhar por mais 2 minutos, desligue o *grill* e deixe-os cozinhar no calor residual, até que estejam prontos para ser ingeridos.

Esquente o óleo de coco numa frigideira, em fogo alto. Cuidadosamente, transfira as fatias de batata para o óleo. Frite por aproximadamente 2 minutos de cada lado, até que estejam douradas e crocantes. Quando a coloração das batatas fritas estiver do seu agrado, retire o excesso de óleo com uma toalha de papel.

Despeje as ervilhas congeladas na água fervente e deixe-as de molho por 2 minutos. Escorra-as rapidamente e coloque-as na mesma panela. Adicione um pouco de manteiga, a pimenta-malagueta, o suco de limão e uma generosa pitada de sal e pimenta-do-reino. Amasse ligeiramente as ervilhas com uma colher de pau.

Sirva o peixe, as batatas fritas e as ervilhas, acompanhadas de ketchup ou molho tártaro.

CONTEÚDO EXCLUSIVO

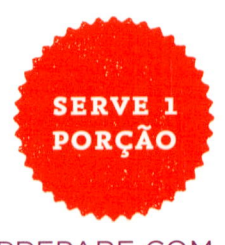

★ RECEITAS PARA REABASTECER OS CARBOIDRATOS APÓS A MALHAÇÃO

SERVE 1 PORÇÃO

PERA COM CHOCOLATE E AVEIA

PREPARE COM ANTECEDÊNCIA

INGREDIENTES

- 200ml de leite de amêndoa
- 50g de iogurte grego integral
- uma pitada de canela
- 1 colherada (30g) de proteína em pó, sabor chocolate
- 100g de flocos de aveia
- 1 pera
- 2 colheres de sopa de avelãs tostadas
- um punhado de framboesas (opcional)

Uau! Pode haver combinação melhor que pera e chocolate? #Culpadoooo

MODO DE FAZER

Misture o leite, o iogurte, a canela e a proteína em pó, até obter uma mistura cremosa e homogênea. Adicione os flocos de aveia e misture outra vez.

Rale a pera com a casca direto na mistura. Mexa tudo muito bem. Coloque a combinação dentro de um pote de tampa hermética e deixe na geladeira por pelo menos 4 horas, embora seja preferível por uma noite inteira.

Saboreie essa delícia depois de cobri-la com as avelãs e as framboesas.